刘健治痹医案医话

刘健 万磊 主编

科学出版社
北京

内 容 简 介

本书整理了刘健教授治疗风湿痹病的学术经验，并通过医案医话对刘健教授的用药规律进行详细解读。全书依次记录了刘健教授治痹学术思想源流、治痹学术思想、中医临床思维、常用药及治疗风湿免疫疾病医案等内容，总结出刘健教授"脾虚致病""从脾治痹"的学术思想。本书不仅记录了刘健教授对中医风湿病病因病机的理解和在治疗过程中对"南启新安医学、北承华佗思想"痹证理论的灵活运用，而且展现了刘健教授从事现代中医风湿病科学研究的思路和愿景。相信本书对发掘与总结中医风湿病诊疗的临床资料，提高临床医师的思维水平方面大有裨益。

本书适用于中医院校师生、中医或中西医临床医师、从事中医或中西医研究的相关科研人员，对其他医务工作者亦有一定的参考价值。

图书在版编目(CIP)数据

刘健治痹医案医话 / 刘健，万磊主编. —北京：科学出版社，2024.5
ISBN 978-7-03-078462-9

Ⅰ.①刘… Ⅱ.①刘…②万… Ⅲ.①风湿性疾病－中医疗法－医案－汇编－中国－现代②痹证－中医疗法－医案－汇编－中国－现代 Ⅳ.①R259.932.1②R255.6

中国国家版本馆 CIP 数据核字(2024)第 087652 号

责任编辑：陆纯燕 / 责任校对：谭宏宇
责任印制：黄晓鸣 / 封面设计：殷　靓

科学出版社 出版
北京东黄城根北街 16 号
邮政编码：100717
http://www.sciencep.com

南京文脉图文设计制作有限公司排版
广东虎彩云印刷有限公司印刷
科学出版社发行　各地新华书店经销

*

2024 年 5 月第　一　版　　开本：787×1092　1/16
2024 年 10 月第二次印刷　　印张：15 3/4
字数：361 000

定价：100.00 元
(如有印装质量问题，我社负责调换)

《刘健治痹医案医话》编委会

主　编

刘　健　万　磊

副主编

黄　旦　文建庭　方妍妍

编　委

（按姓氏笔画排序）

马熙檬	王丽文	王思宇	王桂珍	朱子衡	刘　磊	刘天阳
闫大伟	闫佩文	孙　玥	李　明	李　峰	李　舒	李方泽
李柯霏	杨　沫	汪　元	沈宗光	张　玉	张玉如	张孟雨
张皖东	陈莹莹	陈瑞莲	纵瑞凯	范海霞	赵　磊	胡赛赛
贾光辉	黄传兵	曹云祥	谌　曦	葛　瑶	程　静	

前言

　　名老中医临床经验、学术思想传承研究，是中医药事业的长期战略任务。如何在名医学术思想和经验传承的基础上进一步升华、提高，是亟须开展的研究方向。本书深入挖掘中医药宝库中的精华，收集、整理中医药理论文献中的理法方药和知识精髓。本书将教育培养中医药事业传承发展人才摆在重要位置，打造人才培养的主阵地。刘健教授系安徽省中医药领军人才、安徽省江淮名医、安徽省名中医，从事中医临床三十余载，长期致力于痹证的临床治疗与科学研究。本书对刘健的验案进行总结和挖掘，分析得出刘健治痹的医话，充分体现中医药在治未病、重大疾病治疗、疾病康复中的重要作用。

　　本书共包括十五章内容，根据内容分为上篇和下篇。上篇包括第一至四章，以刘健治痹医话为主，分别以刘健教授治痹学术思想为脉络。第一章为刘健教授治痹学术思想源流，分别包括南启新安医学、北承华佗思想、刘健教授对痹证源流初步认识、刘健教授治痹学术思想形成。第二章为刘健教授治痹学术思想，阐述刘健教授的扶正祛邪、从脾治痹、守正和中、固本培元等思想。第三章为刘健教授治痹中医临床思维，分别从治疗痹证的中西融合、未病先防、既病防变、养（调）护并重几方面进行阐述。第四章为刘健教授治痹常用药，突出刘健教授治痹组方用药特点。下篇包括第五至十五章，分别阐述刘健教授临床治疗尪痹、骨痹、燥痹、大偻、阴阳毒、浊瘀痹、肌痹、皮痹、狐惑病、气痹、白疕的经验初探及临证医案。

　　通过对刘健教授治痹思想的提炼及临床治痹经验的整理，总结出此本理论思想明确、内涵丰富、临床实用的中医著作，是一本实用性较强的临床治疗痹证的专著。由于编者水平及编写时间有限，如有不足或疏漏之处，敬请广大同道不吝批评指正！

安徽中医药大学第一附属医院

万　磊

2024 年 2 月

目 录

CONTENTS

◎ 上　篇　刘健治痹医话 ◎

第一章　刘健教授治痹学术思想源流　　003
　第一节　南启新安医学　　003
　　　　一、新安医学的起源、发展及特色　　003
　　　　二、新安医家对痹证的认识及治疗理论和临床特点　　003
　第二节　北承华佗思想　　006
　　　　一、华佗医学理论及思想　　006
　　　　二、华佗论五痹　　007
　第三节　刘健教授对痹证源流初步认识　　008
　　　　一、刘健教授根据华佗《中藏经》对痹证的再认识　　008
　　　　二、刘健教授根据新安医家思想对痹证的再认识　　014
　第四节　刘健教授治痹学术思想形成　　019
　　　　一、脾虚致痹，从脾论治　　019
　　　　二、扶正祛邪，标本兼治　　021
　　　　三、衷中参西，各取所长　　022
　　　　四、善用对药，辨证精确　　023

第二章　刘健教授治痹学术思想　　025
　第一节　扶正祛邪　　025
　　　　一、扶正气，重视气血　　025
　　　　二、祛邪气，重视祛痰瘀　　027
　　　　三、防复发，注重调摄　　028
　第二节　从脾治痹　　030
　　　　一、"从脾治痹"学术思想渊源　　030
　　　　二、"从脾治痹"的理论思想　　030
　　　　三、痹证"从脾"析之　　031
　　　　四、痹证"从脾"辨之　　033
　　　　五、痹证"从脾"治之　　036
　第三节　守正和中　　039

一、平衡脏腑　　039
　　二、顾护脾胃　　041
　　三、培植元气　　042
　　四、扶正祛邪　　043
第四节　固本培元　　044
　　一、内外合邪致痹　　044
　　二、痹证从脾论治　　046
　　三、痹证从肝肾论治　　047

第三章　刘健教授治痹中医临床思维　　050
第一节　中西融合　　050
　　一、中医为体，西医为用　　050
　　二、病证结合，标本兼治　　053
第二节　未病先防　　055
　　一、治未病思想　　055
　　二、评估痹病高危因素　　057
　　三、未病先防的策略和方法　　059
　　四、未病先防的应用　　061
第三节　既病防变　　063
　　一、预防心脏病变　　063
　　二、预防肺脏病变　　064
　　三、预防肾脏病变　　066
　　四、预防肝胆病变　　069
　　五、预防脾胃病变　　071
第四节　养（调）护并重　　073
　　一、形神合一　　073
　　二、心药并举　　074
　　三、药食并重　　076
　　四、内外并施　　077
　　五、导引修身　　079

第四章　刘健教授治痹常用药　　082
第一节　清热解毒药　　082
　　一、蒲公英　　082
　　二、白花蛇舌草　　084
　　三、忍冬藤　　085
　　四、黄柏　　086
　　五、黄芩　　088
　　六、白鲜皮　　089

　　　　七、知母　　　　　　　　　　　　　　091
　　　　八、紫花地丁　　　　　　　　　　　092
　第二节　健脾化湿药　　　　　　　　　　　094
　　　　一、茯苓　　　　　　　　　　　　　094
　　　　二、薏苡仁　　　　　　　　　　　　095
　　　　三、陈皮　　　　　　　　　　　　　097
　　　　四、山药　　　　　　　　　　　　　099
　　　　五、泽泻　　　　　　　　　　　　　100
　　　　六、姜半夏　　　　　　　　　　　　102
　　　　七、车前草　　　　　　　　　　　　103
　　　　八、厚朴　　　　　　　　　　　　　105
　第三节　活血化瘀药　　　　　　　　　　　106
　　　　一、红花　　　　　　　　　　　　　106
　　　　二、丹参　　　　　　　　　　　　　108
　　　　三、桃仁　　　　　　　　　　　　　110
　　　　四、鸡血藤　　　　　　　　　　　　111
　　　　五、川芎　　　　　　　　　　　　　112
　　　　六、当归　　　　　　　　　　　　　114
　　　　七、郁金　　　　　　　　　　　　　116
　　　　八、苏木　　　　　　　　　　　　　117
　第四节　通络止痛药　　　　　　　　　　　119
　　　　一、威灵仙　　　　　　　　　　　　119
　　　　二、豨莶草　　　　　　　　　　　　120
　　　　三、徐长卿　　　　　　　　　　　　122
　　　　四、透骨草　　　　　　　　　　　　123
　　　　五、独活　　　　　　　　　　　　　124
　　　　六、川牛膝　　　　　　　　　　　　126
　　　　七、伸筋草　　　　　　　　　　　　127
　　　　八、羌活　　　　　　　　　　　　　128

◎ 下　篇　刘健治痹医案 ◎

第五章　尪痹　　　　　　　　　　　　　　　135
　第一节　刘健教授治疗尪痹经验初探　　　　135
　　　　一、历史沿革　　　　　　　　　　　135
　　　　二、病因病机　　　　　　　　　　　135
　　　　三、主要临床表现　　　　　　　　　136
　　　　四、治法治则　　　　　　　　　　　137

		五、临证用药	141
	第二节	刘健教授治疗尪痹临证医案	143

第六章　骨痹　　148

	第一节	刘健教授治疗骨痹经验初探	148
		一、历史沿革	148
		二、病因病机	148
		三、主要临床表现	149
		四、治法治则	150
		五、临证用药	151
	第二节	刘健教授治疗骨痹临证医案	153

第七章　燥痹　　157

	第一节	刘健教授治疗燥痹经验初探	157
		一、历史沿革	157
		二、病因病机	157
		三、主要临床表现	158
		四、治法治则	159
		五、临证用药	161
	第二节	刘健教授治疗燥痹临证医案	163

第八章　大偻　　167

	第一节	刘健教授治疗大偻经验初探	167
		一、历史沿革	167
		二、病因病机	167
		三、主要临床表现	168
		四、治法治则	170
		五、临证用药	171
	第二节	刘健教授治疗大偻临证医案	172

第九章　阴阳毒　　177

	第一节	刘健教授治疗阴阳毒经验初探	177
		一、历史沿革	177
		二、病因病机	177
		三、主要临床表现	178
		四、治法治则	180
		五、临证用药	181
	第二节	刘健教授治疗阴阳毒临证医案	182

第十章　浊瘀痹　　187

	第一节	刘健教授治疗浊瘀痹经验初探	187

　　　　一、历史沿革　　　　　　　　　　　　　　　　　　　　187
　　　　二、病因病机　　　　　　　　　　　　　　　　　　　　187
　　　　三、主要临床表现　　　　　　　　　　　　　　　　　　188
　　　　四、治法治则　　　　　　　　　　　　　　　　　　　　189
　　　　五、临证用药　　　　　　　　　　　　　　　　　　　　190
　第二节　刘健教授治疗浊瘀痹临证医案　　　　　　　　　　　　191

第十一章　肌痹　　　　　　　　　　　　　　　　　　　　　　　195
　第一节　刘健教授治疗肌痹经验初探　　　　　　　　　　　　　195
　　　　一、历史沿革　　　　　　　　　　　　　　　　　　　　195
　　　　二、病因病机　　　　　　　　　　　　　　　　　　　　195
　　　　三、主要临床表现　　　　　　　　　　　　　　　　　　196
　　　　四、治法治则　　　　　　　　　　　　　　　　　　　　197
　　　　五、临证用药　　　　　　　　　　　　　　　　　　　　199
　第二节　刘健教授治疗肌痹临证医案　　　　　　　　　　　　　200

第十二章　皮痹　　　　　　　　　　　　　　　　　　　　　　　205
　第一节　刘健教授治疗皮痹经验初探　　　　　　　　　　　　　205
　　　　一、历史沿革　　　　　　　　　　　　　　　　　　　　205
　　　　二、病因病机　　　　　　　　　　　　　　　　　　　　205
　　　　三、主要临床表现　　　　　　　　　　　　　　　　　　206
　　　　四、治法治则　　　　　　　　　　　　　　　　　　　　208
　　　　五、临证用药　　　　　　　　　　　　　　　　　　　　209
　第二节　刘健教授治疗皮痹临证医案　　　　　　　　　　　　　210

第十三章　狐惑病　　　　　　　　　　　　　　　　　　　　　　213
　第一节　刘健教授治疗狐惑病经验初探　　　　　　　　　　　　213
　　　　一、历史沿革　　　　　　　　　　　　　　　　　　　　213
　　　　二、病因病机　　　　　　　　　　　　　　　　　　　　213
　　　　三、主要临床表现　　　　　　　　　　　　　　　　　　214
　　　　四、治法治则　　　　　　　　　　　　　　　　　　　　215
　　　　五、临证用药　　　　　　　　　　　　　　　　　　　　216
　第二节　刘健教授治疗狐惑病临证医案　　　　　　　　　　　　217

第十四章　气痹　　　　　　　　　　　　　　　　　　　　　　　221
　第一节　刘健教授治疗气痹经验初探　　　　　　　　　　　　　221
　　　　一、历史沿革　　　　　　　　　　　　　　　　　　　　221
　　　　二、病因病机　　　　　　　　　　　　　　　　　　　　221
　　　　三、主要临床表现　　　　　　　　　　　　　　　　　　222
　　　　四、治法治则　　　　　　　　　　　　　　　　　　　　223

    五、临证用药 224
  第二节 刘健教授治疗气痹临证医案 225

第十五章 白疕 229
  第一节 刘健教授治疗白疕经验初探 229
    一、历史沿革 229
    二、病因病机 229
    三、主要临床表现 230
    四、治法治则 231
    五、临证用药 232
  第二节 刘健教授治疗白疕临证医案 234

上 篇

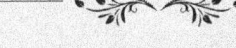

刘健治痹医话

第一章

刘健教授治痹学术思想源流

第一节 南启新安医学

一、新安医学的起源、发展及特色

"新安"原为历史地区郡名,即新安郡,系今安徽省皖南地区休宁、歙县、祁门、绩溪、黟县和江西省婺源六县,徽宗年间更名为徽州府,因此新安又有徽州之称。诞生于此的医家以"新安人"自称,新安医家也由此而得名,新安医学以此为发源地。新安医学肇始于两晋、形成于宋元、鼎盛于明清,名医辈出,著述宏富,极盛一时,在中国医学史上占有重要地位。它在中医经典阐发,临床各科发展,本草、养生保健研究等方面对祖国医学做出了巨大的贡献。新安医学是中国传统医学中文化底蕴深厚、流派色彩明显、学术成就突出、历史影响深远的重要研究领域,是徽学研究的重要组成部分。明清之际,尤其是明朝中期之后,我国科学技术发展缓慢。可此时,徽州—新安一带的科技发展却呈现空前的繁荣景象,其中新安医学的区域特色和优势显得尤为突出,成为徽州文化的一个亮点,因此新安医学的学术特色格外受人关注。时至今日,新安医学研究灿若星河,人们不断探索其当代价值。历代学者不断探究和分析新安医学的特色,他们认为新安医学的特色主要体现在以下六个方面的"统一与结合"上,即继承与创新的有机统一与结合、学派纷呈与和谐融通的有机统一与结合、家族传承与学术传承的有机统一与结合、以儒通医与融合道佛的有机统一与结合、"地理新安"与"医学新安"的有机统一与结合、中医科学与徽学文化的有机统一与结合[1]。

二、新安医家对痹证的认识及治疗理论和临床特点

(一)新安医家对痹证病因病机的认识

新安医家认为,风、寒、湿、热邪是痹证发生发展的外部条件,而诸虚、正气不足是其发病的内部原因。内因为本,外因为标,内外相互联系,相互作用,致使痹证的发生。六气之

中,以风、寒、湿三邪最易引发痹证。风为百病之长,其为阳邪,开发腠理,又具穿透之力,寒借此力内犯,风又借寒凝之积,使邪附病位,而成伤人致病之基。湿邪借风邪的疏泄之力、寒邪的收引之能,风寒又借湿邪黏着、胶固之性,造成经络壅塞,气血运行不畅,则筋脉失养,绌急而痛,发为本病。所以新安医著《医学心悟》曰:"痹者,痛也。风寒湿三气杂至,合而为痹也。"《医说》也曰:"夫痹者为风寒湿三气共合而成痹也。"新安医家认为,正虚是痹证发生的先决条件。《医学原理·痹门·治痹大法》曰:"痹症虽因风寒湿三气而成,未有不由正气亏败所致,始则客于筋脉皮肉筋骨,久而不已,入于五脏则死矣。"《仁斋直指方论》亦云:"多由体虚之人,腠理空疏,为风寒湿三气所侵,不能随时驱散,流注经络,久而为痹者也。"正气亏虚,是痹证发生的内在因素,对疾病的发生、发展及预后转归均起着决定性作用。新安医家认为正虚为本、邪实为标是痹证发生发展的主要病机。新安医家徐春圃在《古今医统大全·卷之二·内经要旨》中注解曰:"以上十二痹证,皆风寒湿外邪所伤而致之也。"皆认为风寒湿邪为致痹的主要原因。叶桂在《临证指南医案·卷七·痹》中指出:"从来痹症,每以风寒湿三气杂感主治。召恙之不同,由乎暑喝外加之湿热,水谷内蕴之湿热。外来之邪,著于经络,内受之邪,著于腑络。"新安医家在发扬《黄帝内经》的基础上,增加了暑热致痹的理论,丰富了外邪致痹的病因病机,为痹证的治疗提供了新的治法治则。

(二)新安医家从脾治痹特色的理论来源

新安医家认为痹证的发病往往包含不通则痛与不荣则痛两个方面,均与脾胃关系密切。在此之前各流派和历代医家对于痹证的论治多从祛邪和培补肝肾入手,涉及脾胃较少。因此新安医家从脾胃论治痹证具有一大特色。其理论依据主要体现在以下几个方面[2]。

1. 化生气血,濡养骨节

脾胃为气血化生之源,脾在体合肉,主四肢,因此四肢关节之疾病可责之于脾。新安医家罗周彦认为"脾胃之谷气实根于先天无形之阴阳,而更为化生乎后天有形之气血",强调脾胃元气在疾病发病与预后中的重要性,即脾旺不受邪。脾胃虚损与痹证,二者有内在的关联。痹证往往以疼痛为主要症状,脾胃虚损,全身气血生化不足,亦无以借脾胃运化之力而输布全身以濡养四肢关节,故其疼痛表现为"不荣则痛"。新安医家在痹证论治中重视固本培元,固本乃固肾这一先天之本,培元乃培脾胃后天之元。痹证的治疗,也多遵循固本培元理论,如固本培元法创始人汪机认为"内因之症,多属脾胃虚弱",其再传弟子孙一奎认为"胃厚脾充,四肢健运"。新安医家吴谦主编的《医宗金鉴》也有言:"虚者,阴阳,气血,荣卫,精神,骨髓,津液不足是也。损者,外而皮,脉,肉,筋,骨,内而肺,心,脾,肝,肾消损是也。成劳者,谓虚损日久,留连不愈,而成五劳,七伤,六极也。"吴谦将痹证的转化细化至各个脏腑,六极是虚劳的严重表现,其中骨极、筋极症状与痹证非常接近,可认为是痹证发展的极端阶段与终末阶段。脾胃不足,气血虚损,不荣则痛,可知此类痹证有本虚标实之性,因此应以扶正为本、祛邪为标进行治疗。

2. 脾运痰瘀,脉通痹除

脾胃居中焦,主运化。若脾胃升降功能异常,则运化失职,全身水液无以代谢,因而停聚于体内,聚湿生痰。痰浊内生,亦可阻滞气机,气机调达不利。气机郁滞亦可阻滞气血和水液的运行,水湿不运,聚而化生痰湿,形成痰核、肿块等病理产物,此谓"诸湿肿满,皆属于脾"。有形之实邪阻滞脏腑经络,影响四肢部位气血的运行,不通则痛,故出现肢体活动不利、酸胀麻木、疼痛等痹证之症状。正如戴思恭《推求师意》言:"由风寒湿气,则血凝涩不得流通,关节诸筋无以滋养,真邪相搏,历节痛者……或脾胃之湿淫,流于四脏筋骨皮肉血脉之间者,大概湿主痞塞,以故所受之脏气涩,不得疏通,故本脏之病因而发焉。其筋骨皮肉血脉受之,则发为痿痹。"叶桂《临证指南医案》亦言:"其实痹者闭而不通之谓也,正气为邪所阻,脏腑经络不能畅达……致湿痰浊血流注凝涩而得之。"李中梓《医宗必读》曰:"治着痹者,利湿为主,祛风解寒亦不可缺,大抵参以补脾补气之剂,盖土强可以胜湿。"风寒湿均可致痹,其中又以湿邪最为缠绵难愈,祛湿之要当以健脾为釜底抽薪之法。

3. **营卫生化,卫外为固**

脾胃之水谷精微化生营卫气血,如汪机言"营气、卫气皆藉水谷而生"。清者为营,浊者为卫,营气行于血脉,濡养脏腑,卫气则"温分肉,肥腠理"。若脾胃不足,气血营卫生化乏源。营血不足,则血虚气滞,气血运行受阻,骨节肌肉失于濡养温煦,从而发生痹证,出现关节疼痛。卫气不足,则机体卫外功能减弱,腠理不固,风寒湿邪更易侵犯人体,从而因外邪侵袭而发为痹。《症因脉治·痹证论》言:"寒痹之因,因气血不足,卫外之阳不固,皮毛空疏,腠理不充,或冲寒冒雨,露卧当风,则寒邪袭之,而寒痹作矣。"新安医家罗美《内经博议》言"营卫之气不行以致肌绝,则痹聚在脾",可见气血营卫之虚损乃痹证的一大重要成因。营卫二气均来自脾胃元气,脾胃功能恢复,则营卫生化无穷,可抵御外邪之侵,鼓舞内在邪气排出体外,如汪机所言:"脾胃无伤,则水谷可入,而营卫有所资,元气有所助,病亦不生,邪亦可除矣。"卫为阳,营为阴,脾胃强健则营卫生化有源,进而营卫调和,全身阴平阳秘,诸脏腑骨节得以濡养,机体卫外功能恢复,使外邪难以侵袭人体,则各类痹证之症状得以缓解。

(三) 新安医家治痹理论

1. **汪机,治痹喜用参芪,固本培元**

汪机创立"营卫一气说",为固本培元派代表医家。《石山医案·病用参芪论》详细论述"参芪双补学说"。汪机治疗痹证从调补气血、固本培元入手,喜用人参、黄芪培补人体元气,以治痹证之本。如其在《医学原理·痹门》和《医学原理·痛风门》载有"黄芪酒""人参益气汤""冲和补气汤""导气汤""丹溪益元丸"等方剂,皆是以人参、黄芪为主药,治疗痹证。

2. **孙一奎,治痹强调温补,益肾健脾**

孙一奎创立"动气命门"学说,认为"命门为两肾之间动气,是人身生生不息之根",疾病的发生多由命门火衰、元气不足等造成。治疗痹证注重温补元气、益肾健脾,既擅用人参、黄芪、茯苓、白术等补益正气之药,又喜用附子、肉桂、补骨脂等温阳之品,取得较好疗效。例如,孙一奎在"三吴治验"案中以仙茅、鹿角胶、肉桂培补肾中元阳,治疗痹证,他温补脾肾的治痹思想对后世影响较深。

3. **郑重光,治痹擅使姜附,扶阳通脉**

郑重光在《素圃医案》中云:"夫人身气血之所偏,而率皆阳盛而阴虚也,丹溪之治亦无误焉？不然！真阳既亏，而复甚之苦寒以伐之，其亦不仁甚矣。"他否定丹溪的"阳常有余，阴常不足"论，重视阳气的学术观点可见一斑，故自命"留热医也"。郑重光治疗痹证擅用干姜、附子、肉桂等温阳之药，以扶阳通脉，舒筋活络。

4. 程文囿，治痹注重气血，治病求本

程文囿《杏轩医案》认为："在病初血气未衰，犹可辅驱并行，今则疲惫如斯，尚有何风可逐，何络可通？"脾胃为后天之本，气血生化之源。脾胃健，气血生化才能有源。他认为，"四肢皆禀气于胃，脾不能为胃行其津液，脉道不利，筋骨肌肉皆无气以生，故不用焉""人以胃气为本，久病服药，必究脾胃"。这些都充分表明，治疗痹证既要顾其标，又要注意久病胃气虚衰，气血亏虚，应治其本。"注重气血、治病求本"的学术思想为程文囿治痹特色之一[3]。

第二节　北承华佗思想

一、华佗医学理论及思想

（一）华佗简介及著作

华佗，字元化，又名旉，东汉沛国谯（今安徽亳州）人，是我国东汉末年杰出的医学家。与董奉、张机并称为"建安三神医"。少时华佗曾在外游学，行医足迹遍及安徽、河南、山东、江苏等地，钻研医术而不求仕途。他医术全面，尤其擅长外科，精于手术，并精通内、妇、儿、针灸等各科。华佗临证施治，诊断精确，方法简捷，疗效神速，被誉为"神医"。此外，华佗发明了世界上最早的全身麻醉剂"麻沸散"，并且采用酒服"麻沸散"施行腹部手术，开创了全身麻醉手术的先例。这种全身麻醉手术，在中国医学史上是空前的，在世界医学史上也是罕见的创举。因此华佗被后人称为"外科圣手""外科鼻祖"。华佗也是中国古代医疗体育的创始人之一。他不仅善于治病，还特别提倡养生之道。他曾对弟子吴普说："人体欲得劳动，但不当使极尔，动摇则谷气得消，血脉流通，病不得生，譬犹户枢终不朽也。"华佗继承和发展了前人"圣人不治已病，治未病"的预防理论，为年老体弱者编排了一套模仿猿、鹿、熊、虎、鸟五种禽兽姿态的健身操——"五禽戏"。华佗一生不求名利，不慕富贵，集中精力于医药的研究上，后因不服曹操征召被杀，所著医书已佚。现存著作主要有《中藏经》，为后人托名之作。

（二）《中藏经》中的养生观念

《中藏经》又名《华氏中藏经》。《中藏经》的学术思想源于《黄帝内经》《难经》，以脏腑辨证为中心，学术思想独到、医理简明、切合临床实用。《中藏经》论基础，实《黄帝内经》之羽翼；论生理，补前人所未备；论病机，确切且显；论辨证，自成体系。其提倡"天人相应"，首创脏腑辨证八纲"虚实寒热生死逆顺",重"形证脉气"之诊断,禀"贵阳贱阴"之观点。华佗运医理于临床,化临床为医理,终成一代大家,《中藏经》更是其终生医理之精华,对后世医家影响颇大。华佗"游学徐土,兼通数经……晓养性之术,时人以为年且百岁而貌有壮容"。由此可见,华佗十分注重养生,并将养生的知识写入《中藏经》中[4]。

(三)《内照法》的概述

《内照法》一书原附于《中藏经》之末,现在通行的单行本,乃近人彭静山从《周氏医学丛书》检出并加点评而成。《内照法》全书共六篇,主要在于辨证。第一篇简述四时平脉。本篇指出了四季的正常脉象,时令季节变异,脉象变异若非所应平脉即是病脉。借此以指出掌握四时平脉是诊脉的要点。第二篇讲述五脏主病。本篇根据《黄帝内经》之说,指出五脏分主五液、五声、五气、五色、五味,运用四诊方法指出各脏所主病证。第三、四篇讲述五脏相入和脏腑相入。这两篇主要论述脏与脏、脏与腑在病理方面的互相影响、传变,并借以阐明脏与脏、脏与腑在生理方面相互滋生、相互制约的关系,是有关脏腑学说的精辟论述。第五篇讲述脏腑对应五脏药名。本篇在篇首明训:"古人立法处方,本自不同,药不执方,旋为加减,老少虚实斟酌服之。"因此,本篇主要论述辨证施治,分脏腑寒热虚实风气而用药。第六篇讲述脏腑成败。本篇主要论述五脏、五体、五证、五色、五伤、五视、五竭、五不称脉等所表现出来的危重证候且预后多属不良。《内照法》一书对研究中医学和指导中医临床治疗有重要参考价值。

(四)华佗治未病思想

"治未病"首见于《黄帝内经》。《素问·四气调神大论》曰:"从阴阳则生,逆之则死,从之则治,逆之则乱,反顺为逆,是谓内格。是故圣人不治已病治未病,不治已乱治未乱。"《素问·刺热》云:"肝热病者左颊先赤……病虽未发,见赤色者刺之,名曰治未病。"其含义主要是指未病先防的预防保健思想。《黄帝内经》在总结前人养生防病经验的同时,注意吸收古代哲学中未雨绸缪、防微杜渐的先进思想,初步奠定了"治未病"学说的理论基础。后世医家在此基础上进一步发挥,提出了既病防变的"治未病"思想,如张机《金匮要略》云:"夫治未病者,见肝之病,知肝传脾,当先实脾。"又如叶桂云:"先安未受邪之地,恐其陷入易耳。"将"治未病"思想提到了一个新的高度。华佗在长期的医疗实践中,逐步认识到预防疾病的重要性。他继承了《黄帝内经》"不治已病治未病"的学术思想,要人们参加适当的运动,以增强体质,减少疾病,未病先防[5]。

二、华佗论五痹

(一)华佗论气痹

《中藏经·论气痹》曰:"气痹者,愁忧思喜怒过多,则气结于上,久而不消,则伤肺,肺伤则生气渐衰,则邪气愈胜。留于上,则胸腹痹而不能食;注于下,则腰脚重而不能行;攻于左,则左不遂;冲于右,则右不仁;贯于舌,则不能言;遗于肠中,则不能溺。壅而不散则痛,流而不聚则麻。真经既损,难以医治;邪气不胜,易为痊愈。其脉,右手寸口沉而迟涩者是也。宜节忧思以养气,慎喜怒以全真,此最为良法也。"

(二) 华佗论肉痹

《中藏经·论肉痹》曰:"肉痹者,饮食不节,膏粱肥美之所为也。脾者肉之本,脾气已失则肉不荣,肉不荣则肌肤不滑泽,肌肉不滑泽则腠理疏,则风寒暑湿之邪易为入,故久不治则为肉痹也。肉痹之状,其先能食而不能充悦,四肢缓而不收持者是也。其右关脉举按皆无力,而往来涩者是也。宜节饮食以调其脏,常起居以安其脾,然后根据经补泻,以求其愈尔。"

(三) 华佗论筋痹

《中藏经·论筋痹》曰:"筋痹者,由怒叫无时,行步奔急,淫邪伤肝,肝失其气,因而寒热所客,久而不去,流入筋会,则使人筋急而不能行,步舒缓也,故曰筋痹。宜活血以补肝,温气以养肾。然后服饵汤丸,治得其宜,即疾瘳已。不然则害人矣,其脉,左关中弦急而数,浮沉有力者是也。"

(四) 华佗论血痹

《中藏经·论血痹》曰:"血痹者,饮酒过多,怀热太盛。或寒折于经络,或湿犯于荣卫,因而血抟,遂成其咎,故使人血不能荣于外,气不能养于内,内外已失,渐渐消削,左先枯则右不能举,右先枯则左不能伸,上先枯则上不能制于下,下先枯则下不能克于上,中先枯则不能通疏,百证千状,皆失血也。其脉左手寸口脉结而不流利,或如断绝者是也。"

(五) 华佗论骨痹

《中藏经·论骨痹》曰:"骨痹者,乃嗜欲不节,伤于肾也。肾气内消,则不能关禁,不能关禁,则中上俱乱,中上俱乱,则三焦之气痞而不通,三焦痞而饮食不糟粕,饮食不糟粕则精气日衰,精气日衰则邪气妄入,邪气妄入则上冲心舌,上冲心舌则为不语,中犯脾胃则为不充,下流腰膝则为不遂,傍攻四肢则为不仁。寒在中则脉迟,热在中则脉数,风在中则脉浮,湿在中则脉濡,虚在中则脉滑,其证不一,要在详明,治疗法列于后章。"

第三节 刘健教授对痹证源流初步认识

一、 刘健教授根据华佗《中藏经》对痹证的再认识

华佗所著的《中藏经》对痹证的论述,上承《黄帝内经》以阴阳学说为总纲,下启《金匮要略》以脏腑学说为基础,提出了"暑热、饮食、七情、房劳致痹"的理论,具体是湿热邪阻、

壅于经络、郁滞不通致痹;饮食不节、湿热内生、流注关节致痹;情志失调、气机不畅、痰瘀互结致痹;房劳虚损、耗精伤肾、正气虚损致痹,形成了一套完整的痹证理论体系,起到执简驭繁的作用。刘健教授通过对《中藏经》的研读,并继承创新,对痹证有了更为深刻的认识。

(一) 从暑邪致痹到三因制宜

风湿病的发生、转化与自然界和人的体质亦密切相关,临床治疗必须根据不同季节、不同地域和不同体质,具体分析区别对待。因此,刘健教授在风湿病的治疗上提出了因时制宜、因地制宜、因人制宜的原则,即"三因制宜"。

1. 华佗《中藏经》首提暑邪致痹

痹者闭也,五脏六腑感于邪气,乱于真气,闭而不仁,故曰痹。《中藏经·论痹》曰:"或痛,或痒,或淋,或急,或缓而不能收持,或拳而不能舒张,或行立艰难,或言语謇涩,或半身不遂,或四肢拳缩,或口眼偏邪,或手足软侧,或能行步而不能言语,或能言语而不能行步,或左偏枯,或右壅滞,或上不通于下,或下不通于上,或大腑闭塞,或左右手疼痛,或得疾而即死,或感邪而未亡,或喘满而不寐,或昏冒而不醒,种种诸症,皆出于痹也。"痹证的发生与外邪关系密切,《素问·痹论》有"风寒湿三气杂至,合而为痹也"之论,也就是引起痹证的病因有风、寒、湿三气,同篇又有"其热者,阳气多,阴气少,病气胜,阳遭阴,故为痹热"之述,蕴含有热痹雏形痹者。暑邪是常见外感邪气之一。《灵枢·五变》言:"余闻百疾之始期也,必生于风雨寒暑,循毫毛而入腠理,或复还,或留止……或为留痹,……奇邪淫溢,不可胜数。"关于暑邪致痹的记载在古代医籍有所涉及。《金匮要略》中桂枝芍药知母汤、白虎加桂枝汤均为治疗热痹名方,但这之前并未有医家明确指出引起痹证的原因有温热之邪,直至华佗《中藏经》方有暑邪致痹的记载,其谓:"痹者,风寒暑湿之气中于人脏腑之为也。"因此,从痹证的病因沿革来看,华佗《中藏经》最早提出暑邪致痹的理论。

2. 刘健教授"三因制宜"治痹思想

(1) 因时制宜

1) 春夏养阳,夏防暑湿:刘健教授认为暑热之邪其性炎热,易与风合而致风热,风热之邪与湿相并,合邪为患,湿热之邪壅于经络、关节,气血郁滞不通,以致局部红肿灼热,关节疼痛不能屈伸。《理虚元鉴》指出:"夏防暑热,又防因暑取凉,而致感寒,长夏防湿。"此外,长夏多湿,湿为阴邪,易伤阳气,尤其是损伤脾胃阳气。同时刘健教授认为春夏季节,气候由温渐热,阳气升发,人体腠理疏松开泄,即使患外感风寒,也不宜过用辛温发散药物,以免开泄太过,耗伤人体阳气,故有"春夏养阳"的说法。

2) 秋冬养阴,冬防寒凉:刘健教授认为秋冬季节,气候由凉变寒,阴盛阳衰,人体腠理致密,阳气内敛,阳气潜藏,阴气转盛,注意保持阴气的平和,故有"秋冬养阴"之说。人体阴阳的盛衰、气血的运行也与之相应。古代医家王冰云:"无阴则阳无以生……全阴则阳气不极。"寒凉时令阴气旺盛,机体腠理致密,患风湿热痹应用寒凉之品时,如石膏、知母、黄柏、牡丹皮等,用量不可过大,以防阳气耗散而伤阳。

3) 因时加减,整体调节:刘健教授因时制宜思想还体现在方剂的因时加减上,在遣方用药时很重视季节因素,会因四季的不同而有所加减。在治疗痹证之虚痹,患者出现气血亏虚时,运用四物汤治疗,四物汤在一年四时的变化之中,运用也不尽相同。四物汤的四时增损法:"春倍川芎,夏倍芍药,秋倍地黄,冬倍当归,此常服顺四时之气。春防风四物,夏黄芩四物,秋天门冬四物,冬桂枝四物,此四时常服随证用之也。"刘健教授顺应《黄帝内经》中"三因制宜"的思想,对痹证患者进行内服中药的同时,常在夏季予以三伏贴、冬季予以膏方配合治疗,疗效显著。在三伏天对寒邪为主的痹证患者进行敷贴,并借助辛香气味俱厚之药物,走经窜络,搜邪逐痹,畅达气血。痹证患者常在夏季病情及症状缓解,若此时进行敷贴,可起到事半功倍的效果。《黄帝内经》认为春生、夏长、秋收、冬藏,冬季为进补的最佳季节,而进补的方式则又以膏方为佳,故刘健教授重视在冬季给予患者膏方治疗。

刘健教授根据《黄帝内经》中"形不足者,温之以气""精不足者,补之以味"的思想,并结合痹证患者的体质及病情差异,施以膏方,灵活加减,适时配伍补益气血、行气活血、顾护脾胃和健运中州等药物,调整人体的气血阴阳,可有效减轻患者关节疼痛、肿胀等症状,纠正痹证患者阴阳失衡,恢复"阴平阳秘"的状态。内服汤药、膏方,外用三伏贴等多种方法联合应用,体现了刘健教授整体调节、综合治疗、内外合治和个体化的中医治疗特色。

(2)因地制宜:刘健教授认为不同的地域、自然、社会环境的变化,对人体的生理功能、病理变化均产生一定的影响。根据不同地区的地理特点,来考虑治疗用药的原则,即为"因地制宜"。《素问·异法方宜论》记载:"黄帝问曰:医之治病也,一病而治各不同,皆愈何也?岐伯对曰:地势使然也。"《素问·异法方宜论》认为,五方地域的差异,不同地域自然气候、饮食起居、生活习惯等各有不同,人们的体质及发生疾病都各有其特殊性。可见不同地区,地势高低、气候条件、水土品质及生活习惯各异,人的生理活动和病变特点也不尽相同,所以治疗用药应根据当地环境及生活习惯而有所变化。西北寒冷地区,人们腠理多致密,治疗痹证时,多重用辛温之药,常选用麻黄、桂枝等药;东南温热地区,人们腠理多疏松,用辛温解表药不可太重,常选用防风、荆芥之品。

1)地域不同:刘健教授认为我国幅员辽阔,南北生活习惯不同,对人的体质、发病亦有影响。"东南方阳也,阳气降于下,故地下而热也。西北方阴也,阴气盛于上,故地高而寒也。"例如,我国西北高原地区,气候寒冷,干燥少雨,多食鲜美酥酪骨肉和牛羊乳汁;东南地区,滨海傍水,平原沼泽较多,地势低洼,温热多雨,其民食鱼而嗜咸,大多皮肤色黑,肌理疏松,病多痈疡,或较易外感。张子和更是在《儒门事亲》中指出:"东方濒海卤斥,而为痈疡;西方陵居华食,而多赘瘿;南方瘴雾卑湿,而多痹疝;北方乳食,而多藏寒满病;中州食杂,而多九疸、食痨、中满、留饮、吐酸、腹胀之病。盖中州之地,土之象也,故脾胃之病最多。其食味、居处、情性、寿夭兼四方而有之。其用药也,亦杂诸方而疗之。"李东垣在《医学发明》中曰:"南方之疾,北方之疾,自内而致者也。南方地下水寒,其清湿之气中于人,必自足始。北方之人常食潼乳,又饮之无节。"指出了南北水湿害人的途径不同,北方多自内伤,南方多自外感。可见,由于不同地域阴阳五行之气的差异,居民的生活特点、患病情况都是有所不同的,这也是因地制宜的一个重要根据。

2)气候不同:刘健教授认为东方天气潮湿,人体腠理多疏松,多有湿热,治病重在祛湿,而用药多取清热化湿之品;南方天气炎热,人体质多柔弱,且酗酒纵欲,最易损伤肾阴,治病多用滋阴降火之法,常获良效;西方天气干燥,人皮肤干燥,易受风寒,根据当地情况,用药多为疏通之剂;北方天气寒冷,人体质一般都较为刚劲壮实,饮食厚浊,多嗜酒,久而蕴热，根据当时当地的客观情况，治病重在祛邪，而用药多取寒凉之品。山区或平原，城市或农村等地理环境和气候的不同情况，分别施以不同的治法，现今北方农村于冬季仍有使用火炕以避寒就暖者，老人用此尤多。北方人久卧火炕，火气内侵，劫伤阴津，治疗当以清热养阴为法。南方气候湿热，用药需防助湿、动湿，而不拘于一方一病的机械治疗。同一药物对于不同地域之人的相同病证效果是不同的。《格致余论·脾约丸论》指出脾约证之脾约丸适用于西北之人而不适用于东南之人，认为："西北二方，地气高厚，人禀壮实者可用。若用于东南之人，与热虽盛而血气不实者，虽得暂通，将见脾愈弱而肠愈燥矣。"西北与东南有不同的治疗原则，"西北以开结为主，东南以润燥为主"。不可一概而论，因地制宜方是正治之道。

（3）因人制宜：刘健教授认为人之体质强弱不同，更有男女老幼之别，根据患者年龄、性别、体质、生活习惯等不同特点，进行用药的原则，即"因人制宜"。疾病的发生和形成是由多种因素作用于人体，又随人体的特异性而呈现一系列反应，因此，为了提高治疗效果，需要具体分析不同患者的不同情况，区别治疗，即遵循因人制宜的原则。因人制宜是三因制宜理论中的一个重要组成部分。

1）年龄：刘健教授认为年龄不同则生理状况和气血盈亏不同，治疗用药也应有区别。老年人生机减退，气血亏虚，患病多虚证，或虚实夹杂，治疗虚证宜补，有实邪的攻邪要慎重，用药量应比青壮年少。《冷庐医话·医鉴》曰："观此知高年人治病，慎不可用攻药也。"小儿生机旺盛，但气血未充，脏腑娇嫩，易寒易热，易虚易实，病情变化较快，故治小儿病，忌投峻攻，少用补益，用药量宜轻。《冷庐医话·诊法》云："婴儿脏气未全，不胜药力，周岁内非重症，勿轻易投药，须酌法治之，即两三岁内，形气毕竟嫩弱，用药不可太猛，峻攻峻补，反受药累。此幼科之要诀也。"《温疫论·老少异治》云："凡年高之人，最忌剥削。设投承气，以一当十；设用参术，十不抵一。盖老年荣卫枯涩，几微之元气易耗而难复也。不比少年气血，生机甚捷，其势浡然，但得邪气一除，正气随复。所以老年慎泻，少年慎补，何况误用也。万有年高禀厚，年少赋薄者，又当从权，勿以常论。"

2）性别：刘健教授认为男女性别不同，各有其生理特点，中医学对男女性别不同而造成的某些差异，有独到的认识。例如，《灵枢·五音五味》云："今妇人之生，有余于气，不足于血，以其数脱血也。"说明妇女由于经带胎产的生理特点，形成气分相对有余、阴血相对不足的体质状况。《素问·上古天真论》则指出男女在生长发育、生殖衰老方面有所不同：女子比男子发育得早，衰老也早；女子以血为本，具有"月事以时下"的特殊生理，其衰始于阳明。而男子以气为主，具有"精气溢泻"的生理特征，故其衰始于肾脏。由于男女性别有异，在辨证论治的前提下，具体立法、处方、用药应有所区别，后世医家在《黄帝内经》理论的启迪下，很重视区分男女不同的体质进行施治。例如，虞抟《医学正传》云："妇人宜调其血以耗其气，男子宜调其气以养其血。"沈金鳌《妇科玉尺》云："男子之为道也以精，妇女之为道也以血。"盖以男子之病，多由伤精，女子之病，多由伤血。故中医常规劝世人男子以惜精为主，女子以养血为上。女子在妊娠期，对峻下、破血、滑利、走窜伤胎或有毒药物，当禁用或慎用。产后应考虑气血亏虚及恶露情况等，治疗时宜补益气血和化瘀除恶相结合。

3）体质：刘健教授重视整体观念的同时，也重视个体性，强调个体体质的差异。医生治病，是以人为对象，而不是以病为对象，不应该孤立地看病，而应该看到整个患者。同一疾病,往往因人的体质差异,治法有所不同。《医学源流论·病因人异论》云:"天下有同此一病,而治此则效,治彼则不效,且不惟无效,而反有大害者,何也?则以病同而人异也……故医者必细审其人之种种不同,而后轻重缓急大小先后之法,因之而定……故凡治病者,皆当如是审察也。"体质有强弱与寒热之偏,如《本草衍义》曰:"凡人少长老,其气血有盛壮衰三等……故治法亦当分三等。其少日服饵之药,于壮老之时皆须别处,决不可忽。"年高者血气衰退,年少者真壮盛;人可因职业不同而在体质上有差异,体力劳动者,经常风吹日晒,腠理密而外邪难以侵入,体质强壮。脑力劳动者,静坐而少锻炼,腠理疏而抵抗力差,体质较弱。食膏粱厚味者脏腑虚弱,食蔬菜粗饭者脏腑坚固。体质不同,治疗用药常不同。阳盛或阴虚之体,慎用温热之剂;阳虚或阴盛之体,慎用寒凉伤阳之药。对于年高体质较弱者,一旦有病,多宜于扶正,即使用攻法,也要攻中寓补,注意固其正气。《素问·徵四失论》曰:"不适贫富贵贱之居,坐之薄厚,形之寒温,不适饮食之宜,不别人之勇怯,不知比类,足以自乱,不足以自明,此治之三失也。"此外,有的患者素有某些慢性病或职业病,以及情志因素、生活习惯等不同,在诊治时,也应注意。

总之,刘健教授根据华佗《中藏经》中的暑邪致痹而提出的"三因制宜",强调了自然环境与人体的相关性,疾病与人的整体和不同个体的相关性。因人制宜,是指治病时不能孤立地看病证,必须看到人的整体和不同人的特点;因时、因地制宜,则强调了自然环境对人体的影响。因时、因地、因人制宜的治疗法则,充分体现了中医治病的整体观念和辨证论治在实际应用上的原则性和灵活性。只有全面地看问题,具体情况具体分析,善于因时、因地、因人制宜,才能取得较好的治疗效果。

(二)从饮食致痹到脾虚致痹

暴饮暴食、恣食生冷、过食肥甘、饮酒过度等饮食失节,则损伤脾胃,脾失运化,痰浊内生,阻滞经络而发风湿病。华佗《中藏经·五痹》曰:"血痹者,饮酒过多……肉痹者,饮食不节,膏粱肥美之所为也。"饮食失常,脾失健运,或脾气虚弱,运化无力,水湿不行,聚湿成痰。

1. 饮食不节(洁)可致痹

"肉痹者,饮食不节,膏粱肥美之所为也",说明痹证的发生与饮食不节关系密切。饮食所伤是形成痰浊的一重要原因,多由暴饮暴食、恣食生冷、过食肥甘、饮酒过度而成,湿热内生,流注肢体关节,则可引起关节红肿等表现。例如,《素问·痹论》曰:"饮食自倍,肠胃乃伤。"饮食失节可导致脾胃虚弱,运化失司,痰浊内生,湿浊为患而致痹。湿邪困阻,脾胃损伤,水湿停聚,化为痰浊,痰浊阻滞经脉,发为痹证,则可引起关节红肿。例如,风湿病中痛风性关节炎的病因主要与过食海鲜、肉类及过量饮酒等有关。华佗《中藏经·五痹》曰:"血痹者,饮酒过多。"饮食不洁,邪气入侵,寒湿、湿热、疫毒三邪蕴积大小肠,由里出表,闭阻经络,流注关节,发为肿痛,如风湿病中的肠病性关节炎、肠道感染后反应性关节炎等。《仁斋直指附遗方论·身痛方论》曰:"酒家之癖多为项肿臂痛,盖热在上焦不能清利,故酝酿日久,生痰涎聚饮气,流入于项臂之间,不肿则痛耳。"

2. 脾胃虚弱可致痹

刘健教授认为,脾气充足,邪不易侵,反之脾胃素虚之人,或因饮食失节,或因劳倦内伤,或外受寒湿之邪,均可导致脾胃虚弱,运化失司,痰浊内生,气机不利;脾虚亦致气血生化乏源,肌肉不丰,四肢关节失养;久则气血亏虚,筋骨血脉失去濡养,营卫失于调和,风寒湿热之邪乘虚而入,着于筋脉则发风湿痹病,故脾胃虚弱,气血亏虚,痰浊内生是本病的重要病机[6]。

《素问·痹论》指出:"饮食居处,为其病本也。"脾位于中焦,主运化、升清和统血,为气血生化之源,机体生命活动的维持和气血津液的化生有赖于脾所运化的水谷精微,脾是后天之本。脾虚运化无力,气血生化之源不足,筋骨血脉失于濡养,发为痹证。从病程上看,刘健教授认为本病迁延日久,耗伤正气,气血衰少,正虚邪恋,肌肤失养,筋骨失充,后期可致关节疼痛无力,或肢体麻木、形体消瘦、肌肉萎缩等,无不与脾虚相应。从临床表现来看,风湿病患者发病时常见易疲劳、出汗多、食欲减退、胃脘痞满等脾虚不运、生化乏源的症状,并每因劳累时诸症加重,同样说明与脾胃虚弱息息相关。

(三) 从七情致痹到从肝论治

内伤七情中以怒思为多。怒则气逆,思则气结,两者均致气机运行失和,郁滞不通。龚廷贤《寿世保元》曰:"盖气者,血之帅也,气行则血行,气止则血止。"瘀血既成,阻滞脉络,而发痹痛。

1. 内伤七情致痹

痹证的发病与七情有关,早在华佗《中藏经》中已有明确记载。《中藏经·论气痹》曰:"气痹者,愁忧思喜怒过多,则气结于上,久而不消,则伤肺,肺伤则生气渐衰,则邪气愈胜。留于上,则胸腹痹而不能食;注于下,则腰脚重而不能行;攻于左,则左不遂;冲于右,则右不仁;贯于舌,则不能言,遗于肠中,则不能溺。壅而不散则痛,流而不聚则麻。"饮食所伤生痰,七情失调则致瘀。情志失调,抑郁不舒,致肝的疏泄失常,肝气抑郁,气机不畅,则血行受阻发生瘀滞而闭阻脉络,表现在肢体上可出现关节与肌肉的疼痛、麻木、重着、屈伸不利而形成痹证。七情之中又以怒、思居多。怒则气逆,思则气结,两者均致气血运行失和,郁滞不通。例如,《寿世保元》云:"盖气者,血之帅也,气行则血行,气止则血止。"《医学入门·腹痛》指出:"瘀血……或忧思逆郁。"瘀血既成,阻滞脉络,而发为痹证。例如,现代医学的纤维肌痛综合征是一种非关节的风湿综合征,以慢性广泛性肌肉骨骼疼痛、僵硬为特征,多因情志失调、忧思郁怒使肝失条达,肝气郁结,气机不畅,血行受阻,脉络瘀滞而致周身疼痛而发病。

2. 从肝论治

痹证迁延难愈,晚期关节畸形,功能障碍,严重影响患者的正常生活与工作。长此以往,容易导致肝失疏泄,精神抑郁。现代医学认为,抑郁是风湿性疾病常见的精神症状。肝喜条达,木郁则克脾土,导致脾虚失运,痰浊内生,闭阻经络;肝气郁结,气不行血,可致血凝血滞,经络瘀阻;肝郁化火,炼津为痰,痰热互结,阻于经络、关节;肝病筋失所养,筋脉拘急疼痛;也有直接为情志所伤,肝气逆乱,气病及血,气血郁阻,发为痹证。《内经博议》云:"凡七情过用,则亦能伤脏气为痹,不必三气入舍于其经也。"总之,肝郁气滞,疏泄失司,在痹证发病中起重要作用。因此刘健教授特别重视痹证气机的调畅,强调"从肝论治""调气和血"。

（四）从房劳致痹到从肾论治

房劳在痹证的发生发展中有重要意义。房事过度，也称劳精过度。因房劳过度引起者，临床腰膝痹中较为多见。劳精，男女皆可得之，其以损伤肾气为主。老年之人易患风湿病，多与少壮房劳有关。正如孙文胤《丹台玉案》曰："衰老之人，无房劳而腰骨痛者，亦因少壮之时，自恃雄健，斫伤真元，遗病于暮年也。"

1. 房劳可致痹

《中藏经·论骨痹》云："骨痹者，乃嗜欲不节，伤于肾也。肾气内消，则不能关禁……精气日衰则邪气妄入……下流腰膝则为不遂，傍攻四肢则为不仁。"因房劳过度引起者，多损及肝肾，导致肝肾亏虚，临床腰膝痹中较为多见。肾藏精，主封藏，若房事过频则肾精耗伤，筋骨失养，可出现骨节疼痛、腰膝酸软等痹证表现。《黄帝内经》中有"肝主筋、肾主骨"之说，又有"膝者筋之府，屈伸不能，行则偻附，筋将惫矣"之说。因此，人到中年以后，肾阴虚较为明显。肾虚不能主骨充髓，而腰为肾之府，故肾虚则腰痛。肝肾同居下焦，乙癸同源，肾气虚则肝气亦虚，肝虚则无以养筋，无以束骨利机关。肝主筋，膝者筋之府，肝气虚则膝痛，且以夜间为著。又肾为寒水之经，寒湿之邪与之同气相感，深袭入骨，肝肾精亏，肾督阳虚，不能充养温煦筋骨，使筋挛骨弱而留邪不去，痰浊瘀血逐渐形成，必然造成痹证迁延不愈，最后关节变形，活动受限。

2. 从肾论治

刘健教授认为，痹证"久痛多虚，久痛多瘀，久痛入络，久必及肾"。风、寒、湿三邪乘虚而入皮肉筋骨，气血为邪所阻，壅塞经脉，瘀血痰浊痹阻经络，脉道不通，气血与邪交争日久则日益虚耗，真元受损，气虚则无力运血而瘀更甚，故而久病必瘀。关节肿胀日久，僵硬变形，屈伸受限，痛有定处如锥刺；真元受损，气血虚耗，五脏六腑失却气血之濡养则日益虚耗。故久病可出现各脏腑虚衰的证候。肾主骨，主藏精。风湿病的病位主要在肌肉筋骨。痹证日久必致肝肾亏损，出现肝肾阴亏症状，如关节肿胀畸形，局部关节灼热疼痛，屈伸不利，形瘦骨松，腰膝酸软；久之，阴损及阳而致肾阳虚，出现身体羸弱，神倦懒动，筋挛骨松，关节变形，甚至尻以代踵，脊以代头，关节肿胀疼痛，晨僵，活动不利，畏寒怕冷。因此刘健教授特别重视痹证肾元的补益，强调"从肾论治""培补元阳"。

二、刘健教授根据新安医家思想对痹证的再认识

新安地域位于中国北亚的热带，属暖湿性季风气候，有着终年温暖湿润多云雨、四季干湿分明气候宜人的特点。新安地域多山，山林多湿气。新安地域痹证的发病率居高，故新安医籍中关于痹证的立论较多，名人辈出，论著甚丰。刘健教授在继承前世新安医家学术思想的同时，亦形成了自成一体的独特见解。

（一）五体痹

五体痹最早见于《黄帝内经》，是《素问》关于痹证的一种分类。《素问·痹论》云："风寒湿三气杂至，合而为痹也。"又云："以冬遇此者为骨痹，以春遇此者为筋痹，以夏遇此者

为脉痹,以至阴遇此者为肌痹,以秋遇此者为皮痹。"这是最早关于五体痹的论述。后世医家各有发挥。刘健教授认为五体痹病因病机可概括为"正虚"和"邪侵",其中"正虚"包括气血不足、脏腑虚弱、产后体虚,而邪侵包括外感六淫、起居调摄、季节气候。同时素体禀赋的不同,决定发病的倾向。

1. 五体痹的病因病机

(1) 正虚:刘健教授认为正气亏虚,是痹证发生的内在因素,对疾病的发生、发展及预后转归均起着决定性作用。正虚,即正气不足。所谓"正气",即机体抗病、御邪、调节、恢复的能力。这些能力,由机体精气血津液及脏腑经络之功能决定。新安医家认为正虚是痹证发生的先决条件。《医学原理》云:"痹症虽因风寒湿三气而成,未有不由正气亏败所致,始则客于筋脉皮肉筋骨,久而不已,入于五脏则死矣。"《仁斋直指方论》亦云:"多由体虚之人,腠理空疏,为风寒湿三气所侵,不能随时驱散,流注经络,久而为痹者也。"

1) 气血不足:刘健教授认为气血充盛,才能发挥濡养四肢百骸、防御外邪的作用。若气血不足,则"气主煦之""血主濡之"的功能必将不足,外邪乘虚而入,流注筋骨经脉,搏于气血津液,滞于关节,发为痹证。《圣济总录纂要》云:"历节风者,由气血衰弱,为风寒所侵,血气凝涩,不得流通,关节诸筋无以滋养,真邪相搏,所历之节,悉皆疼痛,故谓历节风也。"《黄帝内经素问吴注》云:"盖营气虚则不仁,卫气虚则不用,又有骨痹筋痹肉痹脉痹皮痹之不同,其因血气衰少则一也。"《医学原理》记载:"痹症多由气血亏败,风寒湿等邪乘之,是以有气虚、血虚、挟风、挟痰、挟湿、挟寒、挟瘀血等因不同,治宜补养气血为本,疏理邪气为标。"《医津一筏》认为,痹证其本则必以荣卫不足周身,而后贼风得以乘之,故治痹以补气血为本。气血不足,易发为痹证,还体现在营卫失调上。"营气者,泌其津液,注之于脉,化以为血",故常营血共称。气的温煦、防御作用主要体现在卫气上,卫气属于气的一部分。由于气血、营卫之间关系密切,若气血亏虚,必将导致营卫衰弱,失于调和,进而机体腠理疏松,藩篱失固,卫外不固,外邪侵入,闭阻于关节、气血、经络发为痹证。

2) 脏腑虚弱:刘健教授认为痹证的发生主要责之于肝、脾、肾三脏的虚弱。肝主藏血,主筋,为罢极之本;肾藏精,主骨充髓,为先天之本;脾胃为后天之本,气血生化之源。年过半百,肾气自半,精血渐衰,或先天禀赋不足,或久病劳损,肝肾亏虚。肾元不足,肝血亏虚,则筋肉不坚、骨软无力,既不能充养骨髓,濡养关节,又不能约束诸骨,防止脱位,导致关节痿软疼痛、行动不利,发为痹证。《医宗金鉴》云:"历节之病,属肝、肾虚。肝、肾不足于内,筋骨不荣于外,客邪始得乘之而为是病也。"《杂症会心录》云:"痛痹一症,肝肾为病,筋脉失于荣养……"脾胃虚弱,一则气血生化乏源,营卫失充,肌肉失养,卫外不固,易受外邪侵袭;二则脾虚失于健运,饮食不能化为水谷精微,反而聚湿生痰,痰可碍血,瘀可化水,痰瘀交阻,痹于关节经络,导致痹证迁延不愈。

3) 产后体虚:刘健教授认为女子以肝为先天,胞脉系于肾,经、胎、产均可导致气血失调,肝肾亏虚,筋骨失养。尤其产后气血大虚,百节开张,血脉流散,气虚血瘀滞于经络,日久不散,累及筋脉,骨节不利,发为痹证。正如孙一奎在《赤水玄珠·产后遍身疼痛》中云:"产后遍身疼痛者,由气虚百节开张,血流骨节,以致肢体沉重不利,筋脉引急,发热头痛,宜用趁痛散治之。"其在《赤水玄珠·鹤膝风》中又云:"妇人鹤膝风症,因胎产经行失调,或郁怒亏损肝脾,而为外邪所伤。或先腿脚牵痛,或先肢体筋挛,既而膝渐大,腿渐细,如鹤膝之状而名之也。"

(2) 邪侵

1) 外感六淫：刘健教授认为若六气太过或不及，或因起居调摄不当、营卫不和、卫外不固时，六气就会成为发病因素，即"六淫"或"六邪"。在正常情况下，风、寒、暑、湿、燥、火是自然界的六种气候变化，称为"六气"，六气之中，以风、寒、湿三邪最易引发痹证。《素问·痹论》云："风寒湿三气杂至，合而为痹也。"《医学心悟》云："痹者，痛也。风寒湿三气杂至，合而为痹也。"暑邪致痹，最早由朱丹溪提及，叶桂则明确提出暑邪致痹说，如《临证指南医案·卷七·痹》所言："从来痹症，每以风寒湿三气杂感主治。召恙之不同，由乎暑暍外加之湿热，水谷内蕴之湿热。外来之邪，著于经络，内受之邪，著于腑络。"并提出相应治法："有暑伤气，湿热入络而为痹者，用舒通经脉之剂，使清阳流行为主。"暑热之邪，其性炎热，易与风湿之邪相合，湿热之邪壅塞于经络关节，气血阻滞，临床以局部红肿热痛为主症。

2) 起居调摄：刘健教授认为起居调摄是"避其邪气"的一个重要方面，倘若久居湿地、暴受雨淋、单衣而出、饮酒当风、汗出入水、贪凉饮冷等起居调摄不当均可导致痹证的发生。《普济方》云："历节风……盖由饮酒当风、汗出入水，或体虚肤空，掩护不谨，以致风寒湿之邪，遍历关节，与血气搏而有斯疾也。"《医述》云："鹤膝风，由于调摄失宜，亏损足三阴经，风邪乘虚而入，以致肌肉日瘦，内热食减，肢体挛痛。"《饮食须知》云："盛暑浴冷水，令伤寒病。汗后入冷水，令人骨痹。"《圣济总录》云："夫惟动静居处失其常，邪气乘间，曾不知觉，此风寒湿三气所以杂至，合而为痹。"由此可见，起居调摄不当是引致痹证发生、发展的重要因素。

3) 季节气候：刘健教授认为五体痹的发生有明显的季节差异。《素问·痹论》云："以冬遇此者为骨痹，以春遇此者为筋痹，以夏遇此者为脉痹，以至阴遇此者为肌痹，以秋遇此者为皮痹。"五体痹各于其好发季节发病。例如，叶桂在《临证指南医案·痹》中指出："此症与风病相似……其在《黄帝内经》，不越乎风寒湿三气。然四时之令，皆能为邪，五脏之气，各能受病。"许豫和在《怡堂散记》中亦载："所谓痹者，各以其时重感于风寒湿之气也。"《神灸经纶》曰："痹之为言闭也……其有筋、脉、肌、皮、骨五痹之目，以明春夏四季秋冬五气之所感受，各主一脏也。"四时各有其所主之气，故人体感受之邪各有不同，因为同气相求的缘故，脏腑受邪亦有所偏胜，所以不同的季节，五体痹的发生亦不同。

2. 素体禀赋决定发病倾向

刘健教授认为痹证的发生常有一定的家族聚集性及体质倾向性。素体阴盛之人患痹多为寒型，素体阳盛之人患痹多为热型。《素问·痹论》云："其寒者，阳气少，阴气多，与病相益，故寒也。其热者，阳气多，阴气少，病气盛，阳遭阴，故为痹热。"而素体肥胖之人患痹多为痰湿型，素体晦滞之人患痹多为血瘀型等，如《松崖医径》所言："痛风者，肥人多因风湿，瘦人多因血虚。"罗美在《内经博议》中云："诸痹不已，亦益入内而伤脏气，然有三阴三阳应之，而为有余不足者。"其又曰："厥阴有余病阴痹，不足病生热痹……少阴有余，病皮痹瘾疹，不足病肺痹……太阴有余，病肉痹寒中，不足病脾痹……阳明有余，病脉痹身时热，不足病心痹……太阳有余，病骨痹身重，不足病肾痹……少阳有余，病筋痹胁满，不足病肝痹。"

总之,刘健教授认为五体痹的形成主要与正气不足、外邪侵袭有关,并受体质因素所影响,是内因、外因相互作用的复杂的病理过程。

3. 五体痹的临床证候特点

五体痹临床以疼痛、麻木不仁、屈伸不利、关节肿胀变形为最常见症状。

(1) 疼痛:刘健教授认为"不通"与"不荣"概括了产生不同性质疼痛的两个基本病机。疼痛是一种感觉,为五体痹最常见症状之一。《圣济总录》云:"历节风……所历之节,悉皆疼痛,故为历节风也。"王肯堂《诸痹准绳》亦云:"周痹者在血脉之中,上下游行,周身俱痛也。"《医学原理》曰:"痛风即古之痛痹,近世方书谓之白虎历节风。因其走痛于四肢骨节间,犹虎咬之状故也。"疼痛可分为实痛、虚痛,前者是不通则痛,后者是不荣则痛。所谓"不通则痛"是指各种病因导致气血阻滞、经络闭塞而出现的疼痛,其疼痛性质为刺痛、胀痛、掣痛。所谓"不荣则痛"是指某些病因导致脏腑功能低下,阴阳、气血亏损,五体失于温养、濡润而引起的疼痛,其疼痛性质为隐痛、钝痛、酸痛。《素问·举病论》云:"寒气客于背俞之脉则脉泣,脉泣则血虚,血虚则痛。"一般说来,初期多实痛,后期多虚痛;体痹多实痛,脏痹多虚痛。实痛又有寒、热、湿、痰、瘀之分,虚痛又有气、血、精、津虚之别,还有虚中夹实、实中夹虚、虚实兼见等情况。因此,对于疼痛的辨治,要视上述各种情况,结合全身表现而定。

(2) 麻木不仁:刘健教授认为麻木不仁,有因实者,有因虚者,前者因湿痰死血凝滞于肌肤、关节,后者因气血不足,肌肤、关节失养。麻木不仁是痹证的另一常见症状。《医学原理》云:"痹者,麻木不仁之谓也……大抵痹之为患,在肌肉则麻木不仁。"《内经博议》亦云:"痹,其不痛不仁者,痛久入深,营卫行涩,经络时疏,则血气衰少而滞逆亦少,故不痛。皮肤不营,血气不至故不仁。"何谓麻?《杂病源流犀烛》云:"麻非痒非痛,肌肉之内,如千万小虫乱行,或遍身淫淫如虫行有声之状,按之不止,搔之愈甚,有如麻之状。"何谓木?《杂病源流犀烛》云:"木不痒不痛,自己肌肉如人肌肉,按之不知,掐之不觉,有如木之厚。"何谓不仁?《伤寒明理论》云:"仁,柔也。不仁,不柔和也,痒不知也,痛不知也,寒不知也,热不知也,任其屈伸灸刺不知,所以然者是谓不仁也。"可见,木与不仁都是肌肤感觉若失,状如死肌,而麻则是感觉异常,但通常所说的麻木不仁主要是强调木与不仁。常由气血不足、营卫不和、腠理不密、风寒湿等外邪乘机而侵,阻闭经脉,或气虚凝滞,酿成痰浊瘀血,肌肉、皮肤失于濡养,而导致机体麻木不仁。

(3) 屈伸不利:刘健教授认为肢体拘挛、变形是痹证的重要表现。正常的屈伸运动是筋、骨(包括关节)、肌肉协调作用的结果。肝血充盈,筋柔和缓则屈伸自如;肾精充沛,骨髓坚,满则运动灵活,反之则病。《灵枢·邪客》曰:"肺心有邪,其气留于两肘;肝有邪,其气流于两腋;脾有邪,其气留于两髀;肾有邪,其气留于两腘。凡此八虚者,皆机关之室,真气之所过,血络之所游,邪气恶血,固不得住留,住留则伤筋络,骨节机关不得屈伸,故痀挛也。"新安医家认为肝肾亏损是痹证发生的重要条件。孙一奎在《赤水玄珠》中认为挛是痹证的一个重要临床表现,其病因为"皆属于肝,肝主筋故也"。《内经博议》云:"痹则足挛而不能伸,故尻代踵,身偻而不能直。"现代医学中,类风湿关节炎晚期的关节畸形等均可出现伸而不屈、步履艰难的症状。

(4) 关节肿胀、变形:刘健教授认为当外邪侵袭关节,阻滞经脉气血,生理之液就会壅聚而变为病理之痰；或脾虚健运，痰湿内生，下流关节使关节出现肿胀、粗大，或红肿热痛，或漫肿肤色不变。若痰浊瘀血久积不去，就会出现关节僵直变形。恶血不去，新血不生，营养不荣肌肤，久之肌肉萎缩，形如"鹤膝"。程国彭在《医学心悟》中描述："复有患痹日久，腿足枯细，膝头大，名曰鹤膝风。"《神灸经纶》亦云："鹤膝风，两膝肿大，腿枯细象如鹤膝之形，俗谓之鼓槌风。"

（二）五脏痹

五脏痹从中医学的角度来讲，是对痹证从疾病部位进行分类的一种方法。五脏痹是一种疾病的名字，指五脏气血闭阻的一类疾病。五脏痹包括肝痹、心痹、脾痹、肺痹和肾痹[7]。五脏痹主要提示很多疾病所导致相应器官的症状。《黄帝内经》中有痹证病机、病证、病因方面的含义，并将痹证按部位分为五脏痹[8]。近代将五脏痹概念进行了扩展，包括外痹和内痹。外痹即五体痹，内痹则由脏腑功能失调引起。五脏痹是痹证的严重的阶段，一般继发于五体痹之后，是体痹与脏腑痹的统一体。从五脏角度分析痹证的病因病机及其临床辨证论治，以期更全面准确地认识痹证的发病机制[9]。

刘健教授认为五脏痹的产生主要有两条途径：①脏痹可由体痹传入。五体痹传变及脏者，形成五脏痹。《素问·痹论》云："五脏皆有合，病久而不去者，内舍于其合也。"《内经博议》云："五脏痹者，皮、肉、筋、骨、脉，痹不已将复感于邪而内舍五脏，遂为五脏之痹。"又云："诸痹不已，亦益入内而伤脏气。"②饮食起居失宜、七情失调等，致人体正气不足，风寒湿热等邪气乘虚内侵，内舍五脏而成。吴昆在《黄帝内经素问吴注》中云："南方者，天地所长养，阳之所盛处也，法象夏气……其民嗜酸而食胕，胕，与腐同，熟物也。故其民皆致理而赤色，其病挛痹，致，直利切。"说明痹证的发生与居住的地理因素及当地的饮食习惯相关。

1. 五脏痹的临床证候特点

刘健教授认为心痹主要症状为心悸，气喘，咽干，常叹气，烦躁，容易惊恐等。心痹可见于系统性红斑狼疮合并心、脑损害，类风湿关节炎中变应性亚败血症、风湿性心脏病或并发心肌炎、雷诺病等[10]。现代风湿免疫性疾病中，如系统性红斑狼疮合并心脏病变、系统性硬化、弥漫性纤维化心肌炎等可出现类似心痹的症状。刘健教授指出肺痹的特征接近于肺间质纤维化的临床症状，如咳逆上气、喘息气促、憋闷、喘息烦满不得卧，甚至气奔喘满以致昏塞、胸痞呕恶或身发寒热、皮肤麻木如虫行等。肾痹的症状主要是腰痛、足膝偏枯、骨骼酸痛或冷痛、小腹胀、遗尿、骨重不举、偻曲不伸，甚或面浮肢肿、骨节疼痛变形、坐卧难支、步履艰难，与强直性脊柱炎，类风湿脊椎炎腰骶关节、胸及颈椎受累或兼淀粉样变性，狼疮性肾炎，类风湿关节炎肾损害及强直性脊柱炎晚期变形等疾病的临床表现类似。脾痹主要可见四肢肌肉疼痛、怠惰无力、消瘦、麻木不仁、肌肉萎缩、脘胀、呃逆、嗳气、食即呕吐、舌强语謇、胸腹痞满。多见于弥漫性结缔组织疾病累及消化系统病变，或见于系统性红斑狼疮胃肠损害与并发出血，或见于类风湿关节炎并发肌肉萎缩等。肝痹的特征是口苦咽干、关节疼痛、拘挛变形、胸闷、两胁疼痛、夜寐多惊、筋挛节痛，甚或腹水、阴囊收缩、痛引少腹、夜卧则惊、多饮、小便数、呃逆、易倦乏力、脉弦细等。多见于系统性红斑狼疮合并肝损害、类风湿关节炎并发肝肾淀粉样变等。

2. 五脏痹之间的传变

刘健教授认为五脏痹之间可以发生传变。脏腑传化是指痹证可以在脏腑间相互传化。刘健教授指出根据"至虚之处，便是受邪之处"的理论，病邪往往直接深入虚者所主的机体组织或直接犯及内脏，引起五脏痹之间传变。例如，《素问·玉机真脏论》曰："今风寒客于人，使人毫毛毕直，皮肤闭而为热……弗治，病入舍于肺，名曰肺痹，发咳上气。弗治，肺即传而行之肝，病名曰肝痹。"说明在一定条件下，肺痹可传肝，形成肝痹，其余脏痹亦可相互传变。中医理论认为肺主皮毛，心主血脉，肝主筋膜，脾主肌肉，肾主骨髓。当肢体的痹证日久不愈，随着病情的发展，或反复感受外邪，进而可累及相关的五脏形成五脏痹。脏腑功能失调亦是形成五脏痹的途径。刘健教授指出脏腑功能失调或饮食所伤，造成五脏实质的损害，则形成五脏痹。刘健教授根据新安医家理论特点，在临床上发现痹证出现肺脏病变时，可进一步累及心脏、肾脏。这也是五脏痹之间可以发生传变的临床应用[11]。

总之，刘健教授在继承新安医学对痹证认识的基础上，提出了对五体痹和五脏痹的病因病机、临床证候及五脏痹之间传变的新认识，发扬了"传承精华，守正创新"的精神，为中医药防治痹证做出了极其重要的贡献。

第四节　刘健教授治痹学术思想形成

刘健教授遵循经典，深研北华佗、南新安，提出痹证"从脾论治"的思想，理法清晰，用药精当，疗效颇著。从医三十余载，擅长治疗内科类疾病，尤精于风湿类疑难杂症。

一、脾虚致痹，从脾论治

刘健教授秉承华佗、新安名医治痹思想，同时研读《黄帝内经》《难经》《伤寒论》《金匮要略》四大经典，博采历代医家学术之长，撷取华佗、汪机、孙一奎等医家学术精华，并加以继承与创新。刘健教授提出，脾虚正气不足是致痹的内因，脾虚正气不足在痹证的发生、发展及演变过程中起着重要的作用。脾虚正气不足，无力祛邪，使风寒湿热等邪，由表入里，由浅及深，深入经络、肌肉、筋骨和关节等处，发为痹证。"脾为生痰之源"，若脾虚失运，无力运化水湿，湿聚为痰，流注筋骨、关节等处，则可见关节肿胀、疼痛等症状，不通则痛，发为痹证。脾虚，运化失职，气血生化无源，营阴不足，则肌肉、筋骨、关节不得濡养，不荣则痛，发为痹证；卫外不固，则邪气乘虚而入，闭阻肢体、经络、关节，而致气血运行不畅，不通则痛，而致痹证发生。痹证中后期，则以脾胃虚弱、中气不足为重，治宜健脾和胃、益气养血。此外，本病发展过程中，脾胃一方面直接为病邪损伤，另一方面亦遭受药饵克伐，临床常见纳食不馨，胃胀胃痛，甚则胃黏膜出血，健脾益胃之药尚可保护胃黏膜，即所谓"保得一分胃气，便有一分生机"之意。

1. "脾虚"为致痹基础

刘健教授认为脾虚致湿盛是痹证发病的基础。脾虚易生湿，湿盛又伤脾，脾虚与湿盛相互影响。脾在体合肉,主四肢,主运化,为后天之本,脾土性湿,脾与湿同气相求,脾失健运,津液代谢失常,痰饮水湿内生,脾虚亦容易产生湿邪,痰浊内生是痹证发病的病机关键。又因安徽地处江淮流域,水网稠密,属于湿润性季风气候,气候以潮湿为多见,导致寒湿或湿热之邪尤易侵袭人体。湿邪重浊、黏滞,其性属阴,外湿进入机体,致脏腑气机功能失调,脾土首当其冲,湿邪困脾致脾运失常,引起津液代谢失常,聚湿生痰,痰饮水湿又成为新的致病因素,导致痹证一系列病变发生。

2. "脾虚"为诱发因素

刘健教授认为脾虚致外邪入侵是痹证的重要诱发因素。脾为后天之本,气血生化之源,脾虚致正气不足,风寒湿热外邪易侵。风寒湿型痹证或由风寒夹湿邪直入机体,邪客致病;或因各种原因导致气血不足,营卫失调,风寒之邪乘虚侵袭机体而致病。此类痹证主要临床表现为肢体筋骨、关节肌肉等部位的肿痛,这种疼痛以遇寒、遇冷水、遇阴雨天加重,得热得温则疼痛减轻。风湿热型痹证主要由风热夹湿邪侵袭人体,或由外邪侵袭日久,郁而化热,或由素体阴虚阳盛,邪从热化所致。临床常见肢体关节疼痛、痛处焮红灼热、得冷则舒等症状。

3. "脾虚"生湿痰瘀滞

刘健教授认为脾虚致痰瘀互结是痹证的关键病理因素。脾虚运化失调,水湿停聚成痰;脾虚不能散精于肺,下输水道,津液输布失常,清气不升,浊气不降,聚而成痰;脾虚摄纳无权,中焦水液泛溢于上,变生为痰。痰饮阻滞气机,壅塞脉道,血借痰凝,滞而为瘀。瘀滞既成,痰瘀互结痹阻经络。痰浊与瘀血之间相互影响,痰浊阻滞则引起血行不畅,血瘀脉道则导致痰浊难化。痰瘀作为病理产物随气机升降运行,无处不至,致病广泛,还能够反过来影响气机,阻滞津液的正常输布代谢,进而化为痰湿,加重痹证的病情。因此,脾虚致痰瘀互结,痰瘀既是病理产物又是致病因素,痹证多夹痰瘀。

4. "脾虚"可累及肺

刘健教授认为,脾虚可累及肺,出现痹证患者肺部病变。肺脾两脏在生理上相互滋生,病理上相互影响。脾气虚损,常可导致肺气的不足,称为"土不生金",痹证患者临床多见气短乏力等脾肺气虚症状;脾失健运,水液停滞,则聚而生痰、成饮,肺失宣降,痹证患者可见肺间质病变或肺部感染,此类痹证患者临床可出现喘咳痰多等症状。因此,临床上脾虚不仅致痹,同时脾虚痹证患者常合并肺部病变而出现咳嗽痰多、胸闷胸胀、胸口满闷,甚至喘息、气短乏力、呼吸不畅等。

5. "脾虚"可累及肝

刘健教授认为,脾虚可累及肝,出现痹证患者焦虑抑郁及眼睛病变。肝脾两脏在生理上相互滋生,病理上相互影响。肝气郁结、横逆犯脾,或脾虚不能运化,影响肝之疏泄,可导致胸闷胁疼、不思饮食、情绪不畅、闷闷不乐、目眩等症状。肝郁化火,可致目赤、虹膜睫状体炎。脾虚运化失职,运化水谷精微不足,气血亏虚,肝失濡养,则目暗不明。因此,临床上所见的风湿病患者可出现焦虑抑郁、胸闷胁疼、不思饮食、目赤、虹膜睫状体炎等。

6. "脾虚"可累及肾

刘健教授认为,脾虚可累及肾,出现痹证患者的肾脏病变。脾肾两脏为先后天的关系,其在生理上相互滋生,病理上相互影响。平素多食肥甘损伤脾胃,恣欲伤及肾元,两伤先天后天之本；脾虚湿聚为痰，日久郁而化热，湿热蕴结，流注下焦，浊邪化毒结于肾络，肾元衰竭而引起关格。因此，在临床上所见的风湿病患者可出现少尿肢肿、结石等肾脏损害。

总之，刘健教授认为痹证多因后天不足，脾失健运，脾虚变生痰湿，邪气或痰湿闭阻经络而致。刘健教授治疗痹证时常以"燥湿化痰，健脾益气"之剂，取其"脾旺能胜湿，气足无顽麻"之意。

二、扶正祛邪，标本兼治

刘健教授师从国医大师韩明向教授，积极汲取现代医学观念，博采众长。治疗痹证方面，刘健教授在新安医家痹病理论指导下，结合多年临床、实验、理论研究基础研制了中药复方新风胶囊、黄芩清热除痹胶囊、五味温通除痹胶囊。三药均以中医药整体调节为基本原则，充分体现中医标本兼治和"辨证与辨病相结合及整体治疗"的特点，切中痹证"正虚邪实"的基本病机，既非一味祛邪，又非盲目补虚，而是二者兼顾，扶正祛邪[12]。并且根据现代药理学研究成果，这些中药复方不但能充分发挥综合作用，而且能有效地抑制某些药物的毒副作用，这既符合祖国医学的"标本同治"理论，也与其现代医学发病机制相符合。

1. **"健脾益气，化湿通络"之新风胶囊**

新风胶囊由黄芪、薏苡仁、雷公藤、蜈蚣四味药组成。君药黄芪、薏苡仁健脾益气化湿以固本，臣药雷公藤、蜈蚣祛风通络以祛邪，全方共奏健脾益气、化湿通络的功效。通过合理配伍，降低蜈蚣和雷公藤毒副作用，提高了用药安全性，体现了中医整体论治的观念。刘健教授团队对于新风胶囊的研究做了大量的实验与临床观察，安全性良好，适合在临床上广泛运用。新风胶囊能显著缓解痹证患者晨僵、关节疼痛与肿胀[13-14]。新风胶囊能显著改善关节炎大鼠模型关节炎指数和足趾肿胀度症状，且能显著降低致炎因子干扰素（IFN）、肿瘤坏死因子（TNF）、白细胞介素（IL）-1、IL-6等，升高抗炎因子IL-4、IL-10等表达[15-16]。因此，采用"健脾益气，化湿通络"法能调节痹证"炎症极化"，改善关节症状。

2. **"健脾化湿，清热通络"之黄芩清热除痹胶囊**

黄芩清热除痹胶囊是由黄芩、威灵仙、栀子、薏苡仁、炒桃仁五味药组成的中药复方制剂。君药黄芩、栀子合奏清热除湿解毒之功，黄芩"味苦直降而气轻清"，能清"气血痰郁之实火"，除"湿聚热结病症"，栀子具有清除"三焦浮游之火，六郁气结之火"之功。臣药薏苡仁利水渗湿、健脾除痹。佐药威灵仙具有疏通经络、祛风除湿之功，使药为具有活血化瘀功效的炒桃仁，炒制的桃仁味苦、甘，性平，还可润肠通便，使邪下出。全方共奏清热利湿、健脾通络、祛风止痛之功。研究表明，黄芩清热除痹胶囊能从不同方面改善痹证的氧化应激、免疫炎症，从而提高机体的抗氧化能力并恢复机体炎症平衡。同时黄芩清热除痹胶囊联合西药可以提高临床疗效，可有效改善痹证炎症水平，还可降低药物不良反应发生率，对于合并焦虑抑郁的患者也有一定作用[17]。

3. **"健脾利湿，温阳通络"之五味温通除痹胶囊**

五味温通除痹胶囊由茯苓、桂枝、片姜黄、淫羊藿、黄芩五味药组成。桂枝、淫羊藿为君药，桂枝乃温通经脉之代表药，治痹攻补兼施，性发散、升发，对机体有支持、强壮的作用。臣药片姜黄配桂枝可治风寒湿痹肩臂疼痛。桂枝善于温通血脉,既可舒筋脉挛急,又能利关节,内通脏腑,外达肢节,助片姜黄活血止痛。佐药茯苓利窍祛湿,利窍则开心益智,导浊生津,祛湿则逐水燥脾,补中健胃。佐药黄芩在本方中调和诸药,并防止桂枝、淫羊藿、片姜黄的辛温过度。有研究显示五味温通除痹胶囊还能明显抑制 IL-1、IL-6、TNF-α 的表达,升高 IL-4、IL-10 的水平,还可降低磷脂酰肌醇 3 激酶(PI3K)、蛋白激酶 B(又称 Akt)、p-Akt、哺乳动物雷帕霉素靶蛋白(mTOR)、p-mTOR、磷蛋白 70 核糖体蛋白 s6 激酶(p70s6)、p-p70s6 的水平,说明五味温通除痹胶囊可抑制 PI3K/Akt/mTOR 信号通路,上调佐剂性关节炎大鼠滑膜细胞自噬活性,减轻关节软骨损伤[18-19]。

三、衷中参西,各取所长

刘健教授认为中西医结合治疗风湿类疾病具有巨大优势:一是合并使用非甾体抗炎药,既可加强其解热镇痛之疗效,又可弥补非甾体抗炎药疗效不持久、不能控制病情进展的不足;二是合并使用改善病情药,通过调整全身气血阴阳的盛衰,既能改善临床症状,使联合用药充分发挥药效作用,又能根据已发生或可能发生的副作用进行辨证治疗;三是合并使用糖皮质激素类药物,在激素减量过程中,往往容易导致反跳现象,配合中药治疗能有效减少患者对激素的依赖。

1. 中西结合,增效减毒

刘健教授认为中药中有许多促进肾上腺皮质激素分泌及类似糖皮质激素作用的药物。常用的治疗方法主要是滋补肾阴和温补肾阳。其中滋阴药有熟地黄、生地黄、龟甲、枸杞子、山茱萸、知母等;温阳药有淫羊藿、巴戟天、补骨脂、附子、鹿衔草、桂枝等;类似糖皮质激素的药物有甘草、秦艽、淫羊藿等。运用中药治疗还可以减轻激素的副作用。例如,清热解毒药对应用激素后感染的诱发和加重,具有良好的抗感染作用,而无引起二重感染之弊;健脾补肾药可提高机体抗感染能力;滋阴清热或温补肾阳中药与激素联合应用,可以消除其食欲亢进、情绪激动、心烦失眠等副作用,并提高疗效;补肾活血可以防治激素导致的股骨头坏死;健脾和胃药可减轻免疫抑制剂或非甾体抗炎药对胃肠道的刺激;益肾填精药可防止免疫抑制剂对骨髓及机体正常免疫力的过度抑制等。

2. 顾护脾胃,提高依从

刘健教授认为中药绝大多数是很安全的,没有明显的毒副作用,可以长期服用,甚至终身服用。长期服用中药,只要药证相符,对人体大有裨益。风湿患者服用中药一定要注意保护脾胃。"脾胃为兵家之饷道",脾胃健运,气血化源充足,正盛则能抗邪,同时有利于祛风湿类药的吸收利用。可以说,长期的、慢性的风湿免疫性疾病,在大多数情况,不可能一直服西药,但可以一直服中药。当然,也有少数中药有明显的副作用,有即刻的,也有远期的,要注意尽量不用或少用这类药,如有不良反应,要尽快进行调整。

3. 内外合治,减轻负担

刘健教授认为治疗风湿病的目的主要是减轻患者症状、控制病情,最大限度地保持和恢复关节功能,提高患者生活和生存质量,因此刘健教授提倡采用内治法(中西医结合)及外治法综合治疗。由于药物存在对胃肠道的刺激反应,刘健教授建议采用中药外洗,利用药液的蒸气熏蒸使药液在局部被吸收,从而促进血液循环,以活血化瘀、通经活络。熏蒸之后再用外敷(涂)药膏帮助药物吸收,同时采用穴位敷贴、药物纳肛等多途径、多角度、全方位的给药方式,尽量避免众多口服药物所带来的负担,最大限度保证患者脾胃功能的运化正常。

四、善用对药,辨证精确

刘健教授在传统中医基础上结合自身的临床经验进行辨证分型,取得了一定的临床疗效。刘健教授认为痹证发病本于脾胃亏虚、痰湿血瘀贯穿于痹证病程始终的特点。治疗上刘健教授倡用健脾和胃、利湿化痰、活血通络之法。刘健教授根据多年的临床实践经验,认为痹证临床可分为五型:风寒湿型治疗上以祛风除湿、活血通络为主,兼以健脾散寒。常用川桂枝、片姜黄、细辛、制附片、肉桂、薏苡仁、苍术、半夏、茯苓、陈皮、藿香、佩兰等配伍。风湿热型治疗上以清热祛湿、祛风通络为主,酌加养阴之品。常用蒲公英、紫花地丁、豨莶草、黄芩、白花蛇舌草、泽泻、茯苓、猪苓、全蝎、蜈蚣、青风藤等配伍,佐以地骨皮、青蒿、生石膏、知母、炒栀子等养阴清热以扶正。寒热错杂型治疗以清热利湿、温经散寒为主,酌加通经活络之品。常用桂枝、羌活、独活、秦艽、防风、川芎、海风藤、片姜黄、白术、知母、附子、生姜、生石膏、生薏苡仁、威灵仙等配伍。痰瘀互结型治疗以化痰搜剔、活血祛瘀为主。常用丹参、赤芍、桃仁、红花、当归等,同时配以健脾利湿之品如薏苡仁、半夏、茯苓、陈皮、藿香、佩兰、白术、白及、白芍、木香等,一方面祛除痰湿,另一方面保护胃黏膜不被辛烈药物所伤。气血不足型治疗以补益气血、健脾和胃为主,佐以祛邪除痹。常用党参、白术、黄精、玉竹、白扁豆、山药、鸡血藤、桂枝、黄芪等,既补益气血,又补而不腻。

1. 山药配茯苓,益气健脾化其湿

山药味甘,性平,归脾、肺、肾经,具有补脾养胃等作用。《药性论》曰:"补五劳七伤,去冷风,止腰痛,镇心神,补心气不足,患人体虚羸,加而用之。"茯苓味甘、淡,性平,归心、肺、脾、肾经,具有利水渗湿、健脾、宁心的功效。《用药心法》云:"茯苓,淡能利窍,甘以助阳,除湿之圣药也。味甘平补阳,益脾逐水,生津导气。"两药相须,共奏补脾胃、渗水湿之效,可有效缓解痹证患者关节肿胀的症状。

2. 桃仁配红花,推陈出新祛其瘀

桃仁味苦、甘,性平,归心、肝、大肠经,有活血祛瘀等作用。《药品化义》谓:"主破蓄血,逐月水,及遍身疼痛,四肢木痹,左半身不遂,左足痛甚者,以其舒经活血行血,有祛瘀生新之功……有开结通滞之力。"红花味辛,性温,归心、肝经,具有活血通经、散瘀止痛的功效,可用于治疗各种血瘀证。《本草求真》云其:"辛苦而温,色红入血,为通瘀活血要剂。"两药相协,可显著消除痹证患者关节肿胀、疼痛等血瘀症状,并有祛瘀血生新血之妙。

3. 桂枝配附子,温阳散寒止痹痛

桂枝辛散温通,有温通经脉、外散风寒、通利关节之功。《本草汇言》言:"桂枝,散风寒,逐表邪,发邪汗,止咳嗽,去肢节间风痛之药也。"附子味辛、甘,性大热,有温肾散寒之效,为散阴寒、祛风湿、止疼痛之佳品。《本草正义》云:"诸脏诸腑,果有真寒,无所不治。"桂枝温通助阳化气,附子补火助阳止痛,两药相伍,使阳气振奋,经脉温通,既可祛风除湿,

又可驱散阴寒,适用于痹证寒邪偏盛的证候,桂枝、附子配伍,最早见于《伤寒论》中桂枝附子汤和甘草附子汤,寓"阳气并则阴凝散"之意。

4. 蒲公英配白花蛇舌草,清热解毒消肿结

蒲公英苦泄寒清,有清热解毒、消肿散结、利尿通淋的作用。《本草正义》曰:"蒲公英,其性清凉,治一切疔疮、痈疡、红肿热毒诸证,可服可敷,颇有应验。"白花蛇舌草味苦、甘,性寒,具有清热解毒消痈、利湿通淋的功效。

刘健教授治疗痹证慎用苦寒类药物,而蒲公英、白花蛇舌草皆为微寒或甘寒类药物,适用于痹证热毒、湿热较重及处于疾病活动期的患者,可有效缓解患者关节红肿疼痛的症状,且两药对脾胃的损伤较小,亦体现刘健教授重视顾护后天脾胃的思想。

参考文献

[1] 汪珺.浅谈新安医学[J].教育教学论坛,2018(20):217-218.

[2] 叶冠成,赵歆,张泽涵,等.新安医家从脾胃论治痹证特色[J].江苏中医药,2021,53(11):68-71.

[3] 范为民,李艳,俞志超.新安医家治疗医案四则[J].风湿病与关节炎,2015,4(11):53-55.

[4] 刘应科,曹柏龙,严文劭,等.《中藏经》养生学术思想刍议[J].中国中医药现代远程教育,2012,10(2):9-10.

[5] 蒋宏杰.华佗"治未病"思想浅析[J].安徽中医临床杂志,2002,14(3):207.

[6] 万磊,刘健,黄传兵,等.基于 CD19[+] B 细胞调控 FAK/CAPN/PI3K 通路研究新风胶囊改善类风湿关节炎机制[J].中国中药杂志,2021,46(14):3705-3711.

[7] 万磊,刘健,黄传兵,等.新风胶囊治疗强直性脊柱炎随机对照研究[J].中国中西医结合杂志,2022,42(10):1161-1168.

[8] 章平衡,刘健,万磊,等.新风胶囊通过抑制 FAK/PI3K 信号通路减轻佐剂性关节炎大鼠肺功能损伤[J].中华中医药杂志,2022,37(6):3153-3159.

[9] 万磊,刘健.新风胶囊对佐剂关节炎大鼠肺功能、Th 细胞及调节性 T 细胞的影响[J].中华中医药杂志,2013,28(5):1366-1371.

[10] 徐润,姜泉,韩曼.五脏痹理论在类风湿性关节炎多系统受累中的应用探讨[J].云南中医中药杂志,2022,43(9):14-19.

[11] 刘健,黄传兵,汪元,等.健脾化湿通络法对类风湿关节炎关节外病变的影响及机制研究[J].风湿病与关节炎,2012,1(2):8-11.

[12] 文建庭,刘健,万磊,等.新安健脾系列方治疗类风湿关节炎的研究进展[J].风湿病与关节炎,2021,10(3):69-72.

[13] 刘健,万磊,黄传兵.脾虚致痹探讨[J].中华中医药杂志,2017,32(6):2440-2444.

[14] 陈俊蓉,陈利国,王华亚.浅谈《内经》五体痹与五脏痹发病关系[J].四川中医,2012,30(4):44-46.

[15] 李满意,娄玉钤.五脏痹的源流[J].风湿病与关节炎,2013,2(5):36-42.

[16] 曾丽莹,邓伊健,黄俊浩,等.五脏痹的证治机理浅析[J].时珍国医国药,2017,28(11):2706-2707.

[17] 郭锦晨,刘健,张晓军,等.黄芩清热除痹胶囊调节 PPAR-Y/CD36/MnSOD 轴对类风湿关节炎患者氧化应激的影响[J].北京中医药大学学报,2022,45(2):201-207.

[18] 姜辉,刘健,高家荣,等.五味温通除痹胶囊对佐剂性关节炎大鼠细胞因子的调控作用[J].中药材,2013,36(11):1834-1836.

[19] 姜辉,刘晓闯,秦秀娟,等.五味温通除痹胶囊促进佐剂性关节炎大鼠滑膜组织细胞自噬活性及机制[J].细胞与分子免疫学杂志,2017,33(5):586-590,596.

第二章

刘健教授治痹学术思想

第一节 扶正祛邪

痹证发病的根本是本虚标实,痹证发生发展是内外合邪而致,内外之间又以正虚为本,正气不足在痹证发病早期即已存在,正虚则以脾虚为先,在此基础上外邪得以肆虐,故在治疗上应扶正与祛邪并举。中医治疗痹证一般注重扶正祛邪结合使用,尤其注重在祛风除湿、化痰逐瘀同时补益气血,滋补肝肾,后期注重防复发、调摄。所谓"治风先治血,血行风自灭",气血亏虚、肝肾不足则风、寒、湿等外邪易乘虚而入,而补益气血,滋补肝肾,活血通络,祛湿化痰,顾护脾胃,调养脏腑,正气充足,筋骨得养,未病者可防,已病者可尽快恢复。

一、扶正气,重视气血

《灵枢·百病始生》曰:"风雨寒热不得虚,邪不能独伤人。卒然逢疾风暴雨而不病者,盖无虚故邪不能独伤人,此必因虚邪之风,与其身形,两虚相得,乃客其形。"故正气不足是风湿病发病的内在因素,其中脾胃虚弱、气血不足在本病的发生发展过程中占有重要地位,因此,刘健教授认为痹证的治疗应扶正气,重视补气血。

(一) 正气不足

1. 正气的作用

正气是人体正常功能活动的统称,是指人体内具有抗病、祛邪、调节、修复等作用的一类精微物质,人体正常功能及所产生的各种维护健康的能力,包括自我调节能力、适应环境能力、抗邪防病能力和康复自愈能力等。中医发病学说很重视人体的正气,认为正气的强弱对于疾病的发生、发展及其转归起着主导作用。早在《黄帝内经》中就认为正气充盛,邪气无从入侵,正气亏虚,邪气才可乘虚而入。例如,《素问·刺法论》曰:"正气存内,邪不可干。"正气是决定发病的关键因素,《灵枢·百病始生》云:"风雨寒热不得虚,邪不能独伤人……此必因虚邪之风,与其身形,两虚相得,乃客其形。"痹证的发生主要是由正气虚弱、邪气侵犯人体所致,邪气之所以能够侵袭人体而致病,必然是因正气虚弱,故说"邪之所凑,其气必虚"。

2. 正气虚弱的影响

正虚,指正气亏虚。正气不足,抗邪无力,外在邪气乘虚而入,疾病因之发生。正气不足,对脏腑经络功能活动的推动和调节能力下降,脏腑经络功能失常,精血津液的代谢运行失常,可产生内风、内寒、内湿、内燥、内火等内生五邪而发病,或导致痰饮、瘀血、结石等病理产物的产生而引起新的病变。《济生方·痹证》云:"皆因体虚,腠理空疏,受风寒湿气而成痹也。"痹证多因正气虚弱、季节气候变化、久居潮湿之地、六淫邪气乘虚侵入人体所致,其中风、寒、湿三邪最为常见,痹证日久,痰浊瘀血凝结,迁延难愈,病程缠绵进一步损伤正气。邪气侵入,若正气充盛,奋起抗邪,邪正相搏剧烈,多表现为实证,痹证多表现为关节肌肉红肿热痛;若正气虚衰,不能敌邪,邪气深入内脏,多发为重证和危证,痹证多表现为关节肌肉酸软乏力。

3. 正气不足的原因

正气虚是人体精气血津液等物质不足,以及脏腑经络组织功能失调、低下的概括。人的禀赋不足,劳逸失常或病后、产后体虚,精、气、血、津液等不足,或脏腑组织等功能低下致虚,是引起痹证的内在因素。正气虚常见于先天禀赋不足、劳逸失常,以及产后、病后体虚。正气虚则可见营卫、气血不足,以及脏腑经络组织功能低下等。就脏腑言,以肾虚、脾虚较为突出,肾虚则筋骨不行,脾虚则气血不行,符合"肾为先天之本、脾为后天之本"之说。若先天禀赋不足或素体不健,营阴不足,卫气虚弱,或因起居不慎,寒湿不适,或因劳倦内伤,生活失调,腠理失密,卫外不固,则外邪乘虚而入,外邪留于营卫,营卫不和,气血痹阻不通则发为痹痛。正如《灵枢·五变》所云:"粗理而肉不坚者,善病痹。"

(二) 气血不足

1. 气血的作用

气血是构成和维持人体生命活动的基本物质,气血充盛既可濡养机体,又可抵御外邪;气血亏虚则邪气乘虚而入,流注筋骨血脉,搏结于关节而发生关节痹痛。人体气血不足,筋脉骨骼失于濡养,容易导致痹证的发生。隋代巢元方《诸病源候论》认为,痹由"血气虚则受风湿,而成此病"。《济生方·痹证》曰:"皆因体虚,腠理空疏,受风寒湿气而成痹也。"《圣济总录·诸风门》曰:"历节风者,由血气衰弱,为风寒所侵,血气凝涩,不得流通,关节诸筋无以滋养,真邪相搏,所历之节,悉皆疼痛,故谓历节风也。病甚则使人短气汗出,肢节不可屈伸。"

2. 气血不足的影响

《素问·调经论》言:"血气不和,百病乃变化而生。"倘若气血亏虚,内不能濡养筋骨关节经络,外不能抗病御邪。风寒湿热之邪只是本病发生的外部条件或因素,脾虚所致的气血不足、营卫失调才是痹证的重要内部原因或根本因素。

《黄帝内经》在论述痹证的发病机制时指出"血气皆少则无须,感于寒湿,则善痹骨痛""血气皆少……善痿厥足痹""粗理而肉不坚者,善病痹"。这些皆说明气血不足,体质虚弱致皮肉不坚而致痹病。叶桂在《临证指南医案·痹》中云:"其实痹者,闭而不通之谓也。

正气为邪所阻,脏腑经络,不能畅达,皆由气血亏损,腠理疏豁,风寒湿三气得以乘虚外袭,留滞于内。"气血亏损,营卫失调,腠理疏豁,风寒湿热之邪乘隙内侵,留滞于筋骨关节、闭阻气血,发为痹证,或血虚则经脉失养,络道不利而为虚痹,亦有痹证日久,气血耗伤,气虚推动无力,气血运行迟缓,经络之气痹阻不畅。

3. 气血不足的原因

脾为后天之本,气血生化之源,气血不足的根本原因是脾虚不能化生气血,所以,风寒湿热之邪只是本病发生的外部条件或因素,脾虚所致的气血不足、营卫失调才是本病的重要内部原因或根本因素。脾胃虚弱,饮食失调,起居失常,可致气血不足,卫外不能。而女子以肝为先天,胞脉系于肾,经、胎、产均可导致气血失调,肝肾亏虚,筋骨失养,同时冲任空虚,风、寒、湿邪易乘虚侵入,相合为病,发为骨痹,故女性痹证发病率高于男性。

因此,痹证与脾主运化功能失调、营卫气血生化乏源密切相连。中医认为"百病皆因脾胃衰而生",脾胃虚弱,无力化生气血而致气血乏源;反之,气血亏虚日久,脾胃失于濡养会更加虚衰,致使脏腑、经络、筋骨、关节的功能受到影响,正气无力御邪外出则骨痹始生。再者,气行则血行,气滞则血瘀。脾胃虚衰日久,气血难以化生,气弱难以助血运行,血行艰涩,瘀血由成。风、寒、湿三气杂至侵入关节肌肉,日久亦会侵犯脾胃,外邪致病因素停留体内,痹证发展至中后期阶段,注重脾胃运化、化生气血功能是否异常,四肢肌肉是否得到濡养,此阶段应补虚调正,顾护脾胃,补益气血[1]。

二、祛邪气,重视祛痰瘀

(一) 邪气为发病诱因

《素问·痹论》云:"风寒湿三气杂至,合而为痹也。"又云:"不与风寒湿气合,故不为痹。"久居潮湿之地、贪凉露宿、睡卧当风、暴雨浇淋或汗出入水中等,则风寒湿邪极易侵入肌腠、络道,留滞于关节经络,则络道气血运行不利,导致气血痹阻而发为风寒湿痹证。叶桂在《临证指南医案·痹》指出:"从来痹症,每以风寒湿三气杂感主治。"其在继承《黄帝内经》理论的基础上还提出:"有暑伤气,湿热入络而为痹者……"表明暑热之气亦为致痹的病因之一。治疗大法总以祛邪通络为主,根据致痹邪气的偏盛,分别予以祛风、散寒、除湿、清热。禀赋不足是痹证的内因,包括营卫不和、气血不足、阴精亏损等。例如,《证治汇补》记载:"由元精内虚而三气所袭……久而成痹。"《友渔斋医话·痹》认为痹:"盖因气血不充,兼受风湿而成。"《素问·痹论》曰:"荣者……逆其气则病,从其气则愈,不与风寒湿气合,故不为痹。"周仲瑛提出疴毒深伏于内,必然损伤脏腑,暗耗正气,邪盛正怯,或复加新感引触,则疴毒乘势从里外发而为病。若藏匿深伏,性质多端,则可交错为患[2]。宋绍亮等认为邪毒内伏是痹证不易根治且反复发作的根本原因[3]。

(二) 痰浊瘀血贯穿发病始终

1. 痰瘀的形成

瘀血顽痰既是机体的病理产物,又是疾病的致病因素,它可出现于痹证的不同时期。

人体调养不慎,内生之痰浊与致痹邪气相夹,可形成痹证。故陈无择《三因极一病证方论·痰饮治法·控涎丹》提出"支饮作痹"。朱丹溪《丹溪心法·痛风》另立"痛风"一门,明确提出痰导致痹痛。喻嘉言《医门法律·中风门》也认为风、寒、湿邪与痰相合成痹。在疾病发展过程中,瘀血是痹证的主要病理产物。叶桂在《临证指南医案》中特别强调痹证与血结凝涩的关系,认为此为经年累月,外邪留著,气血所伤,化为败瘀凝痰,混处经络,倡导活血化瘀。王清任《医林改错》亦阐述活血化瘀在痹证中的重要作用。李志铭指出五脏痹是风、寒、湿热等外邪,与痰浊、血瘀等继发致病因素相互搏结,导致热毒壅盛、痰瘀痹阻而成[4]。

痹证既得,风、寒、湿、热之邪充斥经络,气血运行不畅。邪留日久,寒凝津为痰,湿停聚为痰,热炼津为痰。同时,邪留日久,气血运行不畅则瘀血内生。痰瘀形成,又阻滞经络,壅遏邪气,痰瘀邪气相搏,经络气血闭阻,故痹证渐趋加重,疼痛、肿胀、重着等症状突出。痰和瘀既可单独为患,亦可合而为病,闭阻经络,流注关节,不通则痛,不通而肿,经久不愈,甚至变生或合并脏腑病变。

2. 痰瘀的治疗

(1)脾虚致痰瘀痹阻:气的温煦、推动之力不足,津液难以运化输布,致湿浊痰饮内生,痰湿胶结闭阻脉络,使气血运行缓慢,加之气虚血少,津液不足,气虚难助血行,血亏亦无力载气摄气,气滞、瘀血、痰湿三者胶固凝结,阻塞经脉,困结筋骨、关节,则发为痹证;若治不得法,疾病缠绵不愈,亦可郁久化热,出现关节灼热、肿胀。另外,气不固摄血液,血妄行无道溢于脉外,外溢离经之血停而为瘀且固定不移;脉中脉外瘀滞之态,致新血难成,筋骨、关节失于濡养且痛处固定,日久成痹。刘健教授"从脾论治"思想认为痹证血瘀是由脾虚气血乏源发展而来,脾胃虚衰日久,气血难以化生,气弱难以助血运行,血行艰涩,瘀血由成。

(2)健脾化湿通络为痹证治疗大法:痹证痰瘀阻络证候见痹不愈,关节肿大,甚至强直畸形,舌有瘀点瘀斑,苔腻,脉涩,治则化痰祛瘀,搜风通络,主方为桃红饮,身痛逐瘀汤,常用药物有淡竹沥、生姜汁、法半夏、白芥子、云茯苓、制胆南星、僵蚕、化橘红、丝瓜络、川芎、乳香、没药、桃仁、红花、干地龙等。另外,脾虚为痹证发病来源之一,运化水湿功能异常,津液输布障碍,水湿停聚体内,而成痰饮,流注骨节,闭阻经络,在治疗时扶正祛邪并举、祛痰化瘀,同时注意益气健脾、顾护脾胃、利水渗湿、扶助正气。

三、防复发,注重调摄

痹证常缠绵难愈,需长期治疗,同时要注意气候和生活环境的变化,平素应注意防风、防寒、防潮,必要时可尝试中药熏洗、膏药外敷、针灸推拿等治疗。老年患者注意生活调摄,加强体育锻炼,提高机体对病邪的抵御能力。

(一)健脾

脾为后天之本,气血生化之源,司运化主肌肉。四季脾旺不受邪。素体气虚血弱,卫外不固,寒湿之邪乘虚而入,积痰成饮;或恣食肥甘厚腻之味,损伤脾胃,或素有脾胃虚弱,脾失健运,饮水食浆不能化为水谷精微,反而聚为痰饮,注于关节、留于脏腑,浸于经络,致遍身皆痛,发为痹证,如《素问·痹论》曰:"饮食自倍,肠胃乃伤。淫气喘息,痹聚在肺……淫气肌绝,痹聚在脾。"说明饮食不规律,则影响肠胃功能,导致脏腑气机失调,外邪内舍而形成痹证。《古今名医汇粹·病能集一》云:"诸阳之经皆起于手足,风寒客于肌肤始为痹……实者脾土太过,当泻其湿,虚者脾土不足,当补其气。"治疗以燥湿化痰为主,多掺以健脾益气之剂,盖脾旺能胜湿,气足无顽麻矣。且脾气一旺,则气血生化有源,肌肉充实,卫外有力,邪气不易入侵,有病也容易康复。调摄每多运用拟类湿痰汤、拟类渗湿汤、拟类分利汤。若湿热为甚者,则宜健脾利湿,清热养血。拟方拟类大清热汤、拟类小清热汤、拟类补肝汤、改正黄连解毒汤。

(二)调补肝肾

各型痹证日久迁延不愈,正虚邪恋,气血不足,肝肾亏损,症见面色苍白,少气懒言,自汗疲乏,肌肉萎缩,腰膝酸软,头晕耳鸣。肝主藏血,主筋,为罢极之本;肾藏精,主骨充髓,为先天之本;年过半百,肾气自半,精血渐衰,或先天禀赋不足,或久病劳损,肝肾亏虚。肾元不足,肝血亏虚,则筋肉不坚、骨软无力,既不能充养骨髓,濡养关节,又不能约束诸骨,防止脱位,导致关节痿软疼痛、行动不利,发为痹证。《金匮要略》云:"寸口脉沉而弱,沉即主骨,弱即主筋,沉即为肾,弱即为肝。汗出入水中,如水伤心,历节痛黄汗出,故曰历节。"指出肝肾不足是导致痹证的重要病机。治宜选用独活寄生汤加减益肝肾,补气血,祛风除湿,和痹通络。常用药物:熟地黄、肉苁蓉、五味子滋阴补肾,养血暖肝;鹿茸、牛膝、杜仲、菟丝子补肝肾壮筋骨;独活、桑寄生、天麻、木瓜等祛风湿,舒筋通络止痛。痹证患者后期会有肾气虚、阳虚表现,可加鹿角霜、续断、狗脊、附子、干姜、巴戟天补气通阳。

(三)调气养血

气血是构成和维持人体生命活动的基本物质,气血充盛才能发挥濡养四肢百骸、抵御外邪的作用。倘若气血亏虚,内不能濡养筋骨关节经络,外不能抗病御邪,易于发为痹证。《素问·调经论》云:"血气不和,百病乃变化而生。"痹证后期的调护注重气血调养,这是因为气血是生命活动的物质基础,气血亏虚,则"气主煦之""血主濡之"的功能就会不足。素有气血亏虚之人,或后天失养气血两虚,或大病重病之后气血虚弱,风寒湿之邪,乘虚而入,入于关节、经络、筋骨之间,若是气血未虚,则藏伏而不发,年深日久,气血耗伤,如《方氏脉证正宗》指出:"寒湿污邪,相杂于微弱之真气真血,致离经停蓄而成败气败血,是内被伤,而外不足之形见也。"病见关节疼痛,屈伸不利,活动障碍,肢体麻木,久则肌体萎废不用;气虚可见少气懒言,倦怠乏力;血虚可见头晕目眩,面色少华,舌淡苔白,脉必迟而无力,或缓或细。方多采用拟类补血汤、拟类补肝汤、改正四物汤。

(四)调养脏腑

痹证的形成与脏腑功能失调有关,痹证发展至后期,各种内伤性原因可导致脏腑功能失调,易变生脏痹。最终会表现为五脏六腑的虚衰退化的体征,提示病情恶化,正气不足,此刻注重整体调养,将祛邪通络之法转化为扶正为主,重视五脏六腑的调养。明代医家在五脏痹治疗上总结出"在外者祛之犹易,入脏者攻之实难;治外者散邪为急,治脏者养正为先"。例如，王肯堂提出五脏痹的具体治法："五脏痹宜五痹汤，心痹加远志、茯苓、麦冬、犀角；肺痹加半夏、紫菀、杏仁、麻黄；肾痹加独活、官桂、杜仲、牛膝、黄芪、萆薢等；脾痹加厚朴、枳实、砂仁、神曲；肝痹加酸枣仁、柴胡。"晚清时期林珮琴、费伯雄等医家博采众长，总结了大量五脏痹辨治经验及其方药。李中梓等治疗五脏痹的思路是顺应五脏功能及作用趋势，用加强锻炼、针灸、汤药等方法调整整体功能，并提倡加入引经药，增强抗病力。总的来说，五脏痹本质与五脏六腑日渐虚劳的病机殊途同归，这也是为什么痹证后期需注重调养脏腑、调摄气血。

第二节 从脾治痹

一、"从脾治痹"学术思想渊源

痹证是由于风、寒、湿、热等邪气闭阻经络，影响气血运行，导致肢体、经络、关节、肌肉等处发生疼痛、重着、酸楚、麻木，或关节屈伸不利、僵硬、肿大、变形等症状的一种疾病，是临床常见病与多发病。中医学对痹证的认识较为系统、全面，从先秦两汉到唐宋明清，痹证历来都是医家研究的重点。《黄帝内经》中"风寒湿三气杂至，合而为痹也"理论，系统阐述风、寒、湿三气在痹证形成中的作用，并根据三气特点将痹证辨证分型，分析得出"风气胜者为行痹，寒气胜者为痛痹，湿气胜者为着痹"。它不仅提出外邪致痹，还指出"两气相感"致痹的观点，强调正虚在痹证中的作用。

李东垣倡导百病皆由脾胃衰而生也，认为"脾病体重节痛……为诸湿痹"。新安医家认为脾虚健运，导致痰湿内生是痹证的又一重要病机。徐春甫《古今医统大全·湿证门》云："地之湿气，感则害人皮肤、筋脉。湿盛则濡泄，湿气甚者为著痹。声如从室中言，此中气之湿也。"《医述》也指出："湿病有外因、内因之不同……外因之湿，有感天地之气者，则雨露水土；有中阴湿之气者，则卧地湿衣，多伤人皮肉筋脉者也。内因之湿，有由于饮食者，则酒酪炙爆；有由于停积者，则生冷瓜果，多伤人脏腑脾胃者也……在经络则为痹重，为筋骨疼痛，为腰痛不能转侧，为四肢痿弱酸痛。"汪机在《医学原理》中强调治疗湿邪时补脾土的重要性："湿者……大要在乎理脾调中为本，扶得湿土健旺，自能分布水湿之气，为汗、为液、为津、为溺而出。""湿"是痹证主要致痹之因，素有"无湿不成痹"之说。湿者一则外感，二则脾虚湿胜。内湿易招致外湿侵入，外感湿邪可引动内在之湿，内外相引，同气相求[5]。

脾为后天之本，主司运化。四季脾旺不受邪。素体气虚血弱，卫外不固，寒湿之邪乘虚而入，积痰成饮；或恣食肥甘厚腻之味，损伤脾胃，或素有脾虚湿弱，脾失健运，饮水食浆不能化为水谷精微，反而聚为痰饮，注于关节，留于脏腑，浸于经络，致遍身皆痛，发为痹证。

二、"从脾治痹"的理论思想

《脾胃论·脾胃胜衰论》曰："百病皆由脾胃衰而生也。"脾居中央而灌四旁，为气血运行的枢纽,脾旺则正气足邪不可干,脾失健运则气血乏源,正气亏虚,邪易侵袭。

(一) 脾虚于脏腑

"五脏六腑皆禀气于胃",脾为后天之本,气血生化之源,人以胃气为本。脾虚运化无力,气血生化之源不足,则营阴不能正常循于脉内,不足以和调于五脏、撒陈于六腑;卫气失营气的濡养,卫气亦不足,则与营气不相谐和,以致营卫不和,腠理疏松,卫外不固。脾虚则气血生化无源,导致肝血不足;肾中的精气失于水谷精微的培育和充养,无以充盈和成熟。因此脾虚将最终导致肝脾肾功能失调、血脉失畅、营卫行涩。气血不足、营卫失调的根本原因是脾虚不能化生气血,风寒湿热之邪只是本病发生的诱发因素,脾虚所致的气血不足、营卫失调才是本病的根本因素。

(二) 脾虚于肢体

《素问·痿论》言:"阳明者,五脏六腑之海,主润宗筋,宗筋主束骨而利机关也。"脾胃的盛衰与肢体关节密切相关。《黄帝内经》中有"血气皆少则无须,感于寒湿,则善痹骨痛""血气皆少……善痿厥足痹""粗理而肉不坚者,善病痹"之言。痹证迁延日久,耗伤气血,正气衰少,正虚邪恋,肌肤失养,筋骨失充,可见关节疼痛,或肢体麻木、形体消瘦、肌肉萎缩无力等,无不与脾虚表现相对应。另外,从痹证患者的临床表现来看,发病时除常见关节肿胀疼痛、僵硬、屈伸不利等,还可见食欲减退、胃脘不适、乏力、汗多、呕吐、大便溏泄等脾虚气血生化不足症状,并可见舌淡红、胖大、瘀点瘀斑,苔白腻或黄腻,脉细滑等脾虚夹瘀之象[6]。

(三) 脾于痹证的虚实

《医宗金鉴》提出以虚实来归纳诸痹证:"痹虚,谓气血虚之人病诸痹也;痹实,谓气血实之人病诸痹也。"虚证以脾胃虚弱、气血不足为主;实证则以痰湿壅盛为主,瘀血痹阻关节经络贯穿于疾病的始末;痹证也可见本虚标实、虚实夹杂的证候。除关节疼痛以外,关节晨僵、肿胀也占较大比例。脾虚湿盛、气血亏虚、痰瘀互结是风湿病的中医证候学特征。可见痹证的病因病机与脾的关系密切,脾胃虚弱,气血生成不足,营卫失调,血液运行不畅,卫外功能不足;脾失健运,湿浊内生,血滞而为瘀,湿聚而为痰,酿成痰浊而致痹证。

三、痹证"从脾"析之

痹证的发生以正虚为本,邪实为标。对痹证患者进行的证候学研究表明,临床除常见关节肿胀疼痛、屈伸不利、晨僵等症状外,还可见关节周围有结节,肌肉消瘦,甚则肢体萎弱不用,以及四肢乏力、胃脘痞满、食少纳呆、大便溏泄等脾虚不运、气血生化不足的症状。另外,舌淡红、胖大、瘀点瘀斑,苔白腻、黄腻,脉细滑是本病的主要舌脉象。虚证以脾胃虚弱、气血不足为主;实证则以痰湿壅盛为主,瘀血痹阻关节经络贯穿于疾病的始末。

痹证的发生不外乎虚实两端,由正气不足、外邪侵犯所致。

(一) 正气不足

正气以人体精、气、血、津液等物质及脏腑经络为依托。正气不足即是人体精、气、血、津液等物质不足，以及脏腑组织等功能低下、失调的状态。正气的强弱对于痹证的发生、发展及其转归起着关键作用。正气不足的因素主要为气血不足、脏腑虚弱，以及精神情志因素等。

1. 气血不足

《素问·调经论》云："血气不和，百病乃变化而生。"气血是构成和维持人体生命活动的基本物质，气血充盛才能发挥濡养四肢百骸、抵御外邪的作用。倘若气血亏虚，内不能濡养筋骨关节经络，外不能抗病御邪。另外，气血与营卫关系密切。营卫和调，腠理固密，卫外有力；营卫不和，邪气乘虚而入，易于发为痹证。《医述·杂症汇参》云："痹者，闭而不通之谓。正气为邪所阻，脏腑经络不能畅达，皆由气血亏损，腠理疏豁，风寒湿三气得以乘虚外袭，留滞于内，致湿痰、浊血流注凝涩而得之。"清代程梁《引经证医·痹》认为，盖由人之气血亏虚，邪气乘虚入客各经，因时而受，故痹由此而成也。脾位于中焦，主运化、升清和统血，为气血生化之源，机体生命活动的维持和气血津液的化生有赖于脾所运化的水谷精微，脾是人后天之本。脾虚运化无力，气血生化之源不足，筋骨血脉失于调养，发为痹证。

2. 脏腑虚弱

痹证主要责之于肝、脾、肾三脏。《金匮要略》云："寸口脉沉而弱，沉即主骨，弱即主筋，沉即为肾，弱即为肝。汗出入水中，如水伤心，历节黄汗出，故曰历节。"指出肝肾不足是导致痹证的重要病机。肾元不足，肝血亏虚，则筋肉不坚、骨软无力，既不能充养骨髓，濡养关节，又不能约束诸骨，防止脱位，导致关节痿软疼痛、行动不利，发为痹证。脾为后天之本，气血生化之源，司运化主肌肉。四季脾旺不受邪。素体气虚血弱，卫外不固，寒湿之邪乘虚而入，积痰成饮；或恣食肥甘厚腻之味，损伤脾胃，或素有脾胃虚弱，脾失健运，饮水食浆不能化为水谷精微，反而聚为痰饮，注于关节、留于脏腑，浸于经络，致遍身皆痛，发为痹证。肝、脾、肾三脏亏虚则抗邪不利，邪气不能驱散，注于经络，或正气被邪气所困，不能通顺，停于经脉，气血滞结，发为痹证。

3. 精神情志

《内经博议·厥逆痹病》言："凡七情过用，则亦能伤脏器为痹。"七情是人的心神意志对外在客观事物的主观反应，属于正常的精神情志活动。若精神情志受到刺激，超出了个人心理所能承受的范围时，则会使机体气血阴阳失节，对人体造成伤害。《中藏经·论气痹》曰："气痹者，愁忧思喜怒过多。"《中藏经·论筋痹》又言："筋痹者，由怒叫无时，……淫邪伤肝。"七情过激，直接伤及相应脏腑，影响脏腑气机功能而产生病理变化，若气机壅而不散，影响经络，不通则痛；若气机流而不聚，走窜经脉，不顺则麻。肝脾相互影响：一方面，肝气郁结使脾运化失常，气机升降障碍，气血生化无源，即木旺乘土；另一方面，脾失健运还易出现体内气血津液运行不畅，土不荣木导致肝失疏泄，即土壅侮木。情志失常、肝失疏泄、气机紊乱是引起痹证的重要因素。

(二) 外邪侵犯

外邪指风、寒、暑、湿、燥、火和疫疠之气等从外侵入人体的致病因素，外邪侵及人体,是痹证发生的重要外因。《素问·痹论》曰:"不与风寒湿气合,故不为痹。"可见风湿病发病的外因是风、寒、湿、热之邪的侵袭,而导致外邪入侵的因素主要为季节气候异常、居住环境潮湿、饮食调摄不慎、外感六淫之气和疫毒之气等。

1. 外感六淫

《素问·痹论》云:"风寒湿三气杂至,合而为痹也。"风寒湿外侵,淫邪直注于肌腠经络,在关节筋骨处滞留,从而发为风寒湿痹。《类证治裁·痹证》曰:"营卫先虚,腠理不密,风寒湿乘虚内袭,正气为邪气所阻,不能宣行,因而留滞,气血凝涩,久而成痹。"明确指出痹证的形成是风、寒、湿三种邪气侵袭人体而致,强调了风、寒、湿三种外邪的共同作用是痹证发病的条件。虽然,风、寒、湿三气虽各主其时,但因风邪为外感邪气之首、百病之长,致病广泛,常夹他邪犯人;湿邪黏滞,常兼夹他邪为病。故二三邪气共同致病更为常见。营气与卫气均源于脾胃运化的水谷精微,脾营卫不足,温煦无力则易引风、寒、湿等阴邪侵袭,或寒湿之邪阻滞卫气运行,积而不散,正虚邪犯,邪留经脉,关节出现痹证。脾胃作为后天之本,若脾胃运化正常则气机升降有序,从而生机不尽,营卫调和,外邪不能内侵,痹不能生。

2. 饮食调摄

饮食不节引起痹证早在《黄帝内经》中就有相关的讨论。《素问·痹论》最先指出:"饮食自倍,肠胃乃伤……为其病本也。"合理膳食,是水谷精微滋生的前提,有利于气血生成,充濡脏腑,是维系生命活动的基本条件。而饮食物的消化吸收主要依靠脾胃的生理功能。若饮食过量,超过脾胃的纳运功能,则会影响饮食物的腐熟和运化过程。食积可化热,脾虚可生湿,湿热互结,壅于经络,气血运行不快,发为痹证;湿聚可凝痰,痰湿凝聚,阻滞经脉,伤及气血,气血运行不顺,无法濡养筋骨、关节,从而出现疼痛症状,发为痹证。《中藏经·论血痹》曰:"血痹者,饮酒过多,怀热太盛。"过食油腻肥甘厚味,必损伤脾胃,脾胃失于健运,食物郁积于中焦脾胃,内生痰热,阻滞气血,发为痹证;嗜酒成癖,其人必湿热,脾胃败倒,运化不行,久易聚湿成痰,痰热互结,阻滞气血,发为痹证。

3. 季节气候

《黄帝内经》最早提出了气候致痹的理论。张子和在《儒门事亲》中有言:"此疾之作,多在四时阴雨之时,及三月九月,太阳寒水用事之月。"由此可见,季节气候的异常是致病的重要因素。当自然环境寒凉,天气多风多雨;或寝居潮湿之所,濒涉冷水之地;或起居失节,扇取凉,卧当风,皆可导致湿气外侵,内滞肌肉,流注经络,污浊凝涩,气血不得通利,所以作痛,发为痹证,如《症因脉治·痹证论》所言:"身居卑湿,……或冒风冲雨,……或雨湿之年,起居不慎,而湿痹之症作矣。""然四时之令,皆能为邪,五脏之气,各能受病。""五脏六腑皆禀气于胃",四时各有其所主之气,故人体感受之邪各有不同,因为同气相求的缘故,脏腑受邪亦有所偏盛,但都与脾气相关,脾气不足则五脏易受邪,五脏受邪亦影响脾气运化。故在治疗时遵循四时气候,顾护脾胃,祛湿邪通经络。

四、痹证"从脾"辨之

痹证的发生发展机制在临床上表现较为复杂,就其成因来说,其发病主要在于人体正气不足,风、寒、湿、热之邪乘虚侵袭,闭阻经络,致使气血运行不畅而发生疼痛、麻木、屈伸不利等症状。正如《灵枢·五变》云:"粗理而肉不坚,善病痹。"《济生方·痹证》亦云:"皆因体虚,腠理空疏,受风寒湿气而成痹也。"可见素体虚弱,腠理不密,卫外不固是引起痹证的内在因素,临床症状多虚实错杂。辨证论治是中医学的精髓,体现了中医治病的整体观。痹病的病机复杂,变化多端,刘健[6]教授认为痹证发病本于脾胃亏虚、痰湿血瘀贯穿于病程始终的特点,治疗上刘健教授倡用健脾和胃、利湿化痰、活血通络之法。刘健教授根据多年的临床实践经验,认为痹证临床可分为五型。

(一) 风寒湿型

1. 临床表现

症见肢体关节疼痛,屈伸不利,遇寒则痛甚,得热则痛缓,舌质淡,苔薄白,脉浮或弦紧。

2. 分析

在六淫邪气中,风、寒、湿三邪最易引发风湿病,三邪中更以寒邪为重。风为百病之长,其为阳邪,风性轻扬开泄、开发腠理,穿透力较强;寒邪凝滞,其性收引,寒邪借助风力内侵,风寒交结,而致经脉拘挛。加之湿邪黏着、重浊、胶固之性,阻滞气机,造成经络壅塞,气血运行不畅,则出现筋脉失养,拘急而痛。风、寒、湿三邪常有偏盛,《素问·痹论》曰:"风寒湿三气杂至,合而为痹也。其风气胜者为行痹,寒气胜者为痛痹,湿胜者为着痹。"若痹郁化热,又可发为热痹。由于病因病机不同,各型临床证候也不尽相同。风湿病的发病是内因与外因相互作用的结果,六淫外感是致病的外在因素,或风寒合病,或寒湿杂病,或风湿相兼,或湿热相合,使气血运行不畅而发病。正气不足是致痹的内在因素,一般说,正虚是发病的内因,起决定性的作用,当正气不足时,外来风寒湿之邪才可乘虚侵袭肢体关节肌肉,使经脉闭阻不通而发痹证。"人以胃气为本""五脏六腑皆禀气于胃",脾胃为后天之本,脾胃一虚则气血生化乏源,正气不足则风、寒、湿邪易侵袭人体致痹。治疗风寒湿痹时,以祛风湿解表药祛在表之邪气,补虚扶正固表祛邪,以温里药温里散寒、温经止痛等作用祛由表入里之寒邪,兼以健脾利水渗湿药,顾护脾胃、淡渗利湿使湿邪由小便排出。

(二) 风湿热型

1. 临床表现

症见游走性关节疼痛,局部灼热肿痛不可及,得冷则舒,常伴有发热、恶风、汗出、口渴等症状,舌质红,苔黄或黄腻,脉滑数或浮数。

2. 分析

风湿热痹的产生,多因素有内热,外感六淫火热之邪,或风寒湿邪郁久化热而成,也可以由脏腑功能失调,如阳气偏于亢盛,或阴血亏耗而致。《临证集要·痹证》曰:"一为风湿夹寒邪为痹者,为风寒湿痹;二以内湿夹热邪病痹者,为风湿热痹。"本病起病急骤,病情发展迅速,病性为实证、热证,或虚实夹杂,风湿热痹的病机始终以热邪的病理变化为核心,但风湿热痹可以由风寒湿邪转化而来,因此热痹也可出现寒热错杂、阴阳交混的复杂现象。叶桂提出了暑热致痹的学术思想,暑热为阳邪,常夹风夹湿,可归为风湿热型痹证,在治疗时遵循四时气候,顾护脾胃,祛湿邪通经络,以甘寒去热为主,甘入脾,其能补、能和、能缓,脾胃功能恢复则病邪去经络通。治疗风湿热痹,以解表药物祛除表邪,以补虚药扶正调整机体阴阳平衡。清热药的药性都属寒凉,按"热者寒之"的治病法则,本类药物主要用于痹证而致的各种热证。利水渗湿药可以淡渗利,使湿热从小便排出,给湿热之邪以出路。清热的同时给予健脾养阴药物以防伤脾胃之阴。

(三)寒热错杂型

1. 临床表现

症见关节冷痛或关节灼热疼痛,局部微热肿胀,或畏寒肢冷,或时有手足心热,身热恶风关节僵硬,屈伸不利,舌淡红,苔薄白或黄,脉弦数或缓。

2. 分析

痹证日久,风寒湿热邪痹阻日久,络脉瘀滞,肌肉关节闭阻不通。风寒湿痹证患者常用温热、燥湿药,过用温燥之药,风寒湿症状减轻同时,可见寒证向热证转化,出现寒、湿之邪从热化,即寒热错杂证候;风湿热痹证患者过用清热药,也可见热证向寒证转化,寒热共存的寒热错杂证候;痹证日久,寒湿之邪郁而化热,可见在表寒湿郁滞,在里湿热阻滞之寒热错杂之象;或痹证日久,湿热之邪寒化,呈现外热内寒之寒热错杂之象;阳盛体质之人在感受寒湿之邪后,寒邪易从阳化热,表现寒热错杂之象;同时阳虚体质之人在感受湿热之邪后,热邪易从阴趋于寒化,出现寒热错杂证候。寒热错杂型痹证可根据寒热所在不同,有外寒里热、外热里寒、上热下寒、下寒上热等临床表现。在治疗寒热错杂型痹证时常选用清热药、散寒药祛除表里之寒热,调和阴阳。活血通络药可疏通经络,活血止痛,缓解疾病症状。同时该型属痹证疾病后期,正气亏虚,气血不足,在治疗时酌加健脾养阴之品,使气血充足,机体濡养,正气得复,有利于疾病的康复。

(四)痰瘀互结型

1. 临床表现

症见肌肉关节刺痛,固定不移或关节肌肤紫暗、肿胀,按之较硬或关节僵硬变形,屈伸不利,有硬结、瘀斑,或胸闷痰多,舌质紫暗或有瘀斑,苔白腻,脉弦涩。

2. 分析

风寒湿邪痹阻经络、肌骨之间,日久则病邪由表入里,由轻而重,则瘀血阻滞,经络痹阻,痰浊与瘀血互结,多见于风湿病中晚期患者。痰浊和瘀血是人体受致病因素的作用在疾病过程中产生的病理产物,这些病理产物又可以直接或间接作用于人体,引起新的病证。痰浊与瘀血在痹证的发病中起着不可忽视的作用。痰瘀的产生主要责之于内外合邪,正虚为本,邪实为标;外邪以感受风、寒、湿等邪为主;内虚则以脾虚为主,脾虚湿胜,是痰瘀产生的致病基础。痰瘀形成后,又阻滞经络,壅遏邪气,痰瘀邪气相搏,经络气血闭阻不通,故证候渐趋加重,出现疼痛、肿胀、重着、关节变形等症状。治疗痰瘀痹阻证最常使用的药物有补虚药、活血化瘀药、化痰药、理气药。补虚药针对的是痹证日久所导致的机体正气亏虚,常采用健脾化湿药使邪气去、正气复;活血化瘀药与化痰药针对的是痰浊、瘀血的病因;理气药的使用主要是使机体的气机调畅,有助于祛除机体的痰浊、瘀血。

（五）气血不足型

1. 临床表现

症见面色苍白、萎黄,疲乏无力,神倦懒言,肢麻不仁或时有隐痛,唇甲无华,筋脉挛缩,关节肿痛,舌淡,脉虚。

2. 分析

痹证日久不愈,脾胃功能受损,气血生化乏源,气虚推动无力,气血运行迟缓,经络之气痹阻不畅。《素问·调经论》言:"血气不和,百病乃变化而生。"倘若气血亏虚,内不能濡养筋骨关节经络,外不能抗病御邪。营卫气血均来源于脾胃运化的水谷精气,都是由水谷精气所化生,营卫是否调和,气血是否充足均取决于脾胃是否健旺。久痹患者多表现出一派脾胃虚弱、气虚血少、骨节失养、筋脉挛缩等气血不足、肝肾亏虚的疾病特征。汪蕴谷《杂症会心录》云:"治法非投水益阴,则补气生阳;非亟亟于救肝肾,则惓惓于培补脾土,斯病退而根本不摇也。倘泥于三气杂至,为必不可留之邪。"可见痹证后期,正气不足,气血乏源,肝肾亏虚,此时治疗上需以补虚为主,脾胃为气血运行之枢纽,健脾胃则补气生血,正气复疾病除。《医学原理·痹门》云:"痹证……如因气虚,人参、黄芪、白术为主治。如因血虚,宜以当归、地黄、芍药为主治。"治疗气血不足证常用的药物有补气药、补血药、补虚药。补虚药针对的是痹证日久所导致的机体正气亏虚,常采用健脾化湿药使邪气去、正气复;补气药针对的是痹证日久,气虚难以推动血行;补血药的使用主要是使机体的血液充足,濡养机体,使正气充足。

五、痹证"从脾"治之

根据风湿病的病因病机及刘健教授分析,痹证可分为活动期和缓解期[7]。活动期多以急性发作或慢性活动、复发等形式出现,病位多在表,症状表现以风、寒、湿、热等邪实为主。急性发作期经过治疗后可转入缓解期,病情相对稳定,无明显寒热肿痛的表现,病位在里,呈正虚邪恋状态,故风湿病在临床上常见发作与缓解交替出现。根据风湿病呈现本虚标实、虚实夹杂的病机特点,早期以邪实为主,治疗重在祛邪;中晚期邪实与正虚并见,治疗当扶正祛邪,标本兼顾。

（一）活动期

1. 风寒湿痹型

（1）临床表现:症见发热,恶风,畏寒,汗出,晨僵明显,周身关节疼痛剧烈,甚则屈曲不利,遇冷则痛甚,得热则可安,舌淡,苔薄,脉浮紧或沉紧。

（2）治法治则:温经散寒,祛风除湿,健脾和胃。

（3）方剂:防己黄芪汤合防风汤加减（防己、防风、黄芪、白术、秦艽、羌活、独活、桂枝、当归、茯苓、甘草、生姜、大枣、麻黄、葛根、黄芩）。

（4）方解:防己黄芪汤主治表虚不固之风水或风湿证,具有祛风利水、益气健脾的功效。风湿在表,当从汗解,表气不足,则又不可单行解表除湿,治宜益气固表与祛风行水并施，同时遵循扶正祛邪大法，补益脾虚，有助于正气恢复，机体康复。方中以防己、黄芪共为君药，防己祛风行水，黄芪益气固表，兼可利水，两者相合，祛风除湿而不伤正，益气固表而不恋邪，使风湿俱去，表虚得固。臣以白术补气健脾祛湿，既助防己祛湿行水之功，又增黄芪益气固表之力。佐入生姜、大枣调和营卫。甘草和中，兼可调和诸药，是为佐使之用。诸药相伍，祛风与除湿健脾并用，扶正与祛邪兼顾，使风湿俱去，诸症自除。

防风汤主治风湿痹痛，具有祛风散寒、除湿止痛的功效。方用防风、秦艽祛风除痹；麻黄、葛根发散风寒；当归活血利痹，有助于祛风除湿，湿气除脾气复则邪去正复，疾病得愈；更佐以黄芩，使无伤阴之弊。

(5) 临证加减：本型可见于风湿病亚急性及慢性活动期，用药配伍时，应辨清风、寒、湿三邪的孰多孰少，孰轻孰重，风气胜者加徐长卿、秦艽；寒气胜者加制附子、淫羊藿；湿气胜者加山药、白茅根，以使风寒湿分消走散。同时在治疗风寒湿痹证时，依据扶正祛邪原则，在祛除外邪的同时，要注重补虚。痹证主要是由正气不足，感受外邪所致，脾胃为后天之本，脾胃充则正气足，所以在治疗时要时刻注重顾护脾胃，予以健脾渗湿药如茯苓、猪苓、薏苡仁等，以防脾胃损伤，正气亏虚，病情迁延难愈。

2. 湿热痹阻型

(1) 临床表现：症见恶风，发热，关节红肿热痛，得凉则痛减，关节活动受限，手不能握，足不能行，晨僵，口渴或渴不欲饮，溲黄赤，大便不爽或不实，舌质红，苔腻或黄腻，脉数。

(2) 治法治则：清热通络，祛风除湿，健脾养阴。

(3) 方剂：白虎加桂枝汤合宣痹汤加减（石膏、知母、山药、粳米、桂枝、防己、蚕沙、薏苡仁、连翘、栀子、滑石、赤小豆、半夏、杏仁、炙甘草）。

(4) 方解：白虎加桂枝汤主治热痹，具有清热通络止痛的功效。方中的石膏能够清火泄热祛毒，作为君药可直接到达病中心；知母清热泻火解毒，滋阴补液；山药、粳米滋补脾胃，生津止渴，防止石膏、知母过寒，健脾胃利于正气恢复；炙甘草补中益气；桂枝通经络可帮助石膏、知母达到四肢九窍，增强体质。

宣痹汤主治湿热痹证，具有清利湿热、宣通经络的功效。方中防己清热利湿，通络止痛，为君药；蚕沙、薏苡仁健脾除湿行痹，通利关节，协助防己以通络止痛，均为臣药；佐以连翘、栀子、滑石、赤小豆清热利湿，以增强防己清热祛湿的作用，半夏燥湿化浊；"肺主一身之气，气化则湿亦化"且肺为脾之子，应用"提壶揭盖"的办法，在采用健脾利湿药物的基础上，施以杏仁宣通肺气，"以气通则湿热自走"，为佐使之品。

(5) 临证加减：本型多见于风湿病急性活动期及近期复发患者，主要是热与风、湿合并为患，或是风寒湿痹日久不愈化热所致，热是本证病机关键所在，应辨清热邪之轻重，病位之深浅。若湿热炽盛，热毒入血，关节红肿剧痛，不可触碰，皮下红斑，发热寒战者，则宜清热解毒，凉血通痹，可用四妙勇安汤合银翘散化裁治之。同时在治疗时充分考虑痹证病机，以祛邪为主，补虚相伍，配伍健脾养阴之蚕沙、薏苡仁、半夏、玄参、麦冬、生地黄等，使脾气渐复，阴液免于亏损，有利于疾病的康复，避免病情的迁延。

3. 寒热错杂型

(1) 临床表现：症见关节冷痛或关节灼热疼痛，局部微热肿胀，或畏寒肢冷，或时有手足心热，身热恶风关节僵硬，屈伸不利，舌淡红，苔薄白或黄，脉弦数或缓。

（2）治法治则：清热散寒，通经活络，健脾养阴。

（3）方剂：桂枝芍药知母汤加减（桂枝、白芍、知母、生石膏、麻黄、附子、防风、威灵仙、白术、制乳香、制没药、制川乌）。

（4）方解：桂枝芍药知母汤主治风寒湿痹，邪有化热之象，具有祛风清热除湿、通阳散寒行痹的功效。方中麻黄开发腠理，透邪风，散寒湿；桂枝祛风散寒，通阳气，行血脉；防风味辛、甘，性微温，祛风胜湿，止骨节疼痛，缓筋脉挛急；炮附子温经散寒，除湿解痛；白术健运脾土，运化肌腠水湿；白芍养血和血，缓急止痛；知母养阴清热，并能防辛温药燥化太过；生姜、甘草和胃降逆止呕。另外，白芍与白术共奏健脾养阴之功效，顾护脾胃的同时，又可制约麻黄、桂枝发汗太过，伤及阴气，使其方成微汗除湿之剂。本方将汗、温、清、利、补之法融为一体，相辅相成，可达祛风除湿不伤阴、温经散寒不助热、滋阴养血不恋邪之效。

（5）临证加减：本型多见于风湿病急性期或慢性活动期向稳定期过渡阶段，病情长期不能缓解或慢性期反复发作属本虚标实之证。临证应详察寒热之主次，虚实之轻重，寒胜者可加干姜、细辛、淫羊藿；热胜者可加玄参、生地黄、连翘。发作期侧重治标，而缓解后的稳定期应重在扶正固本，宜选用健脾养阴补肾之药物，如砂仁、陈皮、薏苡仁、麦冬、半夏、山药、百合等，避免疾病后期脾肾损伤。

（二）缓解期

1. 痰瘀互结型

（1）临床表现：症见关节肿痛且变形，活动时痛，屈伸受限，肌肉刺痛，痛处不移，皮肤失去弹性，按之稍硬，肌肤紫暗，面色黧黑，或有皮下结节，或肢体顽麻，眼睑浮肿，舌质暗红或有瘀斑、瘀点，苔薄白，脉眩涩。

（2）治法治则：化痰行瘀，蠲痹通络，健脾利湿。

（3）方剂：双合汤合桃红饮加减（当归、当归尾、川芎、白芍、生地黄、陈皮、半夏、茯苓、桃仁、红花、白芥子、甘草、威灵仙、薏苡仁）。

（4）方解：双合汤主治痰瘀痹阻之痹证，具有化痰行瘀、蠲痹通络的功效。方中桃仁、红花为君药，桃仁通血化滞，红花辛散温通，两药相须为用则活血化瘀之效更著；川芎活血行气止痛；当归温通血脉、活血补血的同时疏通血脉，气血运行顺畅则通则不痛；生地黄滋阴养血；白芍养血和营；陈皮、半夏燥湿化痰，理气行滞；茯苓健脾渗湿，化痰以助力恢复脾胃之气；白芥子化痰消肿散结；甘草健脾调和诸药。本方以化痰祛瘀为主，辅以健脾行气养血，使瘀血祛、痰湿化，则新血生、气机畅。

桃红饮主治败血入络，四肢麻木疼痛之症，具有活血祛瘀、祛风利痹的功效。方中桃仁、红花、当归尾、川芎活血祛瘀，为君药；威灵仙祛风除痹，为臣药。本方活血为主，血行风自灭，痛自止，与双合汤配伍使用，共奏活血祛瘀、祛风利痹之效，同时避免伤及脾胃之气，有助于气血恢复。

（5）临证加减：本型多见风湿病慢性中晚期患者，常伴见类风湿血管炎、脉管炎，属风湿病中的难治之型。辨治时，根据痰、瘀偏向酌情选方遣药。偏痰阻者以指迷茯苓丸加减，可加桔梗、瓜蒌、杏仁、细辛等；偏瘀滞者以身痛逐瘀汤加减，可加姜黄、乳香、没药等。同时根据痰瘀多由脾虚气血不足、气虚难以推动血行或痹证日久正气亏虚所致，在治疗时,常配以健脾利湿、补气生血之品,如黄芪、大枣、人参、猪苓等。

2. **气血不足型**

(1)临床表现:症见形体消瘦,关节变形,肌肉萎缩,骨节烦痛,僵硬活动受限,筋脉拘急,腰膝酸软无力,眩晕,心悸,气短,指甲淡白,脉细弱,苔薄,舌淡无华。

(2)治法治则:补益气血,健脾和胃。

(3)方剂:十全大补汤合黄芪桂枝五物汤(人参、肉桂、川芎、熟地黄、茯苓、白术、甘草、川芎、当归、黄芪、桂枝、白芍、生姜、大枣)。

(4)方解:十全大补汤主治诸虚不足,具有温补气血的功效。十全大补汤由四君子汤合四物汤加黄芪、肉桂组成。治气虚以四君,治血虚以四物,方中人参、白术、茯苓、甘草以益气,熟地黄、当归、白芍、川芎以养血,配以黄芪、肉桂温阳益气行血,配成气血双补之剂,共达阳生阴长之功,气血阴阳相顺接,脾胃功能渐复则人体正气充足利于疾病预后。

黄芪桂枝五物汤主治血痹,具有益气温经、和血通痹的功效。方中黄芪为君,祛风益气,补在表之卫气。桂枝散寒通痹,温经止痛,与黄芪配伍,益气温阳,和血通经。桂枝得黄芪则益气卫阳;黄芪得桂枝则固表而不留邪。白芍养血和营,与桂枝合用,调和营卫,疏通表里,二药为臣。生姜辛温散风邪,助桂枝通痹之力;大枣甘温养血,行气散邪,以资黄芪、白芍之功,与生姜为伍,具有调和诸药、养血和营作用,是为佐使。

(5)临证加减:本型多见于风湿病的慢性缓解期,治疗重在健脾扶正,以滋气血生化之源,顾护胃气以防止祛风湿药物的燥烈之性损伤脾胃,因而此时宜选择平和的方药,如健脾汤、参苓白术散等,酌加以砂仁、莲子、酸枣仁等保养脾胃,恢复气血。

第三节 守正和中

一、平衡脏腑

痹证主要责之脾、肝、肾三脏。脾主肌肉、四肢,为气血生化之源;肝主筋,主藏血;肾主骨,主藏精。风湿病的病位主要在肌、肉、筋、骨。若脾、肝、肾虚损,则肌、肉、筋、骨失养,风、寒、湿、热之邪乘虚侵入。

(一)脾虚湿盛

中医认为脾胃虚弱,饮食失调,起居失常,可致气血不足,卫外不能;或痰湿内生,湿浊为患,复感外邪而致痹,如《素问·痹论》指出"饮食居处为其病本"。《金匮要略》中有"四季脾旺不受邪"之说,脾气充足,邪不易侵,脾胃素虚之人,或因饮食失节,或因劳倦内伤,或外受寒湿之邪,均可导致脾胃虚弱,运化失司,痰浊内生,气机不利;脾虚亦致气血生化乏源,肌肉不丰,四肢关节失养;久则气血亏虚,筋骨血脉失去濡养,营卫失于调和,风寒湿热之邪乘虚而入,着于筋脉则发风湿痹证。故脾胃虚弱、气血亏虚、痰浊内生是本病的重要病机。

本病临床上除一般的关节局部症状如关节肿胀、疼痛以外，还常见胃脘痞满、食少纳呆、大便溏泄、舌质淡、苔腻等。湿为阴邪，其性黏滞、重浊，不但单独作祟，而且极易与其他外邪如风、寒、热邪合而为病，使之临床表现纷纭复杂，缠绵难愈。明代医家汪谷在《杂症会心录》中强调补脾土的重要性："痹者闭也，乃脉络涩而少宣通之机，气血凝而少流动之势，治法非投水益阴，则补气生阳；非亟亟于救肝肾，则倦倦于培补脾土，斯病退而根本不摇也，倘泥于三气杂至，为必不可留之邪，而日从事于攻伐，则体实者安，而体虚者危矣，可不慎欤。"

（二）肝肾亏虚

根据肝主筋、肾主骨的理论，风湿病的发生与肝、肾密切相关，其性质不外阳虚、阴虚为其本，夹风、夹寒、夹湿、夹热、夹瘀为其标。故脏腑之虚重在肝、肾。肝气亏虚，一方面可致营卫气血滞涩不行，壅遏于骨节及周围而化痰、留瘀，使关节肿胀疼痛变形，屈伸不利；另一方面，又因卫外不固，易于感受外邪，风、寒、湿之邪乘虚袭入，阻遏营卫，壅滞经络，深入筋骨，促使病情加重。《金匮要略》在论述历节病的成因时指出："寸口脉沉而弱，沉即主骨，弱即主筋，沉即为肾，弱即为肝。汗出入水中，如水伤心，历节黄汗出，故曰历节。"此说明了肝肾亏虚，水湿浸渍，伤及血脉留滞关节是历节病的主要病因病机，其中以肝肾亏虚为病之本，寒湿内侵为病之标。

肾藏精，主骨生髓，只有当肾气充盛时，方能"筋骨坚"，从而达到"筋骨劲强，肌肉满壮"的状态。若先天禀赋不足，后天调摄失当，房事不节而致肾精亏虚，则骨髓失充，筋骨失养，发为骨痹。临床常见关节肿大、变形、僵硬、肌肉萎缩等症状。正是由于肾虚，肾主骨功能不利，才使得风、寒、湿邪侵袭人体发为痹证，肾居下焦，藏真阴而寓元阳，五脏之伤以肾为本，故就肝肾而言，则又以肾虚为主。久痹病邪内舍肝肾，使关节失养而不用，筋骨失养而挛缩，故中、晚期类风湿关节炎脏腑之虚重点在肝肾。

（三）五体痹与五脏痹

根据"至虚之处，便是受邪之处"的理论，病邪往往直接深入虚者所主的机体组织或直接犯及内脏，引起五体痹，或五脏痹。《素问·玉机真脏论》曰："肺痹，发咳上气，弗治，肺即传而行之肝，病名曰肝痹。"中医理论认为肺主皮毛，心主血脉，肝主筋膜，脾主肌肉，肾主骨髓。当肢体的痹证日久不愈，随着病情的发展，或反复感受外邪，进而可累及相关的五脏形成"五脏痹"。例如，《素问·痹论》云："五脏皆有合，病久不去者，内舍于其合也。故骨痹不已，复感于邪，内舍于肾。筋痹不已，复感于邪，内舍于肝。脉痹不已，复感于邪，内舍于心。肌痹不已，复感于，内舍于脾。皮痹不已，复感于邪，内舍于肺。"

五体痹传变及脏者，形成五脏痹。《素问·痹论》所述五脏痹证是在肢体痹证不愈，反复感受邪气，邪气深入五脏所致。其由五体痹不已，而五脏精气逆乱，复"各以其时重感于风寒湿气"而成。每当五体痹迁延不愈，疼痛难耐，必然影响患者情绪，使之精神不安、躁扰不宁，加之重感风寒湿气，则易传变于内而发生五脏痹；若饮食不当，损伤肠胃，加之重感风寒湿气，则易传于内而发生六腑痹。

二、顾护脾胃

风湿病的中医证候呈现虚实夹杂、痰瘀互结的临床特征,具体表现为虚证以脾胃虚弱、气血不足为主;实证之痰湿壅盛在风寒湿邪证候中占主要成分,瘀血痹阻关节经络贯穿于疾病的始末。发病时除常见关节肿胀疼痛、僵硬、屈伸不利等,还可见食欲减退、胃脘不适、乏力、汗多、呕吐、大便溏泄等脾虚气血生化不足症状,并可见舌淡红、胖大、瘀点瘀斑,苔白腻或黄腻,脉细滑等脾虚夹瘀之象。汪机在《医学原理》中指出治疗湿邪时强调补脾土的重要性:"湿者……大要在乎理脾调中为本,扶得湿土健旺,自能分布水湿之气,为汗、为液、为津、为溺而出。"

(一) 脾虚于气亏血少

中医学认为饮食失调,起居失常则脾胃虚弱,气血亏虚,营卫失调,可致气血运化失常,痰湿内生,瘀血阻滞,复感外邪而致痹。《黄帝内经》在论述痹证的发病机制时指出,"血气皆少则无须,感于寒湿,则善痹骨痛""血气皆少……善痿厥足痹"(《灵枢·阴阳二十五人》),"粗理而肉不坚者,善病痹"(《灵枢·五变》)。这些皆说明脾胃虚弱、气血不足、体质虚弱致皮肉不坚而病痹。《素问·痹论》中有"脾痹者,四肢懈惰,发咳呕汁,上为大塞""淫气肌绝,痹聚在脾""肠痹者,数饮而出不得,中气喘争,时发飧泄"之说。《素问·脉要精微论》云:"胃脉软而散者,当病食痹。"《素问·至真要大论》云:"厥阴之要,甚则入脾,食痹而吐。"这些皆可表明饮食起居不当所致脾虚、湿浊内生的痹证除关节肌肉疼痛外,还有四肢痿软、呕吐腹泻、乏力纳呆等脾虚之象。在治疗时选用当归、白芍、甘草、桂枝、通草、细辛、生姜、大枣等补益气血同时助脾胃之气恢复。

(二) 脾虚于瘀血痰浊

瘀血与痰浊既是机体在病邪作用下的病理产物,又是机体进一步病变的因素。风湿病为内外合邪而发病,正虚为本,邪实为标;正虚以脾虚为先,脾虚湿盛,痰浊内生是致病的基础。痰瘀形成,又阻滞经络,壅遏邪气,痰瘀邪气相搏,经络气血闭阻,故痹证渐趋加重,疼痛、肿胀、重着等症状突出。痰和瘀既可单独为患,亦可合而为病,闭阻经络,流注关节,不通则痛,不通而肿,经久不愈,甚至变生或合并脏腑病变。在此基础上外邪肆虐,邪实以湿邪为主,痰湿阻滞关节,则关节肿胀;痰湿瘀滞经脉,则关节肿大变形;痰湿郁于皮肤,则肢体困重,四肢浮肿。痰病日久,则病邪由表入里,由轻而重,则瘀血阻滞,经络痹阻,痰浊与瘀血互结,以致病情缠绵难愈,关节肿大、变形、僵硬等。脾虚为痹证发病来源之一,运化水湿功能异常,津液输布障碍,水湿停聚体内,而成痰饮,流注骨节,闭阻经络,在治疗时扶正祛邪并举,祛痰化瘀的同时注意顾护脾胃,利水渗湿,扶助正气。

在治疗痰瘀互结型痹证时遵循祛瘀化痰治法,同时根据祛邪扶正之法,时刻注意顾护脾胃,常用药物有丹参、赤芍、桃仁、红花、当归等,同时配以健脾利湿之品如薏苡仁、半夏、茯苓、陈皮、藿香、佩兰、白术、白及、白芍、木香等,一方面祛除痰湿,另一方面保护胃黏膜不受辛烈药物的损伤。

（三）脾胃于痹证预后

脾胃功能的强弱与风湿病的疗效、转归、预后有密切关系，所谓"保得一分胃气，便增加一分生机"，脾胃为后天之本，气血生化之源，故治疗风湿病用药时应时时关照脾胃。《素问·评热病论》云："风雨寒热不得虚，邪不能独伤人……脾健湿邪可去，气旺顽痹自除。"《古今名医汇粹·病能集一》云："诸阳之经皆起于手足，风寒客于肌肤始为痹……实者脾土太过，当泻其湿；虚者脾土不足，当补其气。"汪蕴谷《杂症会心录》亦云治疗痹证时："治法非投壮益阴，则补气生阳；非亟亟于救肝肾；则惓惓于培补脾土。斯病退而根本不摇也，倘泥于三气杂至，为必不可留之邪。"若脾胃强健，则五脏六腑俱旺，气血充盈，筋脉关节得以濡养，四肢肌肉有所禀受也。脾之功能正常，水湿得以运化，内湿不存，外湿得化，故风湿病特别是湿证的治疗当以健脾为要。

三、培植元气

关于"元气"的叙述，最早可见于《黄帝内经》，其中提到"真气者，所受于天，与谷气并而充身者也"。其中又有"人之所受气者谷也，谷之所注者胃也。胃者，水谷之海也""五脏六腑皆禀气于胃"之言。由此可知，元气的产生禀赋先天，元气的营养依靠于后天水谷之气的濡养，二者相互作用共同滋养人体。

（一）元气的作用

《金匮要略》强调："五脏元真通畅，人即安和。"《黄帝内经》中有真气之论而无元气之说，《灵枢·刺节真邪》云："真气者，所受于天，与谷气并而充身者也。"真气与元气在人体为"天真本原之气"，后世又称"真元之气"或"元真之气"，《黄帝内经》对"真气"和《难经》对"原气"的论述，都强调元气禀受于父母的先天之精，发源于肾，是人体内存在的根本之气，需得后天水谷之精的滋养。元气运行全身，协调各脏腑经络的功能活动，维系生命活动的健康。《难经》言："脉有根本，人有元气，故知不死。"元气被认为是人生命的基础，赖以生存之物，脉象可作为元气充盈与否的表达。生命中的元气，是所有生命活动的原动力，正如《黄帝内经》所说"以母为基，以父为楯，失神者死，得神者生也"。这表明化生元气的先天之精禀受于父母的生殖之精元气不可自生、不可再生，具有先天遗传性和相对稳定性。由于元气的不可再生性，这就要求我们重视脾胃之气的濡养，控制元气的耗散，调养元气。

（二）关于元气的论述

李东垣作为脾胃学派的代表，最先提出"内伤脾胃、百病由生"的学术思想，认为元气来自人体先天之精，又依赖于后天脾胃之气的充养，脾胃之气不受损伤，元气才能运行有度。他提到"真气，又名元气，乃身之精气，非胃气不能滋之""则元气之充足，皆由脾胃之气无所伤，而后能滋养元气……脾胃之气既伤，而元气亦不能充，而诸病之所由生也"。明代医家萧京从元气和脾肾的关系出发，继承和发展前代医家的元气学说，对元气理论作出阐述，结合自身临床经验，形成脾肾元气论学术思想。他认为元气亏虚则人体防御外邪入侵的能力减弱，这是引起六淫邪气入侵的关键因素。萧京对于元气于五脏特别是脾、肾两脏关系的研究为后世元气学说的发展做出了巨大贡献。《温疫论》认为："凡元气胜病者为易治，病胜元气者为难治。"孙一奎在《赤水玄珠·痰饮门》中指出："脾土上应于天，亦属湿化。所以水谷津液不行，即停聚而为痰饮……虚人不可尽去其痰。攻之太甚，则病转剧而致危殆，须以固元气为本。"《寿世保元》曰："夫人之一身，有元神，有元气，神官于内，气充于体，少有不保，而百病生矣。"张锡纯在《医学衷中参西录》中云："元气在先天，来源有自，故输其有余，……以融贯全身，……其功用在于能施。元气在后天，来源既息，故保其所得，……其功用在于能敛。"以上皆可表明元气与脾胃之气相通，在痹证的治疗过程中，顾护脾胃即培植元气，"脾胃为兵家之饷道"，脾胃健运，气血化源充足，元气盛、正气足则能抗邪。

四、扶正祛邪

《素问·痹论》云："风寒湿三气杂至，合而为痹也。其风气胜者为行痹，寒气胜者为痛痹，湿气胜者为着痹。"痹证总由外受风、寒、湿邪而引发，但外邪作用于人体发病后，在其久延不愈反复消长过程中，外入之邪，未必始终羁留不去，每因内外相引，同气相召，进而导致风、寒、湿邪内生而成为久痹的病理基础。风、寒、湿邪痹阻经络、肌骨之间，影响气血运行，津液布散失常，痰瘀内生而为病。痹证日久，累及筋骨、肌肉、关节，日久耗伤气血，损及肝肾，虚实夹杂。因此，痹证治疗原则以扶正祛邪为主，总以祛风、除湿、散寒、清热、通经、活络、补虚为法。

（一）痹证虚实夹杂

虚和实是中医鉴别疾病邪正盛衰的两个纲领。《素问·通评虚实论》称"邪气盛则实，精气夺则虚"，又称"脉盛、皮热、腹胀、前后不通、闷瞀，此谓五实。脉细皮寒、气少、泄利前后、饮食不入，此谓五虚"。中医诊断学将虚证的表现概括为身体虚弱、饮食不佳、语声低、气短、全身无力、精神萎靡、消瘦、视力减退、舌净无苔、舌体胖嫩、脉细弱无力等；实证表现则为体质壮实、腹满拒按、小便不利、大便干结、精神兴奋、语声高、气粗、恶寒无汗、舌苔厚、脉有力等。《医宗金鉴》提出以虚实来归纳诸痹证："痹虚，谓气血虚之人病诸痹也；痹实，谓气血实之人病诸痹也。"虚痹包括气血虚、阴虚、阳虚，临床多为本虚标实，或虚实夹杂，实痹包括风寒湿热顽痹。

（二）痹证内外合邪

《诸病源候论·风湿痹候》在阐述痹证的发病机制时指出："由血气虚，则受风湿，而成此病。久不瘥，入于经络，搏于阳经，亦变令身体手足不随。"新安医家叶桂在《临证指南医案》中指出："风湿肿痹，举世皆以客邪宜散，愈治愈剧，不明先因劳倦内伤也，盖邪之所凑，其气必虚……"《类证治裁·痹证》也云："痹……久而不愈，宜峻补真阴，使气血流行，则病邪随去。"此都强调了补益气血的重要性。因此，风湿病发病最根本的病机是本虚标实，风湿病发生发展是内外合邪而致，内外之间又以正虚为本，正气不足在风湿病发病早期即已存在,正虚则以脾虚为先,在此基础上外邪得以肆虐,故在治疗上应扶正与祛邪并举,早期以邪实为主,治疗重在祛邪;中晚期邪实与正虚并见,治疗当扶正祛邪,标本兼顾。

(三) 治疗之法

风湿病患病初期多为邪实,正虚不显,故在治疗时以祛邪为主,盖祛邪之剂多辛温宣散,走而不守,单纯祛邪易有邪去而复来之弊,扶正祛邪,方能使药力增强且疗效持久,在祛邪基础上,应用补气血、健脾胃、温阳滋阴等扶正之法。风湿病缓解期时,此时,正气亏虚而病邪不盛,故治疗应以扶正为主,祛邪为辅。扶正根据脾虚、肾虚、营卫不和、气血亏虚、阴虚津少、痰瘀互结的不同采取相应健脾和胃、补益肾元、调和营卫、补益气血、养阴生津、化痰逐瘀的不同治法。

第四节　固本培元

"固本培元"由明代汪机融汇李朱之学而提出,是新安医学众多思想流派之一。汪机创立"营卫一气""参芪双补"学说,其"固本培元"之"本"侧重于"后天之本"脾胃,多通过运用人参、黄芪等益气之品来滋补脾胃,培护元气;孙一奎师承汪机,认为肾间动气即为元气,故其"固本培元"之"本"侧重于肾,临床上主张既要温补中焦,又要温补下元,擅用人参、黄芪、附子、肉桂之药。元气生于先天,与先天之精肾精互通,在温养、激发、推动等活动中不断消耗,需后天之精不断充养。固本培元法主张以培护脾肾元气为核心,重视脾肾同调,先天后天相互滋生,培养呵护体内元气,抵御外邪,促进疾病痊愈。刘健教授秉承"固本培元"思想,提出痹证治疗当顾护脾胃之本,培补肾元,调理阴阳,以平为期。

一、内外合邪致痹

《灵枢·百病始生》云:"风雨寒热不得虚,邪不能独伤人……此必因虚邪之风,与其身形,两虚相得,乃客其形。"中医学认为"正气存内,邪不可干;邪之所凑,其气必虚"。人体是一个有机的整体,痹证是由于素体正虚,风、寒、湿、热之邪乘虚侵袭人体,内外相合而发病。素体虚弱,气血亏虚,腠理空虚,卫外不固,则风、寒、湿、热之邪易于侵袭;既病之后,正气亏虚,无力祛邪外出,故外邪由表入里,由浅入深,留连于肌肉、筋骨、经脉之间,发为痹证,甚则耗伤气血,损及脏腑,使病情迁延难愈。刘健教授认为,感受外邪是痹证发生的外部因素,正气亏虚、卫外不固则是痹证发生的内在关键。

(一) 邪伏于外,乘虚而入

《儒门事亲》曰:"夫病之一物,非人身素有之也,或自外而入,或由内而生,皆邪气也。"外邪是指从外部侵入人体的致病因素。《素问·痹论》载:"风寒湿三气杂至,合而为痹也。"表明痹证发生以风、寒、湿、热等外邪侵袭为外因。风为百病之长,寒、湿、热等外邪常依附于风邪侵犯人体,风性开泄,易袭阳位,故以感受风邪为主的痹证多表现为疼痛游走不定,皮肤瘙痒或兼有恶风,汗出,身重,恶寒,脉浮等;寒为阴邪,易伤阳气,故感受寒邪易致气血运行不畅,壅滞经脉,不通则痛,发为痹证,多以疼痛剧烈,遇寒更甚,遇热则缓为主,伴有恶寒、便溏、舌暗、苔白等表现;湿性重浊、易袭阴位,湿邪黏滞难去,易阻遏气机,血行不畅,加之湿邪致病缠绵难愈,久病入络而成痹,表现为疼痛麻木重着,伴有肢体水肿、纳呆、大便溏泄、苔腻、脉弦滑等;火为阳邪、其性炎上,外感火热之邪后,灼伤脉络,若热邪控制不佳,蕴结不解或邪热偏盛,则成热毒,多以疼痛灼热为主,伴有发热、咽痛、口干口渴、小便短赤、大便秘结、舌红、苔少、脉数等症。故刘健教授认为外邪作用于人体之初,应及时辨证施治,防止伏邪乘虚入里发生传变。

(二) 正气不足,本虚致痹

本虚,即正虚,指脾、肾等正气不足。当正气充盛时,机体处于阴平阳秘之稳态,即使有邪气侵犯,正气足以与邪气抗争,阻挡邪气入侵,或者虽邪气已经进入机体,但正气能及时清除邪气,故机体不会发病;当正气不足时,机体处于亏虚状态,卫气防御系统无以抵抗邪气,邪气得以乘虚侵入机体,而正气又无以抑制邪气的致病力,故导致机体发病,即所谓"邪之所凑,其气必虚"。《仁斋直指方论》云:"痹,多由体虚之人,腠理空疏,为风寒湿三气所侵,不能随时驱散,流注经络,久而为痹者也。"由此说明痹证的发生正是由于正气不足,卫外不固,风、寒、湿邪乘虚侵入所致,其中正虚则是痹证发生的关键。正气亏虚,是痹证发生的内在因素,对疾病的发生、发展及预后转归均起着决定性作用。张机所著《金匮要略》在《黄帝内经》基础上注重内外合邪,提出痹证的基本病因是正虚邪中。在治疗上应以补虚为主,扶正祛邪,不得囿于外邪而一味祛邪。正气亏虚,营卫气血阴阳不足,外邪易侵,痹阻经络而致痹。例如,《诸病源候论》曰:"由人体虚,腠理开,故受风邪也……由血气虚则受风湿,而成此病。"《济生方·痹证》亦曰:"皆因体虚,腠理空虚,受风寒湿气而成痹也。"

(三) 阴阳寻平衡,治病必求本

《素问·阴阳应象大论》云:"阴阳者,天地之道也,万物之纲纪,变化之父母,生杀之本始,神明之府也,治病必求于本。"其中"本"即人体脾肾之元气,若本虚则阴阳失衡,病变始生。《黄帝内经》认为阴阳失衡将会导致疾病的发生和发展,"阴平阳秘"为人体健康的最佳状态。刘健教授熟读经典,深悟《黄帝内经》,认为"固本培元"即治病求本,调理阴阳之平衡状态,以平为期,阴平阳秘。临证时当遵循虚得补、正气充、气血旺、肝肾足、脾胃健之法,用药应灵活,如气虚当以黄芪为主,配伍补气通络之品,同时根据病邪之浅深,配以祛风寒、除湿、止痛之品;若阳虚当以附子等助阳为主,配伍通络止痛之品;久病邪恋正虚,肝肾精亏,治当多予滋补肝肾之类,加以舒筋通痹之品。若必要时加上虫类等搜剔经络之邪,治疗痹证疗效更佳。固本培元既是新安医家从事临床的指导思想,也是具体的治疗大法,强调用药中正平和,尤其重视脾胃肝肾的调治。刘健教授深受新安医学"固本培元"思想启发,认为治痹当于阴阳中寻求平衡,顾护脾胃之阴阳之本,培补肾阴命门之元气,即固本培元。

二、痹证从脾论治

诸病多由脾虚,诚如《慎斋遗书》所云,"诸病不愈,必寻到脾胃之中,方无一失""养病家第一先须于脾胃上着力,每治他病,切须照顾脾胃,不可一意攻伐,忘其根本"。《三因极一病证方论》亦云:"内外所感,皆由脾气虚弱而湿邪乘而袭之。"脾虚是痹证的发病之本,故脾气虚弱,脾失健运,易致水液潴留,内湿停滞,外感湿邪,从而遇寒为饮,遇热为痰,流注于关节筋骨,导致气血运行不畅,日久而发为痹证。痹证具有"脾虚湿盛、不通则痛"特点,因此刘健教授认为"脾虚湿盛"贯穿于疾病发生发展的始终,提出"脾虚致痹"的论点。他认为从脾论治为痹证的根本治疗大法,基本治则主要以健脾化湿、清热解毒、活血通络、祛风除湿为先,常用的中药有黄芪、党参、白扁豆、薏苡仁、山药、茯苓、陈皮等,总以补益脾胃、祛痰化湿为主。

(一)脾气亏虚,营卫失和

"营卫"概念出自《黄帝内经》。《素问·痹论》云:"荣者,水谷之精气也……卫者,水谷之悍气也。"新安医家汪机《石山医案·营卫论》提出"营兼血气""阴阳一气"的理论,认为补营气即为补脾气,因此脾气亏虚则营气不足,百病由生。《医旨绪余·宗气营气卫气》云:"卫气者,为言护卫周身……不使外邪侵犯也。"营卫皆源于水谷精微,其中"清者为营,浊者为卫",而水谷精微多依赖于脾之运化,故脾虚则营卫不充,卫外不固,腠理不密,易受外邪来犯。例如,清代医家章虚谷言:"脾胃也,为营卫之本,营卫为脾胃之标。"且脾胃居于中焦,脾胃升降影响营卫之气的运行。《灵枢·本脏》云:"卫气者,所以温分肉,充皮肤,肥腠理,司开阖者也。"表明卫气调和则分肉解利、皮肤调柔、腠理致密、护卫肌表、抵御外邪。若脾气亏虚,无力运化水湿,湿邪壅滞经脉,营卫气不得行,则难以抵挡外来邪气侵扰。例如,《灵素节注类编》言:"湿邪浊滞,营卫俱伤。"《类证治裁·痹证》曰:"营卫先虚,腠理不密,风寒湿乘虚内袭,正气为邪气所阻,不能宣行,因而留滞,气血凝涩,久而成痹。"脾气虚弱,运化不利,则营卫之气亏虚,正气不足,此时风、寒、湿、热等外邪乘虚侵袭机体,流注四肢经络关节,从而引发痹证。刘健教授认为治疗痹证要注重补益脾气,调和营卫,方能使正气充足,抵御外邪。

(二)脾虚乏源,气血不足

脾为后天之本,气血生化之源。气血是构成和维持人体生命活动的基本物质,气血充盛,才能发挥濡养四肢百骸、防御外邪的作用。若脾胃损伤,气血虚弱,则健运失常;脾失健运,湿浊内生,致血滞为瘀,湿聚成痰,痰瘀胶着,故成痹证。因此,后天脾胃之盈亏,气血之不足,对痹证的治疗及病情转归至关重要。周学海《读医随笔》记载:"气虚不足以推血,则血必有瘀。"此处气虚是指脾气虚,血生于脾,统于心,藏于肝,宣于肺,施泄于肾,脾虚生化乏源,气血生成不足,说明脾虚则行血无力,形成血瘀而致痹。另脾胃为气机升降之枢纽,清代唐容川《血证论》云脾:"其气上输心肺,下达肝胃,外灌溉四旁,充溢肌肉,所谓居中央畅四方者如是;血即随之营运不息。"此认为脾气虚,则"清气遏而不升,浊气逆而不降",气滞而血瘀;另外脾虚则阻碍津液运行,导致脉道涩滞不通则成瘀。唐容川亦云:"血之运行上下,全赖乎脾。"脾虚则统摄无权、血行无力,致使离经之血滞留体内即成瘀血。《寿世保元》认为血气虚弱致痹:"腰背手足肢节疼痛,乃血虚气弱,经络枯涩,寒滞而然也。午后夜甚者,血弱阴虚;午前早甚者,气滞阳弱。"叶桂《临证指南医案》亦曰:"血虚络涩,及营虚而成痹者。"刘健教授认为脾胃虚弱,气血不足,易于发为痹证,临证用药多以补益脾胃、化生气血之品,配伍通络止痛等药物,使脾胃强健,气血得以正常运行,痹痛得以缓解。

(三)脾失健运,痰瘀互结

《素问·至真要大论》云:"诸湿肿满,皆属于脾。"脾主运化,为生痰之源。脾气虚弱,脾失健运,水谷精微化生不利,而聚为痰饮,注于关节,留于脏腑,浸于经络,致遍身皆痛,发为痹证,呈现关节肿胀、疼痛、晨僵的特点;滞留的痰饮进一步阻滞气机,脉道滞涩,痰凝血阻,滞而为瘀,痰瘀互结,并滞留在脏腑、筋骨、关节等中。脾虚致痰瘀互结而成痹,痰瘀在此既是病理产物又是致病因素。正如《临证指南医案·痹》记载:"经以风寒湿三气,合而为痹,然经年累月,外邪留着,气血皆伤,其化为败瘀凝痰,混处经络,盖有诸矣。"《类证治裁·痰饮》亦提及:"痰随气机升降,遍身皆到,在肺则咳,在胃则呕,在心则悸,在头则眩,在背则冷,在胸则痞,在胁则胀,在肠则泻,在经络则肿,在四肢则痹,变幻百端。"痰饮致痹变幻莫测。而瘀多指血液运行不畅,郁滞不通,日久形成的一种病理产物,亦影响血脉循行,不通则痛,发为痹证。痰瘀互结,流注关节,形成顽痰败血,腐蚀关节,可造成关节畸形和功能障碍。孙一奎倡"脾虚生痹"致病观。诚如《赤水玄珠·痹门》言:"去湿通行经脉,调其阴阳,则非五脏六腑之本有邪也。补气升阳和中汤主之。"方中多取健脾益气的黄芪、人参、白术、茯苓等为主。刘健教授认为脾气亏虚,气血运行无力,瘀血涩滞,痰湿内生,或脏腑功能失调,而致气血逆乱,痰瘀内生,经络痹阻而致痹。

三、痹证从肝肾论治

《金匮要略》云:"寸口脉沉而弱,沉即主骨,弱即主筋,沉即为肾,弱即为肝。汗出入水中,如水伤心,历节黄汗出,故曰历节。"《医宗金鉴》亦云:"历节之病,属肝、肾虚。肝、肾不足于内,筋骨不荣于外,客邪始得乘之而为是病也。"肝主藏血,主筋,为罢极之本;肾藏精,主骨充髓,为先天之本;年过半百,肾气自半,精血渐衰,或先天禀赋不足,或久病劳损,肝肾亏虚。肾元不足,肝血亏虚,则筋肉不坚、骨软无力,既不能充养骨髓,濡养关节,又不能约束诸骨,防止脱位,导致关节痿软疼痛、行动不利,发为痹证。以上均表明肝肾不足为引发痹证的重要病机。刘健教授认为除了脾虚致痹的内部因素外,肝肾亦为痹证发生发展的重要内因,临证治疗应当随证辅以补益肝肾之品,方能达到更好的治疗效果。

(一)肾虚髓枯,筋骨失养

肾为先天之本,与脾胃为"后天之本"相呼应,脾胃运化后的水谷精微向下输送并储藏于肾脏,为肾精的一部分,用于滋养人体肌肉骨骼。肾中的精气依赖水谷精微的培育和充养,才能不断充盈和成熟,若肾精亏虚则卫气不充,易受外邪,流注于肢体经络;若肾精亏虚则髓血乏源，筋骨失养，导致骨损而畸。中医学认为肾藏精，主骨生髓，只有当肾气充盛时，方能"筋骨坚"，从而达到"筋骨劲强，肌肉满壮"的状态。若先天禀赋不足，后天调摄失当、房事不节而致肾精亏虚，则骨髓失充，筋骨失养，发为骨痹。华佗在《中藏经·论骨痹》中有"骨痹者，乃嗜欲不节，伤于肾也"之言，更为具体地阐明了骨痹与肾脏受损有关。王肯堂更明确指出"痹病有风、有湿、有寒、有热……皆标也；肾虚，其本也""邪之所凑，其气必虚"。正是由于肾虚，肾主骨功能不利，才使得风、寒、湿邪侵袭人体发为痹证。由此可见，肾虚是痹证发生的重要内因。《医方类聚·水肿门》曰："水属肾所主，土弱则水妄行。"《灵枢·决气》亦曰："谷入气满，淖泽注于骨，则骨属屈伸。"此均说明脾在体合肉，而肾主骨，脾虚病及肾脏，骨髓失充，骨骼不健；又因湿最伤阳，肾阳亏虚，气化失常，湿聚成痰致瘀，使关节肿痛、屈伸不利。《素问·五脏生成》云："肾之合骨也。"《中西汇通医经精义》云："骨内生髓，骨者髓所生，周身之骨……肾藏精，精生髓，髓生骨，故骨者肾之所合也。"可见肾脏与骨骼的关系是密不可分的。刘健教授认为肾精不足，骨髓生化乏源，骨骼营养不足，则出现筋骨疼痛、关节麻木等症状。

（二）肾阳虚损，失于温煦

《素问·痹论》云："痹……其寒者，阳气少，阴气多，与病相益，故寒也。"戴云波老中医曾提出痹证的发生是以阳虚为本，痹阻为标，认为人体卫气乃拒邪之藩篱，其源于阳气，阳气旺盛，则内能养脏腑，外内拒虚邪贼风入侵机体，虽感受风寒湿气也，不会形成痹证，必因阳气内虚，风、寒、湿邪气乘虚而入，导致气血阻滞，脉络痹塞，而成痹也。由此可见，阳气内虚是形成痹证的重要原因之一。素体阳虚，风、寒、湿等邪气乘虚侵入，痹阻脉络而产生顽麻、不仁、疼痛、肿胀等，而脉络痹阻、气血瘀滞又会影响阳气的化生和运行，形成恶性循环，使痹证逐渐加重，缠绵难愈。若外邪痹着不去，久必耗伤正气，出现肝肾不足，气血虚衰之象，故前人有"久病必虚，穷必及肾"之说。肾阳亏虚，命门火衰，风、寒、湿邪气乘虚入侵经络，寒邪伏里。症见腰膝酸软，关节肌肉疼痛，肿大僵硬变形，形体消瘦，关节发凉，畏寒喜暖，口淡不渴，小便清长，舌淡体胖苔薄，脉沉细。故在治疗上，关键在于振奋和顾护机体的阳气，因此对于阳虚痹痛患者的治疗，临床应采用温阳、祛邪、通络为治疗大法。刘健教授认为肾阳虚弱，失于温煦，体内阳气难以化生和运行，痹阻脉络而发为痹痛，故针对此证当温阳治本，以增强机体抗病能力和修复能力，佐以通经活络之法，在药物选择上，温阳可选用巴戟天、淫羊藿、肉桂、桂枝等。

（三）肝血不足，筋膜失养

肝主藏血，在体合筋。《素问·痿论》曰："肝主身之筋膜。"《灵枢·九针》曰："肝主筋。"说明肢体关节运动有赖于肝血的濡养，肝血不足、筋膜失养是导致痹证的病机之一。《幼科金针》云："痹者，内因肝血不足，外被寒湿所中，盖肝主筋，通一身之血脉也。"因此，若肝不藏血，出现肝血不足，阳气升腾太过，可以导致痹证的发生。"附于骨节者为筋，包于肌腱外者为膜。"筋束骨，连结关节、肌肉，主司关节运动。肢体筋腱有力，依赖于肝血濡养。肝藏血，肝内贮存一定的血液，可以濡养自身及全身筋脉关节，制约肝的阳气而维持肝的阴阳平衡、气血和调，又可以使筋骨健强，不易疲劳。肝血充盈，则筋膜可得到充分供养,保持坚韧有力之性,关节、肌肉便可灵活运动,强劲有力。若无肝血养筋束骨,筋膜的坚韧性和活动能力就会减弱,可能出现筋脉拘急、关节屈伸不利、手足震颤、四肢麻木等症状,从而成为痹证。《素问·经脉别论》曰:"食气入胃,散精于肝,淫气于筋。"《素问·五脏生成》曰:"足受血而能步,掌受血而能握,指受血而能摄。"此证症见腰酸腿软,疼痛挚骨,不得屈伸,可伴有面白无华、头晕、视物模糊、爪甲薄而脆等肝血虚的表现。刘健教授认为筋病在于肝,肝血充足,筋膜得养,关节运动才能灵活有力。

(四) 七情郁结,肝失条达

肝为风木之脏,肝气升发,喜条达而恶抑郁。肝主升发是指肝具有升发生长、生机不息之性,有启迪诸脏生长化育之功,在正常生理情况下,肝气升发、柔和、舒畅,既非抑郁,也不亢奋,以冲和条达为顺。肝的这种特性与肝主疏泄的生理功能有密切关系。肝主疏泄,肝气条达,则一身气机调畅。肝主疏泄最根本的体现在于调畅气机,使营卫之气运行周身,同时促进脾胃运化,推动血、津液运行输布。唐容川《血证论·脏腑病机论》云:"肝属木,木气冲和条达,不致遏郁,则血脉得畅。"《内经博议》云:"以木为德,故其体柔和而升,以象应春,以条达为性……其性疏泄而不能屈抑。"故肝的疏泄功能正常,则气机通畅、血脉运行调和、经络通利,其他脏腑生理功能才能正常。此外,肝主疏泄亦体现在调节精神情志[8]。若七情郁结,则多伤肝之气血,气血弱则肝虚,肝虚则疏泄功能异常,导致寄于肝胆之相火不能顺畅游走于周身,郁于脏腑经络,碍于气血运行,肢体关节屈伸不利,形成痹证。正如《医学入门》所言:"周身掣痛麻木者,谓之周痹,乃肝气不行也。"因此,刘健教授认为七情于机体作用深远,肝的疏泄功能失调,肝气不疏,肝郁日久,导致气滞血瘀,气血不和,经脉运行不畅,升降失常,血脉关节失于濡养,卫外不固,风、寒、湿邪乘虚而入,稽留关节,闭阻经络,形成痹证。故痹证调治从肝论治尤为重要。

参考文献

[1] 刘健,万磊.新安医学对痹病辨证论治的创见[J].中华中医药杂志,2015,30(7):2269-2271.
[2] 周仲瑛."伏毒"新识[J].世界中医药,2007,2(2):73-75.
[3] 宋绍亮,池中求.邪毒内伏致顽痹之我见[J].山东中医药大学学报,2006,30(5):346-347.
[4] 李志铭.痹证论[M].广州:广东科技出版社,1987:56-60.
[5] 刘磊,刘健,许霞.新安医籍所载治疗痹证方用药特色分析[J].中华中医药学刊,2015,33(12):2841-2843.
[6] 万磊,刘健.名中医刘健治疗类风湿性关节炎经验撷菁[J].中国临床保健杂志,2009,12(6):613-614.
[7] 刘健.韩明向教授治疗历节病学术经验[J].安徽中医学院学报,1999,18(5):45-47.
[8] 姚佩林,杜文平.杜文平教授补肝健脾、理气活血法治疗痹证验案[J].亚太传统医药,2022,18(10):153-157.

第三章

刘健教授治痹中医临床思维

第一节 中西融合

一、中医为体，西医为用

痹病是人体正气不足、脏腑功能失调，风、寒、湿、热等外邪乘虚侵袭人体，痰浊瘀血留滞，闭阻经络，导致的以肢体筋骨、关节、肌肉等处发生疼痛、重着、酸楚、麻木，或关节屈伸不利、僵硬、肿大、变形，或累及脏腑等为特征的一类疾病。它也被称为"痹""痹证""风湿""历节"等。西医学所说的风湿性疾病，如类风湿关节炎、骨关节炎、强直性脊柱炎等即此病。中医文献中有丰富的有关痹病的论述，最早见于《黄帝内经》，其不仅提出了痹之病名，而且对其病因病机、证候分类及转归、预后等做了较详细的论述。其后，张机在《金匮要略》中提出湿痹、血痹、历节之名，并提出桂枝芍药知母汤和乌头汤两张治疗方剂。后世诸多医家都对痹病有详细的论述，尤其是《备急千金要方·诸风》首载独活寄生汤并沿用至今。王清任《医林改错》则提出以活血化瘀法治疗痹证。刘健教授认为应采用"中医为体，西医为用"的方法治疗痹病，以中医治疗为主，西医治疗为辅，中西医结合。从宏观与微观相结合及扶正和祛邪相结合对痹病的认识和治疗，具体内容如下。

（一）宏观与微观相结合

1. 宏观

（1）从宏观认识中医整体观：所谓宏观，也就是中医的整体观念，是中医认识人体、自然和疾病及其相互关系本质的基本方法。随着现代系统论、信息论和控制论的产生与发展，我们对中医的整体观有了更深刻的理解，并有诸多中医学者通过对中医整体观和系统论的研究提出，中医的整体观符合系统论，是朴素的系统论。它们的基本思想都是研究事物要从整体着眼，从整体与部分的相互依赖、互相联系和制约中揭示系统的特征和运动规律。整体观可以反映事物本质，所以中医在历经几千年的发展后，仍然发挥着指导人们认识疾病、治疗疾病的作用。例如，中医的阴阳学说所揭示的便是人体是由阴和阳互相对立的两个面所组成,而对立的双方又是相互统一的。人体通过阴阳的对立统一运动维系着正常人体生理活动,当遇到邪气(阴邪或阳邪)侵袭,造成人体的阴阳偏盛或偏衰,从而使人患病,这时通过收集病症资料,鉴别证候的阴阳属性,再通过药物(阴阳属性)调理阴阳,补其不足,损其有余,以达到阴平阳秘。这就是中医通过阴阳学说来说明人体的组织结构、生理功能、病理变化及疾病的诊断和防治。

(2) 从宏观认识风湿病:中医对风湿病的认识就是从整体观出发,经过大量临床资料的收集,辨别疾病的阴阳属性及阴阳盛衰,提出治疗原则,通过现有的治疗手段以恢复其阴阳平衡,最终达到阴平阳秘[1]。风湿病无论是风、寒、湿邪侵袭机体,气血津液运行不畅闭阻经络造成"不通则痛",还是由于久病气血津液亏虚造成"不荣则痛",根本在于阴阳的动态平衡被打破,而出现一系列的病理变化,引起关节、肌肉、筋骨的疼痛。治疗上无论是祛风散寒、除湿化痰、活血通络或是益气养血、补肾健脾,其最终目的都是协调机体的阴阳,从而达到"阴阳和,风湿病除"的目的。治疗重点在调整阴阳关系,全面改善机体状态,减少不良反应的发生。再者,当机体各部分没有出现损伤而只是由于各部分之间的关系失衡,出现疼痛等一系列的临床表现,这时中医可以通过整体观来指导治疗并可取得良好的疗效。中医从整体来研究事物的同时对系统内部要素的形态、组织、微观结构有深入的认识,才能完全针对其病变进行有效的治疗,以免治疗效果发挥较慢或受到环境和医家诊疗水平等因素的影响。

2. 微观

(1) 从微观认识疾病:所谓微观,也就是西医的还原理论,而还原理论就是西医认识人体、自然和疾病本质的方法。其认为整体乃部分之和,整体可分解为各个局部来认识。强调生命和疾病的现象可以用物理、化学规律来解释。对人的认识也是人体不同的系统、器官、组织、细胞、分子、基因的认识过程。这种研究方法促进了经典的解剖学、生理学、病理学的形成,促进了生物化学、细胞生物学、分子生物学等的发展。

(2) 从微观认识风湿病:西医对风湿病的认识已经达到了分子水平。风湿免疫性疾病主要是由于多种原因使机体组织失去免疫调节功能的病理过程,西医主要通过药物或其他手段干预其中某一环节,达到治疗和控制疾病的目的。其优势在于作用机制明确、起效快速、疗效显著、制剂精良等,并能控制疾病的发展。但是随着研究不断深入,发现引起风湿病的因子并不是一种线性的关系而是一种网络系统结构关系,我们在干预某一环节的时候可能会打乱这个网络系统,尽管阻断其致病性的一面,但也影响了其功能性的一面而造成不良反应、副作用或者治疗无效。例如,非选择性非甾体抗炎药的应用,其胃肠道不良反应就是由药物阻断了环氧合酶(COX)-1而使这个网络系统不能发挥正常改善胃肠道血液循环的生理作用引起的。选择性COX-2抑制剂虽然大大减少了胃肠道不良反应,但是COX-1与COX-2相互影响、相互制约,COX-1在不受到COX-2制约的时候,其引起血小板聚集的作用则无法受到制约而使其心血管事件发生率高于未用药者。并且当用这种思维治疗疾病的时候,只重视疾病的本身,却忽视从整体去看人、疾病、药物的关系。

所以,刘健教授认为无论是宏观还是微观对疾病的认识都有其优点和不足,且相互有很好的互补性,这就给中西医结合治疗风湿病提供了认识论上的基础。

（二）扶正和祛邪相结合

1. 扶正

所谓扶正，就是扶助正气。正气即人体的生理功能，主要指人体对外界环境的适应能力、抗邪能力，以及康复能力。正气相当于西医的免疫系统。中医认为，正气包括的范围很广。例如，脾胃的运化功能、肾中精气调节全身阴阳的能力、卫气的护卫肌表和祛邪外出的能力、经络系统调节机体平衡的生理功能等，都属于正气的范畴。中医亦认为，正气不足是人体发病的前提和根据，正所谓"邪之所凑，其气必虚"。这说明人体发病最根本的是由于正气亏虚，导致外邪侵入，或者脏腑阴阳失衡。在疾病的治疗上，中医也强调扶正，只有正气充足，才能祛邪外出，才能调整阴阳平衡，恢复人体正常的生理功能。扶正补的目的在于调，而非绝对的补。例如，痹证的发生主要是由正气不足，感受风、寒、湿、热之邪所致。

在痹病的治疗上，古代医家做了很好的概括，如《医学心悟》云："治行痹者，散风为主，而以除寒祛湿佐之，大抵参以补血之剂，所谓治风先治血，血行风自灭也。治痛痹者，散寒为主，而以疏风燥湿佐之，大抵参以补火之剂，所谓热则流通，寒则凝塞，通则不痛，痛则不通也。治着痹者，燥湿为主，而以祛风散寒佐之，大抵参以补脾之剂，盖土旺则能胜湿，而气足自无顽麻也。"这说明在治疗痹证的时候医家重视正气的调护，才能祛邪不伤正，更好地治疗疾病。对于免疫系统，现代研究表明中医药对其有双向调节作用。可以说扶正贯穿中医治疗疾病的整个过程，也是治疗疾病的核心和优势。西医由于其研究方法的限制，对免疫系统是一种剖析式的研究，针对它某一环节的研究仔细到位，但是缺少对免疫系统整体和协调的把握，故西医在调节免疫方面缺少方法。例如，风湿免疫性疾病，西医或是只能解决症状而不能调节免疫，或是虽对异常的免疫进行干预，但也影响了正常的免疫功能和其他细胞的功能（如肝细胞），缺乏对免疫系统整体关系的调节，即中医所说的扶助正气，这样在治疗疾病的同时损伤自己的正气，从而对人体造成损伤。

2. 祛邪

所谓祛邪，就是祛除邪气，所谓邪，泛指各种致病因素，一般来说包括六淫、病气、饮食失宜、七情内伤、劳逸损伤、外伤、寄生虫等，有时也包含机体内部继发产生的病理代谢产物，如痰饮、瘀血、宿食、内湿等。相当于现代医学的微生物、肿瘤细胞、炎症因子、细胞因子、抗体等，这些都可以引起机体的损伤。而西医在治疗方面有抗生素、细胞毒药物、抗炎镇痛药、细胞因子拮抗剂、单抗等制剂，这些均可以针对性地清除致病因素，并且效果明确。中医对邪气（致病因素），尤其是现在已了解的致病因素，如微生物、炎症因子等，缺少针对性，故效果不佳。例如，强直性脊柱炎，研究表明其发生和发展与肿瘤坏死因子-α（TNF-α）的异常表达有密切关系，所以当应用 TNF-α 拮抗剂治疗时，会有效控制疾病的发生发展[2]。而中医对事物的研究方法局限了其对现代致病因素的认识，缺少针对性，所以较难取得良好而明确的临床疗效。刘健教授认为中医的优势在扶正（调节免疫），而西医的优势在祛邪（抑制免疫或炎症）。两种治疗方法在方向上具有互补性。

刘健教授认为对风湿病的治疗，中医从宏观角度指导和西医从微观角度辅助的方法。应采用中医扶正和西医祛邪的方法来治疗风湿病，体现了"中医为体，西医为用"的原则。

二、病证结合，标本兼治

(一) 辨证要点

痹病病情虽然错综复杂，但刘健教授注重把握主症，辨别虚实，以标本兼治、扶正祛邪为治则，执简驭繁，疗效显著。

1. 抓主症，辨寒热

对肢体关节疼痛不移，遇寒加重，得温痛减，以寒盛为主的痛痹，治法为温经通络，方以乌头汤、独活寄生汤为主，一般应用附子、细辛、肉桂、乌头一类热药；对行痹，由于风性善行而数变，呈游走性疼痛，且多兼寒、兼湿，故多用祛风除湿或祛风散寒之品，方用防风汤、宣痹达经汤；对热痹，局部红肿发热，夜间痛甚者，应分清是风热，还是湿热或郁久化热；久痹郁而化热，且久痹湿重，应以清热祛湿法为主，方用四妙散，药用薏苡仁、土茯苓、防己、知母、黄柏等。

2. 辨虚实，兼顾补泻

病程短者多为实证，多用祛风散寒、除湿清热、宣痹通络之品。对于痹病日久，气血不足者，宜健脾益气养血，方用归脾汤或六君子汤加味；肝肾亏虚者，宜补益肝肾，拟独活寄生汤加减，配伍五加皮、续断、狗脊等补肝肾兼祛风湿之品；痰瘀交结者，选用桃红饮或双合汤加味，以活血祛瘀、涤痰通络止痛。

3. 健脾扶正，标本兼治

痹病以虚为本，不论其病程长短，应以扶正培本为其大法。刘健教授认为脾胃为气血之源、正气之本，在疾病过程中，若正气不足则无力祛邪外出。另外，祛风湿药物多有伤胃之弊，故一般祛邪剂中常用健脾护胃之品。《金匮要略》常以和药缓毒之品降低药之毒性，防伤胃气。且《黄帝内经》提出"安谷者生，绝谷者亡""脉有胃气则生，无胃气则死"的观点，因而刘健教授治疗痹病无论病程长短均重视调护脾胃之气，注重健脾和胃、补益气血、扶正固本、祛邪外出[3]。

(二) 辨证论治

刘健教授根据病程长短、病性之寒热虚实总结出临床常见的7个证型，并自拟风湿内服方，临床疗效显著。

1. 风寒湿阻

肢体关节冷痛、重着、屈伸不利、恶风怕冷，遇寒痛增，得热痛减，阴雨天加重，手足苍白逆冷，舌质淡，苔白腻，脉沉细涩。治以祛风散寒、除湿止痛为法。药用黄芪、桂枝、细辛、肉桂、通草、威灵仙、大枣、生姜、青风藤。寒邪偏盛者重用制附子；风邪偏盛者加独活、防风；湿邪偏盛者加苍术、薏苡仁；气虚者加党参、黄芪；血瘀络痹、肢体肌肤麻木者，加川芎、片姜黄、鸡血藤。病在上肢加羌活、葛根；病在下肢加牛膝、独活。

2. 风湿热阻

关节或肌肉局部红肿、灼热、疼痛、有重着感，伴有发热，口渴不欲饮，尿黄赤，舌质红，苔黄腻,脉濡数或滑数。见于痹病急性活动期,治宜清热利湿、宣痹通络,药用苍术、黄柏、川牛膝、薏苡仁。对于湿重于热者,加茯苓、泽泻、猪苓、土茯苓、海桐皮以渗湿消肿通利关节;热毒偏盛者,加赤芍、牡丹皮、栀子清热泻火凉血解毒;湿热、毒瘀并见者则凉血、活血药并用,加赤芍、牡丹皮、栀子、地龙、桃仁、红花、没药、五灵脂。湿热在上肢者,用羌活、桑枝、忍冬藤;在下肢者,加独活、木瓜、虎杖。手足小关节疼痛,加土贝母、漏芦;踝关节肿痛,加土茯苓、钻地风;膝关节肿胀者,加防己、猪苓。

3. 肝肾亏虚

肢体关节疼痛,屈伸不利,麻木,腰膝酸软隐痛,头晕,目眩,耳鸣,疲乏无力。偏阳虚者,则见畏寒肢冷,遇寒痛剧,得热痛减,尿频清长,舌淡苔薄,脉沉细;偏阴虚者,则见低热心烦不寐,咽干唇燥,舌红少苔,脉细数。治宜补益肝肾、强筋壮骨。肾阳虚者,治宜温补肾阳、壮骨强筋、蠲痹止痛,药用仙茅、淫羊藿、巴戟天、续断、狗脊;肝肾阴虚者,治宜滋补肝肾、强筋健骨、逐瘀通络,方用左归丸化裁,药用熟地黄、山药、山茱萸、沙苑子、菟丝子、枸杞子、川牛膝、鹿角霜、续断、狗脊。

4. 气血亏虚

病程日久反复不愈,关节肌肉疼痛无力,活动后加剧,时轻时重或肢体肿胀僵硬,麻木不仁,肌肉萎缩,关节变形,行动艰难,少气乏力,面黄无华,心悸,自汗,头晕目眩,舌质淡,苔薄白,脉濡或细弱。治宜益气养血,通络祛邪。药用黄芪、白术、当归、白芍、鸡血藤、党参、熟地黄、桑枝、防风、红花、桃仁等。

5. 痰瘀互结

肌肉、关节刺痛,痛处固定不移,久痛不已,痛处拒按,局部肿胀,可有瘀斑或硬结,舌质暗紫或有瘀斑,脉细涩或沉涩。女性患者多有月经失调的表现。血瘀证候可单独出现,也可与风寒湿热毒、痰浊、气血阴阳亏虚证候兼夹出现。可见于痹病的中晚期,也可见于痹病的早期。治宜活血化瘀、舒筋通络。药用桃仁、红花、当归、川芎、秦艽、羌活、川牛膝、地龙、五灵脂、香附、甘草、没药。兼有热毒者,可加用赤芍、生地黄、玄参、金银花、板蓝根清热解毒,凉血活血;兼有水湿者,加泽兰、路路通活血利水;兼有气虚者,加黄芪、党参补气养血;兼有血虚者,加鸡血藤、丹参、益母草养血活血;兼有阴虚者,加赤芍、玄参、丹参、石斛养阴活血。

6. 气阴两虚

关节肌肉酸楚疼痛,抬举无力,局部肿胀、僵硬、变形,甚则筋肉挛缩,不能屈伸,皮肤不仁或板状无泽,或见皮肤结节瘀斑,伴形体瘦弱,面浮红,倦怠乏力,心悸气短汗出,眼干,鼻干,口干欲饮或不欲饮,舌胖质红或有裂纹,苔少或无苔,脉沉细无力或细数无力。治宜益气养阴、通络祛邪。药用太子参、天冬、麦冬、北沙参、生地黄、黄芪、葛根、桂枝等。

7. 脾肾两虚

关节冷痛肿胀,昼轻夜重,晨僵,屈伸不利,腰膝酸软无力,俯仰不利,足跟疼痛,畏寒喜暖,手足不温,天气寒冷加重,神倦懒动,自汗,口淡不渴,毛发脱落或早白,齿松或脱落,或面浮肢肿,或小便频数,男子阳痿,女子月经后延量少,舌质淡胖嫩,苔白滑,脉沉细或沉弦无力。治宜温补脾肾、通络止痛。药用黄芪、白术、山药、细辛、青风藤、补骨脂、淫羊藿、牛膝、狗脊、桑寄生等。

(三) 病证结合

痹病的辨病,《黄帝内经》列举了五体痹,即骨痹、筋痹、脉痹、肌痹、皮痹,并言明其与四季关系密切:"以冬遇此者为骨痹,以春遇此者为筋痹,以夏遇此者为脉痹,以至阴遇此者为肌痹,以秋遇此者为皮痹。"若五体痹失治误治,病邪深入,内传五体所合之五脏而成五脏痹,即肾痹、肝痹、心痹、脾痹、肺痹[4]。《黄帝内经》中病证结合的思想开后世治痹之先河。辨证论治是中医治病之特色,是疾病某一阶段病理机制的概括。辨病论治是根据在某一特定病因作用下,机体发生一系列病理变化的总过程,依据疾病来用药,这个过程反映了疾病的发生、发展、转归预后等变化规律,是疾病本质的反映。在临床实践中可从病、证之中探索出疾病之证及其治疗的方药与规律。例如,类风湿关节炎表现为小关节对称性的关节炎,以手足指、腕、踝等小关节最易受累,早期及活动期以红肿热痛为主要症状,多为风湿热邪痹阻关节,气机阻滞,方用宣痹汤合四妙散加味疗效甚佳,其可为治本病之基础方。再如,强直性脊柱炎是一种与遗传相关的中轴关节慢性炎症为主的自身免疫性疾病,脊柱疼痛、脊椎活动受限和胸廓活动度减小是其典型症状,此辨为先天禀赋不足,肝肾亏虚,外邪乘虚侵袭,深入骨髓,留于脊柱,气血痹阻,督脉不通而致,治予补益肝肾、通督止痛,方用左归饮加减,药用墨旱莲、女贞子、狗脊、桑寄生、枸杞子、白芍、青风藤、威灵仙、葛根、生甘草,临床效果优。类风湿关节炎、强直性脊柱炎均有关节疼痛、晨僵等相似症状,但病机不同、治法迥异。故凡治痹者辨病为先,然后辨证候,病证结合则认病准、辨证明、疗效佳。

第二节 未 病 先 防

一、治未病思想

随着21世纪健康医学模式的提出,中医治未病理论受到广泛的重视。何为治未病?"治"为广义概念,指除治疗之外还应包括预防、养生、保健、调理等方面。"病"者,《说文解字》曰:"病,疾加也。"即疾病加甚的意思,"病为疾加,疾为病减",后来统称"疾病"。"未病",顾名思义未生疾病也。其广义理解应包括健康状态和亚健康状态,不仅包括人体处于尚未发生疾病的时段,还包括疾病在动态变化中可能出现的趋向和未来阶段可能表现的状态等。

(一) 先秦时期

治未病理论体现了中医学对疾病防治的一种独特思想,其学术渊源最早可追溯至春秋战国时的《黄帝内经》。《素问·四气调神大论》曰:"是故圣人不治已病治未病,不治已乱治未乱,此之谓也。夫病已成而后药之,乱已成而后治之,譬犹渴而穿井,斗而铸锥,不亦晚乎。"《黄帝内经》中以上论述首次将治未病思想引入疾病的防控中,正式奠定了治未病的理论基础。《素问·四气调神大论》在讨论四季养生原则后指出"圣人不治已病治未病，不治已乱治未乱"，治未病其实质是以合理的生活方式来预防疾病的发生，为后世历代医家的治未病思想实践和总结及治未病概念的进一步丰富与发展奠定了理论基础。

（二）汉朝时期

西汉《淮南子·说山训》云："良医者，常治无病之病，故无病；圣人者，常治无患之患，故无患也。"体现了治未病的理念。至东汉，张机首先将治未病理论运用于临床，《金匮要略·脏腑经络先后病脉证并治》云："上工治未病，何也？师曰：夫治未病者，见肝之病，知肝传脾，当先实脾。四季脾旺不受邪，即勿补之。中工不晓相传，见肝之病，不解实脾，惟治肝也。"可见良医者、圣人者、上工者均推崇且身体力行运用治未病理论治疗疾病，实现"无病无患"。华佗为东汉末年杰出的医学家，他的治未病思想与实践主要有创立五禽戏，强身健体。他根据古代导引术，模仿虎、鹿、熊、猿、鸟五种禽兽的不同形象和特有的动作特色，创立了一套适宜于防病、祛病和保健的医疗体操——五禽戏。

（三）唐至清代

唐代孙思邈《备急千金要方》云："上医医未病之病，中医医欲病之病，下医医已病之病。"通过"未病""欲病""已病"三个时点，警示人们应当防患于未然。元代著名医家朱丹溪对治未病有更深的理解，他在《丹溪心法·不治已病治未病》中云："与其救疗于有病之后，不若摄养于无病之先，盖疾成而后药者，徒劳而已。是故已病而不治，所以为医家之法；未病而先治，所以明摄生之理。夫如是则思患而预防之者，何患之有哉？此圣人不治已病治未病之意也。"清代叶桂总结前人思想后提出"先安未受邪之地"的思想观念，强调疾病发生之后需及时准确控制病势以遏制其发展。历代医家对这一学术思想多有阐发，使治未病理论得到不断发展与完善。

治未病思想自始以来一直指导着中医的临床实践和防病保健，它体现了中医"重生命，重养生，防患于未然"的防治理念，同时也体现了养生防病是医学的根本目的。它强调以"天人相应"的整体思想为指导，顺应自然界四时气候及地理环境的变化，主动地调养饮食与情志，全面地调摄形与神，从而达到防病保健的目的。因此，治未病思想是中医预防思想的高度概括，涵盖了疾病的预防、诊断、治疗、预后等方面，在疾病的预防和诊治中具有重大意义。

痹病是临床中的常见病与疑难病，由于痹病后期可引起许多严重的并发症，如关节畸形、关节功能丧失、内脏损害等，使患者的生活质量受到严重影响，因此如何有效防治痹病是临床工作者的重要课题。刘健教授为二级教授，博士生导师，江淮名医，安徽省名中医，国家重点学科及国家重点专科中医痹病科学科带头人。刘健教授从事中医痹病临床、教学、科研工作近30年，积累了丰富经验，对痹病已逐步形成了自己独特的学术见解和风格，他认为痹病的发生乃因正气不足，腠理不密，卫外不固，外感风、寒、湿、热之邪，致使肌肉、筋骨、关节、经络瘀阻，气血运行不畅，不通而痛所致筋骨、关节、肌肉出现疼痛、酸楚、麻木、肿胀、重着、屈伸不利、灼热等诸种临床表现的病证，故痹病诊治的关键在于治未病。

刘健教授特别强调治未病思想在痹病防治中的运用，认为治未病可在根本上杜绝或延缓痹病的发生和发展,即只要防患于未然,在疾病尚未发生和形成之时就采取相关措施,防止疾病的发生、发展和传变。刘健教授在长期的临床实践中积累了丰富的经验,并已形成了较为系统的防治体系,对临床具有很实际的指导意义。

二、评估痹病高危因素

(一) 先天禀赋不足

禀赋不足是指先天赋予的体质不足,而痹病的发生多与先天禀赋不足有关。张璐《张氏医通》云:"古方治小儿鹤膝风,用六味地黄丸加鹿茸、牛膝,不治其风,其义是善。盖小儿非必为风寒湿所痹,多因先天所禀肾气衰薄,阴寒凝聚于腰膝。"临床上,类风湿关节炎、强直性脊柱炎,遗传倾向分别占患者的8%、30%,干燥综合征、多肌炎、系统性红斑狼疮有家族聚集倾向,说明禀赋不足是痹病发生的病因之一。而禀赋不足的表现又相当广泛,可分为营卫、气血不足及脏腑经络组织功能低下等。就脏腑言,以肾虚、脾虚较为突出,符合"肾为先天之本、脾为后天之本"之说。

(二) 外感六淫

在正常情况下,风、寒、暑、湿、燥、火是自然界的六种气候变化,称为"六气",若六气太过或不及,或因起居调摄不当、营卫不和、卫外不固时,六气就会成为发病因素,即为"六淫"或"六邪"。六气之中,以风、寒、湿三邪最易引发痹病。风、寒、湿邪致痹,历代医家叙述颇多,在此不作赘述。暑邪致痹,最早由朱丹溪提及,叶桂则明确提出暑邪致痹说。正如《临证指南医案·痹》所言:"从来痹症,每以风寒湿三气杂感主治。召恙之不同,由乎暑暍外加之湿热,水谷内蕴之湿热。外来之邪,著于经络,内受之邪,著于腑络。"暑热之邪,其性炎热,易与风湿之邪相合,湿热之邪壅塞于经络关节,气血阻滞,临床以局部红肿热痛为主症。《素问·生气通天论》曰:"因于湿首如裹,湿热不攘,大筋软短,小筋弛长,软短为拘,弛长为痿。因于气为肿,四维相代,阳气乃竭。"它明确指出湿热交争是关节肿胀甚或关节畸形、功能障碍的主要原因。

(三) 不良的居住环境

不良的居处环境主要是指居住在高寒、潮湿地区,或长期在高温、水中、潮湿、寒冷野外等环境中生活工作。劳汗当风,气候寒冷、涉水冒雨、冷热交替等诱因发病,往往于阴天、霉天、暑湿之季时病情加重。《类证治裁·痹证》曰:"诸痹……风寒湿邪乘虚内袭。"久居潮湿之地、严寒冻伤、贪凉露宿、睡卧当风、暴雨浇淋、水中作业或汗出等,外邪注入肌腠经络,滞留于关节筋骨,导致气血痹阻而发为风寒湿痹。《普济方·诸痹》曰:"此病盖因久坐湿地,及曾经冷处睡卧而得。"高温作业、素体阳气偏盛,内有蕴热或久病而化热与风寒湿气和侵袭肌体壅于经络、关节,气血郁滞不通,关节疼痛不能屈伸而为病。正如叶桂在《临证指南医案·痹》中所言:"从来痹证,每以风寒湿之气杂感主治。召恙之不同,由乎暑暍外加之湿热,水谷内蕴之湿热。外来之邪,著于经络,内受之邪,著于腑络。"

(四)气候失常

"六气"发生太过或不及,或非其时而有其气(春季当温反寒,冬季当寒反热),或气候变化过于急骤(暴寒暴暖),超过一定的限度,超越了人体的适应和调节能力,成为六淫,引发痹病。《素问·本病论》曰:"天埃黄气,地布湿蒸,民病四肢不举、昏眩、肢节痛、腹满填臆……少阴不迁正,即冷气不退,春冷后寒,暄暖不时,民病寒热,四肢烦痛,腰脊强直。"张子和《儒门事亲·指风痹痿厥近世差玄说》曰:"此疾之作,多在四时阴雨之时,及三月九月,太阴寒水用事之月,故草枯水寒如甚,或濒水之地,劳力之人,辛苦失度,触冒风雨,寝处津湿,痹从外入。"痹病患者,往往遇寒冷、潮湿气候发病,且往往因气候变化加重或缓解,均说明四季气候变化异常是痹病发生的常见因素。

(五)劳逸失常

1. 过度劳累

王怀隐《太平圣惠方》曰:"夫劳倦之人,表里多虚,血气衰弱,肤腠疏泄,风邪易侵……随其所感,而众痹生焉。"劳力过度,主要伤及营卫气血,就脏腑而论,以脾、肺、肝为主。劳神过度,即思虑过度。《素问·五脏生成》曰:"心痹,得之外疾,思虑而心虚,故邪从之。"房劳过度,指房事过度,也称劳精过度。临床上因房劳过度引起者,在腰膝痹中较为多见。劳精,男女皆可得之,其以损伤肾气为主。老年之人易患痹病,多与少壮房劳有关。正如孙文胤《丹台玉案》曰:"衰老之人,无房劳而腰骨痛者,亦因少壮之时,自恃雄健,斫伤真元,遗病于暮年也。"

2. 安逸过度

《素问·宣明五气》言:"久卧伤气,久坐伤肉。"不劳动则筋骨脆弱,以致肝肾虚弱,阳气虚,血行不畅,偶有小劳则汗出,体气愈疲,此时加以微风,遂得之。过逸除引起正虚而致痹病外,还易引起痰浊瘀血内生,阻滞脉络而发痹病。

(六)病后、产后体虚

痹病之前有大病、久病史,或妇女产后,导致正虚,成为痹病的发病原因。无论患何疾病,其本身即是机体内外环境平衡失调的反映。病愈之后,多具有以下基本特点:一为阴阳未和,二为正气亏虚,三为正虚邪恋。三者均使机体防御、抗病、调节能力下降,而易感邪致痹病。痹病还可由他病直接转化而成。例如,李用粹《证治汇补·痛风》曰:"痢后脚软胫疼,或膝肿者,此下多亡阴所致……若足膝枯细而肿大者,名鹤膝风症。"傅山《傅青主女科歌括》曰:"产后百节开张,血脉流散,气弱则经络间血多阻滞,累日不散,则筋牵脉引,骨节不利,故腰背不能转侧,手足不能动履。"产后主要表现为气血亏虚,因产后而得者,古代医籍多称为"产后身痛"。当然,正虚还可由饮食失调、外伤等引起。以上诸多因素又往往相互影响,难以分开。

(七)饮食起居失度

《素问经注节解》注曰:"腑阳而浅,故其为痹,皆从饮食居处得之。然俞为六腑之门户,风寒湿气固易于中,而苟无饮食不节之患,则所入者亦仅至毫腠而止。惟起居不密,饥饱失时,六腑之气先已不固,而后风寒湿气乃得从而入之也。"谓由于饮食不节,起居失常,致六腑受伤,则风、寒、湿之邪得以入侵而成六腑痹。如果日常生活不注意防护,也极容易导致痹病的发生,如睡眠时不着被褥,夜间单衣外出,病后和劳后受电扇、空调之风寒,汗出入水中,冒雨涉水等。《素问·五脏生成》曰:"卧出而风吹之,血凝于肤者为痹。"《证治准绳·杂病》曰:"若因浴出,未解裙衫,身上未干,忽尔熟睡,攻及肾经,外肾肿痛,腰背挛曲。"

(八)内伤七情

内伤七情中以怒、思为多。怒则气逆,思则气结,两者均致气机运行失和,郁滞不通。龚廷贤《寿世保元》曰:"盖气者,血之帅也,气行则血行,气止则血止。"瘀血既成,阻滞脉络,而发痹痛。五脏主五志,五脏为五志活动提供物质基础,五志正常是五脏功能活动正常的外在表现,但五志过极会反向影响五脏的功能活动,即"五志致病",情志致病直接伤及内脏,耗伤气血,影响气机的正常升降出入,风、寒、湿、热邪乘虚而入,阻塞经络,气血不通而为痹。江瓘《名医类案》也涉及情志致病,其中包括怒伤肝、悲伤肺、忧愁悲哀伤脾、思虑伤心等。新安医家江瓘从情志异常的角度阐述了痛风的又一常见病因,丰富了痛风的病因学说,同时也为临床治疗痛风开辟了一条新的途径,这也是目前风湿病流行病学调查及治疗领域的空白之处。

三、未病先防的策略和方法

善于摄生是预防痹病发生的首要因素,对于痹病的病因,《素问·痹论》中有"所谓痹者,各以其时,重感风寒湿之气也""风、寒、湿三气杂至,合而为痹"之言。当然,这只强调了外邪因素,而痹病的病因远不止于此,它与情志失调、饮食居处、年老体衰、劳损外伤等因素均密切相关。如果摄生不慎,既可外感风寒湿等邪气,又可使脏腑气血阴阳失调,内生痰湿、瘀血,这些内外因素均可导致痹病的发生。由于痹病病因病机的特殊性,使得痹病一旦发生,常常缠绵难愈,因此刘健教授特别强调痹病重在预防。

(一)顺应自然

《灵枢·岁露论》云:"人与天地相参也,与日月相应也。"说明了人生活在自然界中,时时刻刻受到大自然的影响,也说明了人与自然的关系密切。中医学认为人体自身是一个整体,人与自然、社会亦是统一的,它们互根互用,即"天人合一"。刘健教授指出现阶段人们大都披星戴月忙工作,"日出而作、日落而息"成为奢望,更无法求于阴阳,夜晚时阳不能及时入阴,久而导致"阴伤阳亢,正气所伤"。"正气存内,邪不可干",生活烦乱导致阴阳失衡,正气亏耗,邪气袭人,从而引发痹病。《灵枢·营卫生会》言:"日中而阳陇,日西而阴陇,日入阳尽而阴受气矣。夜半而大会,万民皆卧,命曰合阴,平旦阴尽而阳受气,如是无已。"要求人的生理活动符合社会和自然的阴阳变化规律,日常起居均应符合自然的变化,使自身生理活动和自然界节律协调一致。

（二）护正气，适寒暑

护正气、适寒暑是针对痹病致病的外因进行预防的手段。中医非常强调正气在发病学上的主导作用。《黄帝内经》中有"正气存内，邪不可干""邪之所凑，其气必虚"之言，认为疾病的发生、发展和转归，取决于正邪斗争的消长，正气亏虚是外邪入侵的前提，因此保持正气充足是抵御外邪入侵的最佳途径。正如《素问·生气通天论》所云："清静则肉腠闭拒，虽有大风苛毒，弗之能害。"四季气候变化有其固有规律，如此则可根据四时气候的变化，能动地做适应性调节与防护，如春防风、夏防暑、长夏防湿、秋防燥、冬防寒，这样可避免人体正气亏虚时六气为淫。不仅如此，刘健教授强调还要注意夏令勿贪凉，汗出勿当风，汗出勿入水，勿四季长居在阴冷潮湿处。这些都是维护正气、抵御外邪的重要手段，否则很容易导致外邪入侵致痹。

（三）节饮食，护营卫

饮食不节，极易伤及中焦脾胃，导致中焦运化功能失职，水湿不能运化则生内湿，内湿的产生又可进一步形成水、饮、痰等实邪。《素问·痹论》曰："荣者，水谷之精气也，和调于五脏，洒陈于六腑，乃能入于脉也。故循脉上下，贯五脏，络六腑也。卫者，水谷之悍气也，其气慓疾滑利，不能入于脉也，故循皮肤之中，分肉之间，熏于肓膜，散于胸膜。逆其气则病，从其气则愈。不与风寒湿气合，故不为痹。"从文中可以看出，风、寒、湿之气虽为痹病的主要致病外邪，然而营卫之气为护卫肌表之气，如果营卫之气运行正常，不使其与风、寒、湿之气相合，则不会发生痹病。刘健教授指出营卫之气来源于水谷之气，故痹病患者在缓解或痊愈后应注意饮食调养，包括保证饮食中的营养丰富，养成规律的饮食习惯，防止过食寒凉食物和饮食不节等损伤胃气，使得水谷之气清，营卫之气来源充足，从而不与风寒湿之气相合。

（四）调情志

刘健教授强调保持良好的心态，对于防止痹病的发生是非常重要的。情志致病作为中医的病因，严重危害人类健康，已经取代传染病和营养不良性疾病而占据了疾病谱的前列。而人之七情过度，可致脏腑气机紊乱，气机紊乱可影响血液运行与水液代谢，也可促进痰饮、水湿、瘀血的生成。这些病理产物的生成与痹病的发生发展密切相关。《素问·上古天真论》曰："恬淡虚无，真气从之，精神内守，病安从来。"通过养性调神，保持心情愉悦，能优化性格，增强自身的心理调摄能力，使体内真气和顺，从而达到预防疾病的目的。

（五）加强锻炼，劳逸有度

过劳会导致人体精气亏损，劳伤形体而成疾，过逸则致气血运行不畅，劳逸不当会影响人体气血阴阳的运行，形成痰饮、瘀血等病理产物。瘀血与痰浊既是病理产物，又是导致机体进一步病变的因素，痰瘀互结是痹病发生的病理关键。中医认为风雨寒热不得虚，邪不能独伤人。因此在避免寒湿环境的同时，应经常嘱患者进行体育锻炼或参加适当的体力劳动，以促进机体气血阴阳的运行，便脏腑旺盛，筋骨肌肉强健，正气强盛，营卫调和，邪不能犯。刘健教授认为保持良好的心态，对于防止痹病的发生是非常重要的。痹病患者的关节功能保持与恢复,有赖于积极的关节功能锻炼。所以说风湿性疾病除药物及饮食治疗外,还应注意康复锻炼、关节活动训练及肌力锻炼,可防止及矫正畸形,预防肌萎缩,保持患者功能状态及日常生活活动能力。

四、未病先防的应用

(一) 运动调理

"流水不腐,户枢不蠹",适度运动对疾病恢复至关重要。可选用关节活动操、五禽戏、太极拳、散步与慢跑、健身操等项目以增强机体抵抗力,提高免疫功能。多进行手、足部运动,适度握拳、分开手指,多屈伸关节,会有益处。刘健教授指出运动量因人而异,以自我感觉不疲劳为宜,盲目地加大运动量是不可取的,运动要在阳光的地方和风和日丽的天气进行,以避风为原则。

(二) 膳食调理

中药食疗对康复大有裨益,注意既要增进营养,提高体质,又不可过食肥甘厚味。饮食宜高营养、高维生素、清淡易消化,如鱼、虾、瘦肉等高蛋白食物,新鲜蔬菜和水果等。体胖湿盛之人,应节饮食,尤其是动物内脏、海鲜、酒类等。刘健教授认为有痹病家族史者,更应谨慎调理。饥饱应适宜,饮食不可过饥过饱,过饥则气血生化无源,脏腑组织失养,导致疾病;过饱既影响营养成分的吸收和输布,又聚湿生痰化热,变生他病。

(三) 起居调理

在日常生活、工作中,密切关注气候变化,应及时行防范措施,尽量避免过度受风寒潮湿等不良因素的刺激,预防感冒及感染,如咽炎、肠炎等。潮湿及受风寒是诱发痹病的重要因素,因此要顺应四时,躲避邪气,注意保暖。刘健教授强调每日按时作息,工作有度,居住、工作环境宜干燥、朝阳、保温,温度、湿度适宜,光线充足,保持室内空气清新。避免剧烈活动及过度的体力消耗,避免长时间保持单一动作,睡眠时床垫过软或过硬均不适宜。

(四) 情志调养

良好的精神状态可以增强机体适应环境和抵抗疾病的能力,起到强体防病、益寿延年的作用。保持愉快的心情和良好的精神状态,若遇到不良事件刺激时,要学会积极自我调整心态。情志活动影响人的脏腑气血运行,情志太过不及都会影响人体气血的正常运行而发病。情志调畅,心胸开阔,避免压力过大和心理刺激,方能促进脏腑气血运行通畅,"阴平阳秘,精神乃治",做到防患于未然。

(五) 日常预防

1. 类风湿关节炎

正气亏虚和风寒湿邪入侵是类风湿关节炎发病的两大因素,所以类风湿关节炎未病先防主要包括提高正气和防避外邪。①调摄情志：人的精神状态与类风湿关节炎的发生、发展有密切的关系。七情内伤可以直接致病，亦可由七情内伤引起人体阴阳失调，气血亏损，外邪入侵。②锻炼身体：通过坚持不懈锻炼，活动肢体，使全身气血流畅，调节体内阴阳平衡，可达到增强体质、减少疾病的目的。③加强营养：类风湿关节炎的发病与机体免疫功能密切相关，日常饮食的摄取是提高免疫功能的重要环节。中医历来主张饮食清淡，反对膏粱厚味、过食肥甘，平素应尽量少食酒肉甘肥之物。④防避外邪：天气寒冷时，应随时增添衣服；炎热之际，切不可睡卧露风或露宿达旦；夏日也不宜席地而卧，以防凉气入于经脉，侵犯筋骨[5]。

2. 强直性脊柱炎

强直性脊柱炎基本病机为先天禀赋不足、肝肾亏虚，加之风、寒、湿等邪乘虚侵袭、痹阻经络。目前已经证实强直性脊柱炎的发病与遗传、免疫、感染等因素有关，所以在强直性脊柱炎发病以前，有部分因素是可以预防的，如劳逸结合，适当锻炼，增强免疫；注意饮食及环境卫生，避免各种感染；防寒保暖，远离寒、湿、邪气的入侵等。同时对于有强直性脊柱炎家族史的人群，在一般预防的同时，还应加大筛查力度，定期体检，以便尽早发现、早期干预。医护人员也需做好科普宣传，如人类白细胞抗原-B27（HLA-B27）与强直性脊柱炎具有明显的相关性，在强直性脊柱炎患者的第一代亲属中，强直性脊柱炎发病率明显高于一般人群，可告知强直性脊柱炎患者近代亲属患病风险，通过检测HLA-B27，将来有可能利用基因测序进行排查，并告诫其做好预防工作[6]。

3. 痛风性关节炎

痛风性关节炎好发于饮食不节之人，平素暴饮暴食，嗜食肥甘厚味，日久伤及脾胃，脾虚失去濡养功能，因此内生痰湿、瘀热之邪，久而痹阻肢体脉络。为有效预防痛风性关节炎的发生，一方面嘱患者饮食有节，减少富含高嘌呤食物的摄入，起居有常，加强形体锻炼，积极减重，增强体质，同时调畅情志，保持心情愉悦；另一方面，痛风性关节炎具有一定的家族遗传倾向，如痛风性关节炎患者直系亲属是高危人群，建议定期监测血尿酸以早期筛查高尿酸血症，未雨绸缪，以防患于未然。除此之外，较为重要的一点，需要重视先后天功能，刘健教授认为，此期患者虽无明显症状，但多可见形体偏胖、肢体困重、乏困、痰多、腹胀、头昏或头蒙如裹等症状，辨证属脾气亏虚，痰湿内蕴，可采用利湿祛痰化浊之法，使邪有出路，防邪痹阻经络，从而达到预防痛风性关节炎发作的目的。

4. 骨关节炎

经常锻炼身体，能增强体质，减少或防止骨关节炎的发生。过度的劳累会损伤筋骨，耗损精气，但过多的休息对身体亦不利，应该劳逸结合、经常参加锻炼，如练习太极拳、五禽戏、易筋经等。同时，中老年人应注重对膝关节的主动保护，要加强关节保暖，防止风寒湿热之邪乘虚而入。平时可以带护膝保暖，暑热季节要注意避免空调、电扇直接对着关节吹风等。锻炼身体应注意：一要形劳不倦，劳逸适度；二要循序渐进，量力而行；三要持之以恒，贵在坚持。骨关节炎因影响日常生活，如行走困难、生活不能自理等，导致生活质量下降，日久易情绪低落，精神不振，进一步加重和诱发病情，或突然强烈、反复的精神刺激，使脏腑气机紊乱，气血失调，也可损伤人体正气，导致骨关节炎的发生[7]。

第三节 既病防变

一、预防心脏病变

《素问·痹论》中有"心痹者,脉不通""脉痹不已,复感于邪,内舍于心"之言。心气行血,由于寒邪侵袭,寒性凝涩,可使人气血运行涩滞,造成心气不宣,则血脉不得畅通,不通则痛,出现厥气心痛,心痛引背等不适症状,发为心痹。《素问·痹论》中有"淫气忧思,痹聚在心""心痹者……厥气上则恐"之言。心主神明,忧虑过度则伤神,过喜可致心气涣散,心神耗散,过惊可致心神不定,神伤则心虚,虚则邪易感之,气血运行不畅,则气滞血瘀,心脉瘀阻而发心痹。久病不愈者,也可由于邪气深入血络而形成瘀血,进一步加重心痹。综上所述,心痹是由于各种原因致气滞血瘀,气血运行障碍,痹阻心脉而发病,为本虚标实的一类疾病。例如,系统性硬化累及心脏时可出现胸闷、气短、心悸等症状,类风湿关节炎、系统性红斑狼疮累及心脏时可导致心包炎、心肌炎及心包积液等病变,出现心律失常、胸痛、呼吸困难等症状,甚则心力衰竭,均为心痹之表现,即《素问·痹论》云:"心痹者,脉不通,烦则心下鼓,暴上气而喘……厥气上则恐。"

本病辨证主要辨虚实和阴阳:感受外邪致阴寒凝滞,或情志不畅致瘀血痹阻者,多以标实为主,发病急;劳倦内伤,他病久治不愈,所致脏腑虚弱者,多以本虚为主,发病缓,病程较长;气血亏虚,痰浊瘀血始生,又可形成虚中夹实之证,本虚标实并重。阳虚者,以脉软无力、心悸怔忡、畏寒肢厥、神疲面浮多见;阴虚者,以脉软无力、心悸心烦、胸闷隐痛多见。本病的治疗以养心通络为总则。标实为主者,治宜散寒、清热、活血通络;本虚为主者,治宜益肺气、养心血、温阳化气。必要时,中西医结合治疗。本病按"虚邪瘀"辨证可分为三候四型。

(一)邪实候

阴寒凝滞型

猝然心痛如绞,心痛彻背,心悸不宁,胸闷气短,喘不得卧,形寒肢冷,面色苍白,舌质淡,苔白,脉沉细或沉紧。

分析:本证多为感受寒邪,或素体阳虚,复感外邪所致。阴寒凝滞,心脉痹阻,胸阳阻遏,故见心痛如绞,心痛彻背;心脉痹阻,气机不畅,故见心悸不宁,胸闷气短,喘不得卧;寒盛阳虚,不达四末,故面色苍白而形寒肢冷;舌淡苔白、脉沉细为阴寒凝滞,阳气不运之候。

治法:散寒通脉,温阳开痹。

方药:当归四逆汤(《伤寒论》)加减。方中当归补血活血;芍药养血和营;桂枝、附子温经散寒;细辛散寒,除痹止痛;人参、甘草益气健脾;通草、三七、丹参通行血脉。全方共奏散寒通脉、温阳开痹之功。

(二) 正虚候

1. 气阴两虚型

心胸隐痛,时作时休,心悸气短,动则益甚,低热,两颧潮红,伴倦怠乏力,声息低微,面色白,易汗出,舌质红,苔薄或无,脉虚细缓或结代。

分析:脉痹日久,内舍于心,伤阴耗气,心失所养,则心胸隐痛,时作时休,心悸气短,动则益甚;气虚则血少,故面色白,阴虚火旺,则见低热、两颧潮红;气虚则见倦怠乏力,声息低微,易汗出;舌质红、苔薄或无、脉虚细缓或结代为气阴两虚之象。

治法:益气养阴,活血通络。

方药:生脉散(《医学启源》)合炙甘草汤(《伤寒论》)。方中人参、甘草、大枣补虚益气;麦冬、生地黄、阿胶、五味子养阴生液;丹参、川芎活血通络;佐桂枝、生姜温通心阳以通络。全方共奏益气养阴、活血通络之功。

2. 心肾阳虚型

心悸而痛,胸闷气短,脉软无力,畏寒肢厥,神疲面浮,喘息不宁,动则尤甚,欲睡,肢肿,甚至全身水肿,小便不利,舌暗淡,苔白滑,脉沉细无力或结代。

分析:久病不愈,心肾阳虚,故见畏寒肢厥;脉络失于温养,故脉软无力;心阳不足,则见心悸而痛,神疲面浮;肾阳虚损,肾不纳气,则见喘息不宁,胸闷气短,动则尤甚,欲睡;阳虚水泛,故肢肿,甚则全身水肿,小便不利;舌暗淡、苔白滑、脉沉细无力均为心肾阳虚之象。

治法:温补心肾,化气行水。

方药:苓桂术甘汤(《金匮要略》)合真武汤(《伤寒论》)加减。方中桂枝、制附子、干姜温心肾之阳;茯苓、白术、泽泻淡渗实脾,以化气行水;丹参、赤芍活血通络,入阴以和阳;稍佐甘草以调和诸药。全方共奏温补心肾、化气行水之功。

(三) 痰瘀候

心血瘀阻型

心胸疼痛,如刺如绞,心悸,心痛入夜尤甚,或眩晕,两颧紫红,舌质青紫或有瘀斑,苔薄,脉细涩或结代。

分析:瘀血痹阻心脉,则见脉络紫暗,心胸疼痛,如刺如绞;瘀血阻络,心脉失养,故见心悸、眩晕;夜间阴盛,瘀血更甚,故心痛入夜尤甚;两颧紫红、舌质青紫或有瘀斑、苔薄、脉细涩为心血瘀阻之象。

治法:活血化瘀,通脉止痛。

方药:血府逐瘀汤(《医林改错》)加减。方中川芎、桃仁、红花、赤芍活血化瘀,和营通脉;柴胡、桔梗、枳壳、牛膝调畅气机,行气活血;当归、生地黄补养阴血;降香、郁金理气止痛。全方共奏活血化瘀、通脉止痛之功。

二、预防肺脏病变

肺主气,司呼吸,人体通过肺气的宣发和肃降功能,吸清呼浊,使气机调畅。《素问·

痹论》云："皮痹不已,复感于邪,内舍于肺。"皮痹患者日久不愈,外邪侵袭,内舍于肺,邪气犯肺,致肺宣发和肃降功能失调,呼吸不利,肺气不宣,卫气外输皮毛受阻,分肉、腠理无以温养,皮毛失养,腠理不固,开阖失常,而发肺痹。《辨证录》云："肺痹之成于气虚,尽人而不知也。"肺失宣肃,日久不复,或皮痹患者久病耗损肺气,致肺气虚损,而发肺痹。皮肌炎合并间质性肺病属中医肺痹范畴,基本病机为肺脾气虚,可出现胸闷气喘、不能平卧等症;系统性硬化合并肺间质病变及纤维化可出现气短干咳、胸膈胀满、喘促、呼吸困难等呼吸系统病变,以及吞咽困难、恶心呕吐等胃肠道病变,即《素问·痹论》云："肺痹者,烦满喘而呕。"

本病辨证主要辨寒热和虚实:寒证以皮肤麻木不仁,甚则变硬,咳逆喘满,吐白稀痰涎,背寒怕冷,肢浮无汗,天冷病加,舌淡苔白,脉弦紧等为要点;热证以皮肤瘾疹风疮,搔之不痛,发热,咳喘气急,咯痰黄黏而多,胸痛口干,舌红苔黄厚腻,脉滑疾等为要点。本病治疗以"宣肺通络"为原则。早期本虚标实,治以宣痹散寒兼益气温阳,标本兼顾,或活血化瘀,清热化痰治其标;切记肺痹本虚,而痰热更伤肺津,应兼补肺益气,或益气养阴。后期邪少虚多,治宜补肺益肾兼通络;严重者肺肾欲竭,阳气将散,当急救回阳,以复生机。本病按"虚邪瘀"辨证可分为三候五型。

(一) 邪实候

1. 风寒痹阻型

皮紧肤凉,皮肤麻木不仁,如有虫行,咳逆喘满,恶风无汗,背寒怕冷,咳吐稀白痰涎,胸闷,天冷时加重,舌淡,苔薄白,脉弦紧迟。

分析:风寒之邪侵袭,肺气失宣,皮腠失养,故见皮紧肤凉,皮肤麻木不仁,如有虫行;外邪侵袭肺卫,故见恶风无汗,胸闷;肺气不足,复感风寒,内舍于肺,肺痹气阻,宣降失常,故见咳逆喘满,咳吐白稀痰涎;寒邪稽留于肺,故背寒怕冷,天冷加重;舌淡苔薄白、脉弦紧迟为风寒痹阻之象。

治法:宣散风寒,补益肺气。

方药:五味子汤(《圣济总录》)加减。方中麻黄、细辛、桂枝、紫菀宣肺散寒以通痹;紫苏子、半夏化痰降气以肃肺;党参、五味子补肺益气以固本;当归活血养血以利通痹,反佐黄芩制燥热之弊;甘草调和诸药。全方共奏宣散风寒、补益肺气之功。

2. 痰热壅阻型

皮肤瘾疹,咳嗽痰黄,胸满喘促,发热,胸中作痛,烦躁汗出,口苦咽干,舌红绛,苔黄厚腻,脉滑数。

分析:痰热壅阻,肺失肃降,故见咳嗽痰黄,胸满喘促,发热;痰热壅滞,肺失宣发,热窜皮腠,故见皮肤瘾疹;痰热痹阻于胸,故见胸中作痛,烦躁汗出;口苦咽干、舌红绛、苔黄厚腻、脉滑数为痰热壅阻之象。

治法:清热化痰,宣痹肃肺。

方药:泻白散(《小儿药证直诀》)合苇茎汤(《备急千金要方》)加减。方中桑白皮、地骨皮、黄芩、生石膏、黄连清热化痰肃肺;芦根、桃仁、冬瓜子、生薏苡仁清肺化湿排痰;杏仁宣肺;葶苈子肃肺降气。全方共奏清热化痰、宣痹肃肺之功。

（二）正虚候

1. 肺虚气痹型

皮薄肤硬，喘促气短，气怯声低，皮肤瘾疹风疮，搔之不痛，畏风，汗出，面浮少华，体倦乏力，下肢浮肿，舌淡有齿痕，苔薄白，脉微细。

分析：肺虚失养，故皮薄肤硬，瘾疹风疮，搔之不痛；肺气虚损，则喘促气短；气虚则卫外不固，故畏风，汗出；气虚不充，故气怯声低；肺虚水道不利，则面浮肢肿；气虚则血虚，故面色无华，体倦乏力；舌淡苔薄白、脉微细为肺虚气痹之象。

治法：补肺益气，温阳宣痹。

方药：补肺汤（《永类钤方》）加减。方中人参、黄芪补益肺气；桂枝、吴茱萸、防风温阳固汗；紫菀、杏仁宣肺润肺；五味子收敛肺气。全方共奏补肺益气、温阳宣痹之功。

2. 肾不纳气型

皮肤变厚，喘息气短，呼多吸少，皮肤麻木不仁，变硬，或瘾疹风疮，小便频数、失禁，舌质淡，苔白，脉沉细弱。

分析：肺虚病久及肾，肾不纳气，故喘息气短，呼多吸少，小便频数、失禁；肺气虚损，皮肤失养，故皮肤麻木不仁、变硬、瘾疹风疮；舌质淡苔白，脉沉细弱为肾不纳气之象。

治法：补肾纳气，益肺宣痹。

方药：参蛤散（《御药院方》）合济生肾气丸（《济生方》）加减。方中人参大补元气；蛤蚧补肺益肾，纳气平喘；熟地黄、山茱萸、生山药、五味子填精固肾；茯苓、泽泻健脾益肾。全方共奏补肾纳气、益肺宣痹之功。

（三）痰瘀候

气虚血瘀型

皮硬，色泽瘀滞，气喘，体倦乏力，皮肤麻木不仁，肌肤甲错，或斑疹隐隐，畏风形寒，汗出，舌暗淡有瘀斑，苔薄白，脉细涩无力。

分析：肺气虚损，故气喘；气虚则见体倦乏力；肺气亏虚，不能固表，故畏风形寒，汗出；气虚则血液瘀滞不行，皮肤失养，则变硬、色泽瘀滞，皮肤麻木不仁，肌肤甲错，或斑疹隐隐；舌暗淡有瘀斑、苔薄白、脉细涩无力为气虚血瘀之象。

治法：益气养血，化瘀通络。

方药：补阳还五汤（《医林改错》）加减。方中黄芪益气活血；当归养血活血；川芎、赤芍、红花活血化瘀；地龙、鸡血藤活血通络；杏仁、紫菀宣肺润肺。全方共奏益气养血、化瘀通络之功。

三、预防肾脏病变

肾主藏精，精生髓，髓居骨中以养骨，肾精充足，则骨髓化生有源；精化气，肾精足则肾气充。因此，肾-精-髓-骨组成一个系统，有其内在联系。《素问·痹论》云："骨痹不已，复感于邪，内舍于肾。"骨痹不已，肾气不足，复感外邪，邪气乘虚而入，而致肾痹。《素问·四时刺逆从论》云:"太阳有余病骨痹身重,不足病肾痹。"先天禀赋不足或久病及肾,肾失于固摄及濡养,肾精不足,骨髓生化无源,筋骨失养,而成肾痹[8]。强直性脊柱炎多以腰骶部疼痛、僵硬为首发症状,随着病情的发展,也会导致各脊柱段及关节活动受限,甚则导致脊柱和关节畸形,晚期更可发生整个脊柱及其下肢的僵硬弓形,甚至向前屈曲,即《素问·痹论》曰:"肾痹者,善胀,尻以代踵,脊以代头。"

本病辨证主要辨虚实和病邪:肾痹初起,多为风、寒、湿、热之邪留滞于肾经,痹阻气血,以邪实为主;病久不愈,复感外邪,入于骨骱,肾气渐虚,邪气乘虚内舍于肾,致使肾虚邪恋,以肾虚为主。临床所见亦有肾气先亏,而后感受风、寒、湿、热等邪气而成肾痹者;风、寒、湿、热之邪长期滞留经脉,气血运行不畅,往往血滞成瘀,湿滞成痰,形成痰瘀交阻之病变。关节肿大,多为有形之邪流注其间;湿未成痰者,多见关节周围漫肿,按之柔软,而疼痛一般不剧烈;痰瘀互结于关节,则关节肿大变形,按之较硬,肢体麻木,疼痛剧烈。肾痹以补肾祛邪为治疗原则,标实为主者,当以祛邪为主兼补肾,如清热化湿、散寒化湿、活血行瘀、化痰;本虚为主者,以滋补肝肾为主,治宜滋阴补肾、温补脾肾等。本病按"虚邪瘀"辨证可分为三候五型。

(一)邪实候

1. 湿热痹阻型

骨节热痛、沉重、畸形,肢体转侧不能,得热痛增,腰背肌肉热痛、重着,口苦咽干,烦渴,小便色黄,舌质红,苔黄腻,脉滑数。

分析:湿热入侵,或素体阴虚,寒湿久蕴化为湿热,痹阻肾经,热为阳邪,阳盛则热,故见骨节热痛,肢体转侧不能,得热痛增,腰背肌肉热痛、重着;热伤津液,则见烦渴,小便黄;骨痹日久,迁延不愈,骨枯髓虚,故见骨节畸形;舌红、苔黄腻、脉滑数均为湿热痹阻之象。

治法:清热化湿,宣痹通络。

方药:宣痹汤(《温病条辨》)加减。方中防己、滑石清热利湿;蚕沙、薏苡仁、赤小豆祛除水湿,疏利经络;连翘、栀子清热宣痹;秦艽、忍冬藤清热通络。全方共奏清热化湿、宣痹通络之功。

2. 寒湿痹阻型

骨节冷痛、沉重、畸形,腰背肌肉冷痛、重着,痛有定处,转侧屈伸不利,昼轻夜重,遇寒痛甚,得热则减,舌淡,苔白腻,脉弦紧。

分析:寒湿侵袭,痹阻肾经,寒为阴邪,其性凝滞,湿亦为阴邪,其性重浊黏滞,均易阻碍气机,致使气血运行不畅,故骨节及腰背肌肉关节冷痛、重着,痛有定处,转侧屈伸不利,遇寒痛甚,得热则减;夜间阴邪更盛,故昼轻夜重;骨痹日久,迁延不愈,骨枯髓虚,故见骨节畸形;舌淡、苔白腻、脉弦紧均为寒湿痹阻之象。

治法:散寒化湿,温经通络。

方药:乌头汤(《金匮要略》)加味。方中乌头*大辛大热,有大毒,温经散寒止痛作用显著;配麻黄温经散寒;白芍养血;黄芪益气,以防麻黄辛散太过,并调畅气血;白蜜解乌头之毒性。全方共奏散寒化湿、温经通络之功。

---

* 现常用制川乌。全文同。

(二) 正虚候

1. 阴虚内热型

骨节烦痛、畸形,潮热盗汗,肌肤麻木不仁,腰膝屈伸不利,酸软无力,日久尻以代踵,脊以代头,形体消瘦,或咽干耳鸣,五心烦热,两颧潮红,或男子遗精,女子月经量少,舌红少苔,脉细数。

分析:痹久伤阴,肾水亏虚,阴津不能充养腰府、筋骨、经络,则骨节烦痛,肌肤麻木不仁,腰膝屈伸不利,酸软无力,男子遗精,女子月经量少;肾精不足,腰脊失养,余邪深入骨骱,则尻以代踵,脊以代头,形体消瘦;阴虚则生内热,故五心烦热,潮热盗汗,两颧潮红;舌红少苔、脉细数均为阴虚内热之象。

治法:滋阴清热,补肾壮骨。

方药:大造丸(《女科指掌》)加减。方中紫河车血肉有情之品大补肾精;龟甲、熟地黄、天冬、麦冬补水以制火;黄柏直折虚火以坚阴;杜仲、怀牛膝补肾壮骨。全方共奏滋阴清热、补肾壮骨之功。

2. 脾肾阳虚型

骨节酸痛、畸形,肢冷便溏,关节屈伸不利,或僵硬,昼轻夜重,腰膝酸软,下肢无力,腹胀纳呆,面色白,自汗,或面浮肢肿,夜尿频数色清,男子阳痿,女子月经愆期、量少或闭经,舌淡胖嫩,苔白滑,脉沉弦无力。

分析:肾阳亏虚,骨髓不充,骨失所养,则骨节酸痛、畸形,关节僵硬、屈伸不利;肾主下元,腰为肾之府,肾阳不足,故见腰膝酸软,下肢无力;脾阳不足,运化失司,则腹胀纳呆;脾肾阳虚,肢体失于温煦,则肢冷便溏,面色白;阳虚气化不利,肾关不固,故面浮肿胀,夜尿频数、色清;肾阳虚衰,精血失充,故男子阳痿,女子月经愆期,量少或闭经;舌淡胖嫩、苔白滑、脉沉弦无力均为脾肾阳虚之象。

治法:温补脾肾,壮骨通络。

方药:附子独活汤(《朱氏集验方》)加减。方中制附子、肉桂、细辛、山茱萸温补脾肾之阳;黄芪、白术健脾益气;当归、川芎、丹参养血活血;怀牛膝补肾壮骨;独活、萆薢、天麻、防风祛风化湿,通经活络。全方共奏温补脾肾、壮骨通络之功。

(三) 痰瘀候

痰瘀互阻型

骨节刺痛、肿胀、顽麻、畸形;关节僵硬,屈伸不利,尻以代踵,脊以代头,肤色紫暗,面色暗滞,或眼睑浮肿,胸闷痰多,舌质紫暗或瘀斑,苔白腻,脉弦涩。

分析:痰浊瘀血痹阻,留滞骨节,则骨节刺痛、肿胀,屈伸不利,甚至关节僵硬、畸形,尻以代踵,脊以代头;瘀血痹阻,气血运行不畅,故见肤色紫暗、面色暗滞;湿痰痹阻,则肢体顽麻,眼睑水肿,胸闷痰多;舌紫暗、苔白腻、脉弦涩均为痰瘀互阻之象。

治法:活血行瘀,化痰通络。

方药:身痛逐瘀汤(《医林改错》)合二陈汤(《太平惠民和剂局方》)加减。方中当归、川芎、桃仁、红花活血养血化瘀;制没药、地龙、五灵脂、香附祛瘀通络,理气止痛;秦艽、羌活祛风湿,通经络;怀牛膝益肾强筋壮骨;二陈汤燥湿化痰。全方共奏活血行瘀、化痰通络之功。

四、预防肝胆病变

肝在体合筋,筋依赖于肝气与肝血的濡养,肝气旺盛,肝血充沛,则筋力强健。《素问·痹论》云:"筋痹不已,复感于邪,内舍于肝。"筋痹反复发作,病程日久,复感外邪,肝气痹阻,久则肝气耗伤,气病及血,气不足则无力促进血液化生及调控血液运行,肝血亏虚,累及肝脏,发为肝痹。《症因脉治》云:"肝痹之因,逆春气则肝气怫郁,恼怒伤肝则肝气逆乱,……皆成肝痹之症也。"肝主疏泄,喜条达,情志不畅,如大怒、郁怒致肝气逆乱,肝气不疏,气机失调,气血运行不畅,而致气滞血瘀,痹阻于肝,发为肝痹。《素问·痹论》云:"肝痹者,夜卧则惊,多饮数小便,上为引如怀。"例如,纤维肌痛综合征常出现睡眠障碍,表现为失眠、易醒、多梦、倦怠等症状,且可由于长期疼痛出现心理疾病,如焦虑、抑郁等,使肝气郁滞,气滞则血行不利,久而肝血亏虚,魂不入舍,即出现夜卧则惊;结缔组织病合并自身免疫性肝炎时,患者可出现肝区不适、腹胀,甚则胁下痞块、腹胀如鼓、乏力疲倦等症状,即"上为引如怀"[9]。

本病辨证主要辨虚实和病邪:肝痹实证表现为局部疼痛较甚,痛处拒按,脉弦紧或弦滑有力;肝痹虚证表现为精神疲惫,面色无华,唇甲不荣,脉细无力。寒盛者,以胁肋或少腹冷痛,筋脉拘挛,遇阴雨天加剧,得暖则舒为主要表现;湿热者,以胸胁胀痛,筋脉拘急,目赤身黄为主要表现;气滞者,症见胸胁胀满,痛无定处;瘀血者,症见痛如锥刺,痛处不移。本病治疗以通经活络,养肝柔筋为原则。实证以祛邪为主,或温经散寒,或清热利湿,或理气活血,或化瘀祛痰;虚证以扶正为主,或益气养血,或滋补肝肾。无论虚实,均应结合疏肝理气、柔肝舒筋等法,并配合心理疏导。本病按"虚邪瘀"辨证可分为三候六型。

(一) 邪实候

1. 寒滞肝脉型
筋脉拘挛,胁肋或少腹冷痛,阴囊挛缩,关节冷痛,屈伸不利,舌淡苔白,脉沉细。
分析:筋痹经久不愈,复感受寒邪,内舍于肝,寒邪凝滞于肝脉,则筋脉拘挛,胁肋或少腹冷痛,阴囊挛缩,关节冷痛,屈伸不利;舌淡苔白、脉沉细均为寒滞肝脉之象。
治法:温经散寒,舒筋活络。
方药:补肝汤(《圣济总录》)加减。方中乌头散寒止痛,为君药;附子、肉桂温助肾阳,暖下焦,通血脉,山茱萸补肝肾,共为臣药;独活祛风湿,薏苡仁、茯苓健脾渗湿,防风、细辛祛风散寒,特别是细辛配独活可祛厥阴风邪,柏子仁养血明目安神,共为佐药;大枣、甘草调和诸药,为使药。全方共奏温经散寒、舒筋活络之功。

2. 湿热痹阻型
筋脉拘急,胸胁胀痛,目赤身黄,纳呆泛恶,口苦,关节肿胀热痛,屈伸不利,小便色黄,大便黏腻不爽,舌红,苔黄腻,脉弦滑或弦数。以筋脉拘急、胸胁胀痛、目赤身黄为本型辨证要点。

分析：湿热蕴结，痹阻肝脉，气血痹阻，则筋脉拘急，胸胁胀痛；湿热痹阻，则关节肿胀热痛，屈伸不利；湿热中阻，致纳呆泛恶，口苦；湿热熏蒸肝胆，胆汁外溢肌肤，故见目赤身黄；湿热下注，故小便色黄，大便黏腻不爽；舌红苔黄腻、脉弦滑为湿热痹阻之象。

治法：清热利湿，宣痹通络。

方药：龙胆泻肝汤(《医方集解》)加减。方中龙胆草、泽泻、车前子、木通清利湿热；柴胡、黄芩疏肝清热；当归养肝；防己、薏苡仁、木瓜、桑枝清热利湿，舒筋通脉。诸药配伍，共奏清热利湿、宣痹通络之功。

(二) 正虚候

1. 气血两虚型

筋脉挛急，胸胁隐痛，爪甲色淡，夜卧多惊，或肢麻，面黄少华，目眩乏力，心悸，舌质淡，苔薄白或薄少，脉沉细弱。

分析：气血亏虚，肢体筋脉失养，故筋脉挛急，胸胁隐痛，肢麻；气虚则乏力；血虚则面黄少华，爪甲色淡，目眩；心失所养则心悸，夜卧多惊；舌淡苔薄、脉沉细弱均为气血亏虚之象。

治法：益气补血，养肝通络。

方药：肝痹散(《辨证录》)加减。方中当归、川芎、黄芪、人参益气补血；赭石通肝气；茯苓、白术健脾益气；桂枝温经通络；熟地黄、白芍养肝血；酸枣仁、丹砂安神定惊。全方共奏益气养血、养肝通络之功。

2. 肝肾阴虚型

筋脉拘急，胁肋隐痛，腰膝酸软，颧红盗汗，关节屈伸不利，头晕耳鸣，咽干目眩，失眠多梦，易惊，五心烦热，日久筋脉挛缩，形体消瘦，舌红少苔，脉弦细数。

分析：肝肾阴虚，肢体筋脉失濡，则筋脉拘急，胁肋隐痛，关节屈伸不利，日久筋脉挛缩，形体消瘦；阴液不足，故见咽干；肝阴不足，外窍失养，则目眩；腰为肾之府，肾阴不足，故腰膝酸软；肝肾阴虚，虚火扰心，故五心烦热，失眠易惊；颧红盗汗、舌红少苔、脉弦细数均为肝肾阴虚之象。

治法：滋补肝肾，养阴通络。

方药：滋水清肝饮(《医宗己任编》)加减。方中熟地黄滋补肾阴；山茱萸补养肝肾；山药补脾固肾；牡丹皮清泄虚热；柴胡疏肝理气；栀子清肝热；当归、白芍、大枣养血柔筋；络石藤、菝葜养阴通络。全方共奏滋补肝肾、养阴通络之功。

(三) 痰瘀候

1. 肝气郁滞型

筋脉拘急，胸胁胀痛，走窜不定，少腹胀满而痛，关节屈伸不利，每因情绪变动而增减，易怒、善太息，舌质淡红，苔薄，脉弦。

分析：肝失条达，气机郁滞，故筋脉拘急，胸胁胀痛，少腹胀满而痛，关节屈伸不利；肝与情志相关，肝气不疏，气机不利，故症状每因情绪变动而增减，易怒、善太息；气属无形，时聚时散，故疼痛走窜不定；舌淡红、苔薄、脉弦均为肝气郁滞之象。

治法：疏肝理气，解郁通络。

方药：三灵汤（《医醇賸义》）加减。方中柴胡、青皮疏肝解郁理气为主；辅以当归、白芍养血柔肝；白术、茯神健脾安神；葛根生津解肌；佐使龙齿、石决明、羚羊角粉镇肝安神，半夏和胃。全方共奏疏肝理气、解郁通络之效。

2. 痰瘀痹阻型

筋脉挛缩，胁腹刺痛，触及包块，肢体顽麻疼痛，关节肿胀，甚则畸形，屈伸不利，颜面及关节局部皮色紫暗，有痞核硬结等，舌质紫暗或瘀斑，苔白腻，脉弦涩。

分析：痰瘀互结，留滞于筋脉，故见筋脉挛缩，胁腹刺痛，触及包块，肢体顽麻疼痛，关节肿胀，甚则畸形，屈伸不利；瘀血阻于肌肤，故见颜面及关节局部皮色紫暗；痰浊痹阻，故见痞核硬结；舌质紫暗或瘀斑、苔白腻、脉弦涩为痰瘀痹阻之象。

治法：活血行瘀，化痰通络。

方药：身痛逐瘀汤（《医林改错》）合二陈汤（《太平惠民和剂局方》）加减。方中当归、川芎、桃仁、红花、五灵脂、没药活血化瘀；茯苓、陈皮、半夏、地龙化痰通络；羌活、秦艽蠲痹通络。诸药同用，共奏活血行瘀、化痰通络之功。

五、预防脾胃病变

《素问·痹论》云："肌痹不已，复感于邪，内舍于脾。"脾胃为气机升降之枢纽，脾主运化，在体合肌肉而主四肢。若脾胃亏虚，则脾运化水饮失司，津液代谢障碍，致水湿困脾。脾失于健运，气机不利，肌肉及四肢失于濡养，肌痹日久不愈，复感外邪，而致脾痹。《丹溪手镜》云："忧思者，肌肉濡渍，痹而不仁。"过度思虑，可导致脾胃气机郁滞，运化失职，或怒伤肝，肝气犯脾，脾气受损，运化无权，水谷精微不得转输，致四肢肌肉消瘦乏力，发为脾痹。例如，系统性硬化累及消化道时出现反酸、腹胀、腹泻、便秘等表现，可将其归属于祖国医学脾痹的范畴，脾虚失运，脾气痹阻为其主要病机[10]。系统性硬化累及关节时也可出现四肢关节挛缩和功能受限；白塞综合征累及消化系统时可出现吞咽困难、反酸、烧心腹痛、腹泻等脾痹症状，即《素问·痹论》云："脾痹者，四肢解堕，发咳呕汁，上为大塞。"

本病辨证主要辨虚实：实证病程相对较短，可见皮色改变，肢体疼痛，活动不利或见舌胖有齿痕，或舌质瘀暗；虚证病程较长，肢体活动明显障碍，肌肉疼痛无力，甚则萎缩不用，舌淡，脉象多细濡，常伴全身脾虚之症，如食纳欠佳或呕汁，或咳，或大便溏泻等；脾痹久之，病变弥散多脏受损，亦可出现危重之象，如噎食、昏厥等。本病的治疗以健脾通络为原则。由于病因各异，当首辨虚实。实者则以祛邪为主，虚者当以扶正为先。再据寒、热、痰、瘀不同之邪，气、血、阴、阳的虚损情况，采用不同的治法，如清热除湿、疏肝理气、健脾化痰、益气健脾、温补脾肾等。在整个治疗过程中注意健脾益气。脾痹重证，病情危笃，须采用中西医结合等多法救治。本病按"虚邪瘀"辨证可分为三候五型。

（一）邪实候

湿热内蕴型

肌痛体困，脘痞呕恶，身热不扬，肢体抬举无力，四肢沉重，汗出黏滞，食欲不振，胸脘痞闷,小便色黄,舌红,苔黄腻,脉濡数或滑数。

分析:湿性黏滞重浊,壅滞经络,则肌痛体困,肢体抬举无力,四肢沉重;湿热不能外散,故汗出黏滞,身热不扬;湿热困脾,故食欲不振,胸脘痞闷;湿热下注,故小便色黄;舌红、苔黄腻、脉濡数为湿热内蕴之象。

治法:清热除湿,健脾通络。

方药:二妙散(《丹溪心法》)加味。方中黄柏、苦参清热除湿;生薏苡仁、苍术、白术、威灵仙、羌活、独活通利经络;鸡血藤养血活血通络。全方共奏清热除湿、健脾通络之功。

(二) 正虚候

1. 脾气虚弱型

肌肉萎缩,气短乏力,腹满纳差,形体渐瘦,骨节疼痛,缠绵难愈,大便不实,舌边齿痕,苔薄,脉细弱。

分析:脾主肌肉,脾虚气血生化不足,肌肉失养,则形体渐瘦,肌肉萎缩,气短乏力;久病正虚,肌络失养,骨节失荣,则骨节疼痛,缠绵不愈;脾虚失运,故腹满纳差,大便不实;舌边齿痕、苔薄、脉细弱为脾气虚弱之象。

治法:健脾养胃,益气通络。

方药:异功散(《小儿药证直诀》)加味。方中党参、白术健脾益气,补中燥湿;茯苓甘淡平渗湿健脾;陈皮行气补而不滞;甘草甘缓和中,健脾养胃;炒薏苡仁健脾和中渗湿。全方共奏健脾养胃、益气通络之功。

2. 脾肾两虚型

肌肉酸痛,腹胀纳呆,肢冷便溏,四肢怠惰,肌肉麻木,或骨节变形,肌肉萎缩,舌淡,苔白,脉沉细。

分析:脾肾两虚,肾阳虚失于温煦,寒从内生,则见肢冷便溏;脾虚失运,则腹胀纳呆;脾之精微不足,肌肉失养,则肌肉酸痛,四肢怠惰,肌肉麻木,甚至肌肉萎缩;肾主骨,脾肾两虚,骨节失养,则骨节变形;舌淡、苔白、脉沉细为脾肾两虚之象。

治法:温肾补脾,益气养血。

方药:金匮肾气丸(《金匮要略》)加减。方中熟地黄、山茱萸及血肉有情之品鹿角胶、阿胶大补阴血;淡附片温补命火,补阳于养阴血之中;党参、山药培补中州;当归、鸡血藤养血活络;少佐砂仁、陈皮理气醒脾。全方共奏温肾补脾、益气养血之功。

(三) 痰瘀候

1. 气滞血瘀型

肌肤刺痛,脘腹胀满,纳少,大便不调,女子经行腹痛或月经不调,舌质瘀暗,苔薄,脉弦涩。

分析:瘀血留连四肢肌肤,则肌肤刺痛;气滞血行不畅,故见女子经行腹痛,月经不调;肝郁乘脾,或思虑伤脾,脾失健运,故脘腹胀满,纳少,大便不调;舌质瘀暗、苔薄、脉弦涩为气滞血瘀之象。

治法:疏肝理气,活血化瘀。

方药:金铃子散(《素问病机气宜保命集》)合复元活血汤(《医学发明》)加减。方中金铃子、柴胡疏肝理气;当归、桃仁、红花、炮山甲＊、延胡索活血祛瘀,消肿止痛;甘草缓急止痛,调和诸药。全方共奏疏肝理气、活血化瘀之功。

2.痰湿痹阻型

肌肤顽麻,四肢沉困,脘闷呕恶,形体丰腴,沉重而痛,或咳嗽多痰,纳呆,舌胖,苔腻,脉滑。

分析:脾为生痰之源,肥人多痰浊,或素喜恣食膏粱厚味,痰浊内生,痹阻经络则肌肤顽麻,四肢沉困,沉重而痛;痰湿困脾,运化失司,则脘闷呕恶,纳呆;咳嗽多痰、舌胖、苔腻、脉滑均为痰湿痹阻之象。

治法:健脾渗湿,化痰通络。

方药:二陈汤(《太平惠民和剂局方》)加减。方中茯苓健脾渗湿;半夏燥湿化痰;橘红顺气化痰;鸡血藤、桃仁、红花化瘀通络;甘草调和诸药。全方共奏健脾渗湿、化痰通络之功。

第四节 养(调)护并重

中医学在数千年的发展中,始终强调以预防为主,调理与治疗结合,重视人体正气的作用等。其实也包含了疾病的康复调治,并一直有效地指导临床,如各种功法导引、按摩推拿、药膳食疗、情志调养等。在痹病的治疗过程,刘健教授强调在积极进行中医药治疗的同时,也应该注重病中及病后的调养,以促进疾病的早期康复,预防复发。各种康复手段对缓解症状、改善功能,均有积极作用。

一、形神合一

形与神是既对立又统一的哲学概念,广义的形泛指一切客观存在的有形之物,广义的神指宇宙万物运动变化的表现及其内在规律。中医学将这对哲学概念引入,用其对生命体进行高度概括。形在人体为肌肉、血脉、筋骨、脏腑等组织器官以及精、气、津、液等生命物质;神在人体为以情志、意识、思维为特点的心理活动及生命活动的全部外在表现。中医强调形神合一,形神于生命的重要性正如《素问·上古天真论》所言:"形与神俱,而尽终其天年。"刘健教授认为形与神的关系,是形态与功能、精神与物质、本质与现象的关系,是相互依存、相互影响、密不可分、协调统一的整体。神本于形而生,依附于形而存,形为神之宅,神为形之主。

(一)形神一体

就人而言,形体健壮,必然精神饱满,生理功能正常;精神旺盛,又能促进形体健康。

＊ 穿山甲为国家保护动物,现多用其他药物代替。

为了保持思想活动的健康和防止内在情志刺激因素的产生,必须培养乐观的精神、开阔的胸怀、恬静的情绪。中医学认为神是人体活动的主宰,早在《黄帝内经》时期就已经形成了较为完整的理论体系,认为神明的产生分属于五脏,总统于心,"得神者昌,失神者亡",神的活动失调是发病的内在依据。实际上,神不仅主导着人体的精神活动,也主宰着人体的物质代谢、能量代谢、调节适应、卫外抗邪等为特征的脏腑组织功能活动。神由精气化生,反过来又支配着精气的活动。人神与形体之间是相互依存、相互影响、密不可分的整体辩证关系,张景岳在《类经》中指出:"形者神之体,神者形之用,无神则形不可活,无形则神无以生。"

(二) 形神兼治

在对疾病的认识方面,形神合一论清楚地认识到形与神在疾病的发生过程中互为因果的关系。一方面,躯体生理活动的异常(形的异常)可以导致精神心理的疾病(神的疾病);另一方面,精神心理的异常(神的异常)可能造成躯体生理病变(形的病变)。在对疾病的治疗和预防方面,在"形神合一"的理论基础上,中医主张"治神"与"治形"并用的"心身并治"[11]。《素问·宝命全形论》曾指出:"一曰治神,二曰知养身,三曰知毒药为真,四曰制砭石大小,五曰知腑脏血气之诊。五法俱立,各有所先。"强调了形神并治,方可祛病的重要思想,中医的治疗手段不仅仅局限于针药等躯体疗法,还包含了心理治疗,即通过调节生理机制而达到调节心理,或通过调节心理而收到治身之目的。

社会诱惑、压力、竞争等导致的心身失常,成了社会普遍现象。刘健教授指出这些失常可以说是众多现代常见病的先导,也是形成痹病的主导因素,积极防范,纠治这类心身失常具有重要的保健意义。然而,现代生物医学却仍未能为这些心身失常的病理状态构筑起一套有效贯彻临床治疗的理论基础。而中医学形神合一理论与心身统一思想,不但能有效地指导临床诊疗心身失常疾病的工作,而且能为中医学治疗痹病提供稳固的理论。其"治神以形,治形以神"的辨证思路也可以大大弥补现代临床在实际应用操作上的诸多不足。所以中医治未病学说强调形神统一的治未病原则,认为只有做到"形与神俱"才能保持人体健康长寿。

二、心药并举

情志养生历来是养生理论中的重要内容,主要是指通过自己对外界客观环境或事物情绪反映的自我调节,将心情调节到最佳状态,使之健康长寿的方法。刘健教授强调中医重视心理社会因素对疾病的作用,把调摄精神情志作为养生的重要措施。《素问·上古天真论》中有"恬淡虚无,真气从之""是以志闲而少欲,心安而不惧,形劳而不倦,气从以顺,各从其欲,皆得所愿"之言,即保持心态的安闲清静,淡泊名利,无杂念,少贪欲,防止情绪的剧烈波动,这样才能维护体内气化活动的良好环境,即达到"精神内守,病安从来"。若不如此,则伤及脏腑气机,导致气血运行紊乱。《素问·阴阳应象大论》云:"怒则气上,喜则气缓,悲则气消,恐则气下,惊则气乱,思则气结。"此即这个道理。现在疾病谱的改变也充分说明了情志致病的广泛性,而这些疾病的产生与社会心理情志因素又有着密切关系。

(一) 调摄心神

《素问·阴阳应象大论》云:"是以圣人为无为之事,乐恬淡之能,从欲快志于虚无之守,故寿命无穷,与天地终,此圣人之治身也。"又云:"喜怒不节,寒暑过度,生乃不固。"同时还认识到心为五脏六腑之大主"心藏神"。因此,虽七情各有脏腑所属,然总统于心,七情中任何情志失调都可伤心,而心伤就能导致其他脏腑功能的失调。例如,《灵枢·口问》曰:"悲哀愁忧则心动,心动则五脏六腑皆摇。"《黄帝内经》同时提出了情志失常的调整方法:悲可以治怒、喜可以治悲、恐可以治喜、怒可以治思、思可以治恐等。人的生命是由"精气"和"形体"构成,二者以和谐的状态存在,善养生者,应少私寡欲,心神安定就不惧怕任何事物。《素问·上古天真论》云:"美其食,任其服,乐其俗,高下不相慕。"刘健教授认为工作与生活中,不论是顺利还是困难都应泰然处之,衣食住行,不能过于追求,要知足常乐,以免劳伤心神,引发疾病。情志养生实际上也是思想道德上的修养,做人应勿欺心、勿妄想和贪欲,待人以诚。树立健康的人生观、高尚的道德观,是保持健康心理的基石。情志失度,可直接影响相应的内脏,使脏腑气机逆乱,气血失调,引发疾病。《素问·生气通天论》云:"阳气者,大怒则形气绝,而血菀于上,使人薄厥。"

(二) 药物调护

医生用药,旨在治病。用之得当,能起沉疴用之不当,反成病因。《素问·五常政大论》曰:"大毒治病,十去其六;常毒治病,十去其七;小毒治病,十去其八;无毒治病,十去其九。谷肉果菜,食养尽之。无使过之,伤其正也。"药物治病,原是以偏纠偏,以归其常,《素问·至真要大论》指出"使其平也"。《黄帝内经》提出要根据患者的具体情况决定药量。正如《素问·五常政大论》曰:"能毒者以厚药,不胜毒者以薄药……病有久新,方有大小,有毒无毒,固宜常制矣……无使过之,伤其正也。"并且制定了大小剂型。《素问·六元正纪大论》中"以平为期,而不可过",强调即使是"大积大聚"可攻之邪,也宜"衰其大半而止,过者死"。《灵枢·五禁》也谆谆教导"补泻无过其度",明确告诉我们大凡治病应视药力之峻缓,药量之大小,"因人制宜"。《素问·至真要大论》曰:"有毒无毒,所治为主,适大小为制也……君一臣二,制之小也,君一臣三佐五,制之中也,君一臣三佐九,制之大也。"中医学的原理是调动自我痊愈能力而达到治病的目的,阴阳调和的过程也就是对内稳态的适应协调过程。刘健教授指出对不同的疾病讲究审因论治,中病即止,用药精当勿使过用,这是药物预防的一个重要原则。

(三) 心药并治

痹病一般是由精神受刺激、过度悲伤、心情压抑等而诱发。在患了本病之后,可引起一定的心理反应,情绪的波动较加大。患者不仅在躯体上忍受病痛的折磨,而且其还会对学习、工作等日常生活等产生不同程度的影响。患病之后,首先是情绪反应,如紧张、恐惧、焦急、灰心、气馁等,导致肝气郁结,气滞血瘀,影响治疗效果,甚则病情进一步加重,这些都提示精神(或心理)因素对本病有一定的影响。刘健教授强调用药是治疗痹病的关键,有规律、有周期、按时、足量用药对本病的治疗尤为重要。一般中药治疗需要2~

3个月,因此,要教育患者坚持服药,不可间断。同时中药服法要明确,燥烈之品或虫类散剂,均对胃有刺激,宜饭后服用;补益药物宜在饭前服用;病在下肢关节者,饭前服药;病在上肢关节者,饭后服药;治风寒湿痹药物,宜温服;治热痹药,可冷服;有些镇痛药可睡前服,以利于安适入睡,同时减轻晨起关节僵痛。因此,保持正常的心理状态,辅以适当的药物治疗,对维持机体的正常免疫功能是重要的。

三、药食并重

饮食疗法是指利用食物进行预防和治疗疾病的方法。中医学有"食治胜于药治,药补不如食补"之说,根据病情辨证施食,有补益精气、扶正抗邪之效。药膳未病食之可强身健体,谓之"食养",《素问·五常政大论》曰:"谷肉果菜,食养尽之。"既病用之,可以祛疾疗伤,谓之"食疗";而病后调养又可促进康复,防止病去邪恋,迁延反复。孙思邈云:"凡欲治病,先以食疗,既食疗不愈,后乃药尔。"饮食应按照"虚则补之,实则泻之,寒则热之,热则寒之"的饮食调养原则进行合理饮食。祖国医学认为药食同源,食物也是药物,只要使用得当,配之得法,也能起到防病治病的作用。刘健教授认为长期食疗调养,特别适合于慢性疾病的康复。由于痹病迁延难愈,患者的脾胃功能受损,往往有许多患者出现贫血甚至营养不良,再加上西医治疗痹病的药物对胃肠有刺激性,因此,饮食教育对此类患者的意义重大。大量临床实践证明,配合食疗,运用中医辨证配膳辅助疗法治疗痹病,具有温补脾肾、活血通络、祛风湿的作用,可以提高痹病患者的体质,增强机体对疾病的抵抗力,明显减轻疼痛,促进疾病的康复。

(一)合理饮食

痹病伴贫血的患者要注意营养,多食富含蛋白质、维生素和矿物质之品;长期患风湿性关节炎伴骨质疏松的患者,饮食宜多补充蛋白质及富含钙的食品,如奶及奶制品。蛋类既能提供优质蛋白,又含有丰富的钙磷;豆制品、芝麻酱、海产品,以及水果、绿色蔬菜中都含有较多的钙,应鼓励患者多食,且少量多餐。

1. 急性期

对于急性期患者,属寒性的饮食宜温热,忌生冷,多用姜、椒等温热性调料,以助驱散风寒湿邪;属热性的饮食以清热疏利、易于消化之品为主,忌食辛辣刺激、醇酒、肥甘之物;湿盛者可食健脾利湿的食物,如大枣、薏苡仁等,禁生冷及肥甘油腻食品。

2. 缓解期

痹病是一种慢性消耗性疾病,日久可致精神萎靡、贫血、消瘦、全身乏力、头晕、畏寒、腰膝酸软等营养不良症状,甚则出现肌肤硬化、血管炎、肢节坏死、脏腑损害等。此类患者正气虚极,不耐攻伐,邪气更难祛除,此时药补不如食补。饮食要求营养丰富,清淡可口,多食高蛋白、高维生素、易消化的低脂肪和不饱和长链脂肪酸之品,以增加体内钙、磷等微量元素,多食山药、白扁豆、薏苡仁、枸杞子等,可起到健脾除湿、滋补肝肾的作用;还要补充微量元素如硒、锌,以及维生素、海藻类、大蒜、蜂王浆等。适当进补,如党参、黄芪炖瘦肉、甲鱼等,并增加含钙丰富的食品如牛奶、鸡蛋、鱼类。多食提高免疫力之品,如香菇、黑木耳、海参、甲鱼等。

(二) 饮食禁忌及限制

饮食营养应注意全面,不要忌口和偏食。①要少食牛奶、羊奶等奶类,以及花生、巧克力、小米、干酪、奶糖等含酪氨酸、苯丙氨酸和色氨酸的食物,因其能产生致关节炎的介质前列腺素、白三烯、酪氨酸激酶自身抗体及抗 IgE 抗体等,易致过敏而引起关节炎加重、复发或恶化。②少食肥肉、高动物脂肪和高胆固醇食物,其可易引起和加重关节疼痛、肿胀、骨质脱钙疏松与关节破坏。脂质代谢紊乱与多种慢性疾病的发生密切相关,脂质代谢紊乱是痹病发生、发展的主要危险因素。③少食甜食,因其糖类易致过敏,可加重关节滑膜炎的发展,易引起关节肿胀和疼痛加重。④少饮酒和咖啡、茶等饮料,注意避免被动吸烟,因其都可加剧关节炎恶化。⑤可适量多食动物血、蛋、鱼、虾、豆类制品、土豆、牛肉、鸡肉及牛大腿肉等富含组氨酸、精氨酸、核酸和胶原的食物等。

痹病患者的饮食要根据具体病情而有所选择。罹患痹病的患者常年用药,且多数药对胃肠有很强的刺激性,因而主张少食多餐,切忌暴饮暴食,以免损伤脾胃的消化吸收功能;正确对待药补、食补问题,不要一味追求进补和食补,瓜果、蔬菜需酌情食用。同时注意忌食、限食,必须禁食可能加重痹病的食物。

四、内外并施

痹病是一种顽固性疾病,多侵犯人体肢体关节,导致疼痛、关节活动不利等症状,并且患者常有寒冷、酸胀、麻木等感觉,单一的治疗方法,往往难以兼顾上述诸多症状。外治法治疗痹病是中医的一大特色,对于改善肢体症状有很好的疗效。选择外治法治疗痹病,应了解各种外治法的特点及适应证,结合患者的病因及症状,正确选择几种治疗方法,进行全面综合治疗。刘健教授指出痹病的治疗必须内外结合:调节脏腑功能,汤药比较合适;疏通肢节经络,外治法较为适宜。内治法前文已述,因此此处只讲外治法。

(一) 中药熏蒸

熏蒸使关节周围皮肤温度升高,导致皮肤微小血管扩张,血流加快,组织温度升高,从而改善局部血液循环,促进新陈代谢,加快组织再生能力和细胞活力;血流加快还可以减少炎症及代谢产物的堆积,有利于炎症和水肿的消退,加速组织修复。蒸气的温热作用作为良性刺激,可降低神经末梢的兴奋性,消除皮肤紧张,缓解肌肉、肌腱、韧带痉挛及僵直状态,从而产生镇痛效果。温热刺激还能增强免疫力而达到抗炎消肿的目的。熏蒸发汗还具有消除疲劳及改善情绪的作用,故对慢性炎症有良好的治疗效果。中药熏蒸的基本药物包括羌活、独活、威灵仙、秦艽、防风、桂枝、木瓜、伸筋草、艾叶、透骨草、制川乌、制草乌、细辛、川芎、海风藤、徐长卿、姜黄、苏木、冰片等。

(二) 中药药浴

中药药浴是利用中草药煮沸后产生的蒸气熏蒸周身肌肤,使周身毛孔扩张,药物得以从毛孔中渗入,进而将病邪逐出,以达到治疗疾病目的。中药药浴能促使新陈代谢,疏通经络,祛邪外出,是一种简便易行、卓有疗效的外治法。中药药浴的基本药物包括羌活、独活、防风、秦艽、威灵仙、桂枝、牛膝、艾叶、紫苏、牛膝、大风叶、石菖蒲、生姜、陈皮。痛甚加川乌、草乌、细辛;腰疼加杜仲、桑寄生;病久加赤芍、川芎、鸡血藤。剂量一般为内服药的4～5倍,共煎水,去渣加入盆中,自上而下,从内至外进行药浴,痛处反复冲洗至皮肤发红为度,隔日1次,每次药浴时间为15～20分钟,药浴后,注意勿吹风着凉。接着用红花油外擦按摩痛处至药液全干,同时进行功能锻炼。

(三) 中药离子导入法

中药离子导入法是一种利用直流电的作用,将中药溶液离子引入体内,而直接作用于患部的方法。这种方法兼有电流和药物的作用,因而能改善患部的血液循环、消除炎症及水肿,有良好的止痛功效。根据痹病所受风寒湿邪的轻重,辨证处方用药,病久或伴有骨质增生的患者,可加当归、川芎、丹参、鸡血藤、威灵仙等药。煎取浓缩液500 mL,用时取适量药液,加适量陈醋作直流电离子导入。每日1次,每次20分钟,10～15次为1个疗程,休息3～5日后可再进行第2个疗程。

(四) 中药烫疗

中药烫疗是一个集药疗、热疗于一体的治疗方法。因为热能疏通腠理,而开发汗孔,活血通经,热还能促进皮肤黏膜充血,使药物发挥有效的成分,通过患处透过皮肤吸收,起到药疗作用。该疗法使用的中药包由红花、川芎、防己、独活、乳香、防风、羌活、当归等10多种药物组成,诸药合用,具有祛风化湿、活血化瘀、解表止痛、消肿的功效。通过热药的共同作用,加速血液循环、淋巴循环,加快局部组织代谢产物的排泄,促进炎症因子的吸收与排泄,疏通经络,解除肌紧张、肌痉挛,疼痛得以缓解。操作方法:第一次使用的中药包首先用清水浸湿后蒸煮15分钟左右即可取出,待中药包表面温度降至45～50℃后,进行患处烫疗,其间需要作来回或回旋运转,烫敷时用力要均匀,先轻后快,直到冷却,每次治疗时间为20～30分钟,每日1～2次,10日为1个疗程,每个药包可重复使用15～20次。

(五) 敷贴法

1. 芙蓉膏外敷

芙蓉膏主要由芙蓉叶、藤黄、天南星、冬绿油、薄荷油等调制而成,具有清热解毒之功。治疗方法:用温水洗净患处,擦干水后,用芙蓉膏均匀敷于患面,厚度3 mm左右,然后用纱布外敷并固定,每12小时换敷1次。

2. 消瘀散外敷

消瘀散主要由丹参、乳香、没药、川芎、荜茇、三七等组成,具有活血化瘀止痛之功。治疗方法:每次取药15 g,用适量蜂蜜调成糊状,敷于关节周围,上下约4 cm,敷药后用纱布外敷并固定,每12小时更换1次。也可与芙蓉膏交替外敷,每日1次。

五、导引修身

痹病发生的病机是以正虚邪侵、血瘀气滞、不通则痛为主。实验研究表明,本病患者的血液流变学各项指标均可出现异常,正常的血液循环功能也会受到影响。机体良好的血液循环有利于本病患者关节免疫复合物的清除,从而缓解病情,而功能锻炼可明显改善风湿性疾病患者的血液循环功能。所以改善患者的血液循环功能是本病康复的重要途径。

《灵枢·百病始生》云:"风雨寒热不得虚,邪不能独伤人。"因此在避免寒湿环境的同时,应经常嘱患者进行体育锻炼或参加适当的体力劳动,以增强体质,提高抗病能力。刘健教授认为痹病患者的关节功能保持与恢复,有赖于积极的关节功能锻炼。所以说风湿性疾病除药物及饮食治疗外,还应注意分期功能锻炼、关节活动锻炼、肌力锻炼及日常活动锻炼,可防止及矫正畸形,预防肌萎缩,保持患者肢体功能状态及日常生活活动能力。风湿性疾病患者可以选择一些能够活动关节的全身性运动,如散步、慢跑、太极拳等,运动量因人而异,以自我感觉不疲劳为宜,以增强机体抵抗力,提高免疫功能。运动要在有阳光的地方和风和日丽的天气进行,以避风为原则。但在关节炎的急性期或关节肿痛明显时,要严格控制不去运动。

(一) 分期功能锻炼

功能的恢复不能急于求成,要视病情发展的不同阶段,采取不同的锻炼方法。①急性期:患者受累关节部位应休息,并放于功能位,亦可用夹板固定。禁忌各关节长期过度屈曲,以减少疼痛,短期(7~10日)制动休息,定时进行轻微被动运动,注意防止畸形的加重。关节红、肿、热、痛较重时,指导患者保持关节功能位,早、晚用温水泡手、脚,嘱患者卧床休息,不做按摩及关节体操。待患者症状减轻,再进行康复锻炼。②缓解期:逐步给予四肢等长练习及抗阻训练,在无痛范围内进行。每日坚持2~3次热敷、按摩,以及关节活动锻炼,做全身与局部活动相结合的主动运动、辅助运动或被动运动,增加关节活动范围,每日至少1次,以患者仅感稍微疼痛为限。一般2小时左右进行1次短时间的锻炼(5分钟或更少)为宜,效果比一般常规较长时间练习更好。居家的患者可以进行个别锻炼,个别锻炼的优点是可以根据自己的体力,以不引起疼痛加重,活动后亦无明显的疲劳感为度。锻炼必须持之以恒,方能发生效力。通过早期的康复训练,可以保持关节的功能位适当的活动度,防止关节畸形,增强肌力,防止失用性肌萎缩。

(二) 关节活动锻炼

1. 转颈

站位,两腿分开如肩宽,微屈膝,身体保持正直,自然呼吸,注意力集中于颈部运动,颈先向左旋转,转到最大限度时抬头到最大限度。此法再做右侧。动作要慢,每个方向各做30~50次。

2. 攒拳

站位,两手握拳,拳心向上,屈肘于体侧,先左臂用拳向前方尽力打出、收回,再向侧方尽力打出、收回,然后右侧做相同动作,要求拳打出时,拳心向下,吸气;收回时,拳心向上,呼气。重复20～50次。

3. 挺胸

站位,头后伸,胸部尽量挺起,同时两上臂稍外展并尽力后伸,背部肌肉用力夹紧,使更能用力挺胸,挺胸时吸气,还原时呼气,动作要缓慢,呼吸要深长,用腹式呼吸,挺胸要达到最大幅度。重复20～50次。

4. 伸腰

站位,两手托腰,尽量做腰后伸动作,包括髋部活动,动作要慢,幅度要渐大,后伸时吸气,还原时呼气。重复20～50次。

5. 旋腰

站位,两手叉腰,下肢不移动,上身先向左旋转,一转一回,做3次,旋转幅度要求一次比一次大,然后再做右侧动作。重复10～20次。

以上五个动作是基本动作,有些重症患者初练时不能掌握动作要领,可争取逐渐达到要求。如果在病变早期且在发作阶段,宜多推背,少动摇关节,或暂不做动摇手法,否则可使发热剧增或低热不退;刚接受治疗的新患者,也需多推背,少做动摇手法,待患者逐渐适应推拿治疗后,逐渐增加动摇手法。如勉强多做动摇手法,往往会引起发热恶寒反应,必须分阶段有侧重逐渐训练。如颈部僵硬较甚时,可一般顺序推拿后,改取坐位加做一些颈部的推揉和适量的被动活动。如髋关节僵硬为主时,除一般顺序推拿后,改取仰卧位,先做屈伸和外展的活动,多做髋部推滚和各方向的被动活动。本病往往病期越长,僵硬越甚,体质也越差,故治疗时必须遵照循序渐进的原则进行。

(三)肌力锻炼

1. 松弛操练

让患者每日半小时平卧床上,排除杂念,闭目静神,机体各部自然放松,使人体通过自身调节达到生理平衡。或者在安静的、光线柔和的休息室内指导患者做松弛操练,引导他们从脚至头面和四肢每块肌肉群进行放松。此占据人体一定注意力,因而可减少对痛觉的体会,又可达到镇痛目的。

2. 呼吸操练

首先我们嘱患者吐尽余气后做深吸气,然后集中注意力使气在体内慢慢运行推移,数秒钟后徐徐吐气。这样控制呼吸,精神镇定,进一步促进肌肉放松,疼痛得到减轻。

(四)日常活动锻炼

教育患者注意日常生活活动能力训练,对日常生活自理较差的患者,应鼓励其尽量完成日常活动锻炼,如进食、取物、倒水、梳洗、拧毛巾、开关水龙头、上下楼梯、出入浴池等,锻炼患者各处关节的灵活性。同时可借助于各种简单的工具与器械,如手捏核桃、握力圈锻炼手指功能,两手握转环练习旋转以锻炼手腕功能,脚步踏自行车锻炼关节,滑轮拉绳活动锻炼肩关节等,通过活动不同部位肌肉、关节,恢复关节功能。日常活动锻炼必须量力而行,适可而止,不可操之过急,活动量应逐渐由小到大,循序渐进,注意休息与锻炼、动与静、主动与被动相结合,如此持之以恒,可促使关节功能尽早恢复,从而避免肌肉萎缩或关节畸形的出现。

参考文献

[1] 肖燕,颜学桔.旷惠桃教授论治风湿病整体观赏析[J].世界中医药,2012,7(4):322-324.
[2] 赵宇,沈生军.三种TNF-α拮抗剂治疗中老年强直性脊柱炎的有效性及安全性对比[J].海南医学院学报,2018,24(20):1810-1812.
[3] 刘健,郑志坚.类风湿性关节炎中医学病机探讨[J].中国中医基础医学杂志,2001,7(9):13-15.
[4] 张昭,范为民,李艳.浅谈五体痹与五脏痹[J].河南中医,2016,36(1):9-10.
[5] 李宁,王拥军,施杞.从中医"治未病"思想谈类风湿性关节炎的防治[J].中国中医骨伤科杂志,2012,20(11):64-65.
[6] 曹春辉,吴斌.治未病思想在防治风湿病中的运用与思考[J].基层医学论坛,2020,24(4):558-560.
[7] 金文杰,齐庆,郜贺,等.从"治未病"思想探析骨关节炎的防治思路[J].风湿病与关节炎,2015,4(7):40-42.
[8] 郭大江,王彩悦,尹智龙,等.督灸疗法治疗肾虚督寒型强直性脊柱炎45例[J].中国中医药现代远程教育,2021,19(8):120-121.
[9] 黄慧萍,陈晓.《圣济总录·诸痹门》论痹特色探析[J].中华中医药杂志,2021,36(7):4356-4359.
[10] 温博,唐平.曾升平治疗系统性硬化症消化系统受累经验[J].四川中医,2021,39(9):12-16.
[11] 吴松,马劼旎,梁凤霞,等.针灸治未病临床思路探析[J].中华中医药杂志,2020,35(12):6209-6211.

第四章

刘健教授治痹常用药

根据刘健教授常用方药进行数据挖掘,共统计出102味中药,可归纳为四大类,分别为清热解毒药、健脾化湿药、活血化瘀药、通络止痛药。将各类的中药使用频次由大到小依次排序,清热解毒药使用频次较高的前8位有蒲公英、白花蛇舌草、忍冬藤、黄柏、黄芩、白鲜皮、知母、紫花地丁;健脾化湿药使用频次较高的前8位有茯苓、薏苡仁、陈皮、山药、泽泻、姜半夏、车前草、厚朴;活血化瘀药使用频次较高的前8位有红花、丹参、桃仁、鸡血藤、川芎、当归、郁金、苏木;通络止痛药使用频次较高的前8位有威灵仙、豨莶草、徐长卿、透骨草、独活、川牛膝、伸筋草、羌活。其中,活血化瘀药使用频次最高的中药为红花,频次高达20 402次;健脾化湿药中茯苓的使用频次最高,达20 306次;清热解毒药中蒲公英的使用频次最高,达15 928次;通络止痛药中威灵仙的使用频次最高,达15 643次。

第一节 清热解毒药

一、蒲公英

(一)基本介绍

蒲公英又名黄花地丁,为菊科多年生草本植物,全国各地均有分布,以干燥全草入药。原植物生于山野、草地、草甸、路旁及河岸旁。

《本草新编》云:"蒲公英,味苦,气平,无毒。入阳明、太阴。溃坚肿,消结核,解食毒,散滞气。"《本草纲目》云:"蒲公英得水之冲气,故其味甘平,其性无毒,当是入肝、入胃,解热凉血之要药。乳痈属肝经,妇人经行后肝经主事,故主妇人乳痈肿,乳毒,并宜生啖之良。"《本草蒙筌》云:"味苦,气平。无毒。经入阳明太阴。煎汁同忍冬,临服加醇酒。溃痈肿,消结核屡著奇功;解食毒,散滞气每臻神效。"

(二)功效主治

【性味】味苦、甘,性寒。

【归经】归肝、胃经。

【功效】清热解毒、消痈散结、利尿通淋、清肝明目。

【主治】内外热毒疮疡,包括痈肿疔疮、乳痈、肺痈、肠痈、瘰疬;湿热黄疸、热淋涩痛、目赤肿痛。

【文献摘录】《唐本草》云:"主妇人乳痈肿。"《本草图经》云:"敷疮,又治恶刺及狐尿刺。"《医宗金鉴》云:"清胃热,凉肝血,疗乳痈乳岩。"《滇南本草》云:"敷诸疮肿毒,疥癞癣疮;祛风,消诸疮毒,散瘰疬结核;止小便血,治五淋癃闭,利膀胱。"《本草备要》云:"甘平,花黄属土,入太阴阳明。化热毒,解食毒,消肿核,专治乳痈。"

(三)临床应用

1. 用于乳痈、肺痈等痈肿疔疮

蒲公英归肝、胃经,清热解毒力强,又能消痈散结。凡热毒痈肿,不论外痈、内痈均可应用。治疗热毒疮疡常与金银花、紫花地丁等同用;治疗乳痈,可将其捣烂外用,或者与瓜蒌、连翘等同用。

2. 用于湿热黄疸、热淋涩痛

蒲公英味苦,具有清利湿热作用,可用于治疗湿热黄疸,常配伍大黄、栀子等;治热淋涩痛常与金钱草、车前子同用。

(四)药理作用

大量研究证实,蒲公英具有显著的抗炎活性,所含的三萜类、黄酮类、甾醇类及多糖类等成分起主要作用。蒲公英甾醇是一种具有较好抗炎效果的三萜类物质;多种动物模型证实了蒲公英黄酮是蒲公英的主要抗炎成分,且抗炎效果与剂量呈正相关。蒲公英糖蛋白(TG)可间接抑制核因子 $\kappa B(NF-\kappa B)$ 的信号转导,其体外抗炎效果显著且与TG的质量浓度呈剂量依赖性。此外,蒲公英提取物对毛细血管扩张和通透性亢进、渗出水肿、白细胞向炎症聚集、纤维组织增生有抑制作用,影响免疫功能。体外实验发现,蒲公英煎剂能显著提高外周血淋巴细胞的转化率。

(五)在风湿病中的应用

蒲公英提取物可减轻类风湿关节炎的炎症反应,类风湿关节炎发病的主要原因之一是Th17/Treg细胞失调。Th17细胞会促进产生IL-17因子,在免疫调节中发挥关键性的作用,同时也可以诱导其他炎症因子分泌。有研究结果显示,类风湿关节炎模型大鼠IL-17、IL-23水平较高,经过蒲公英提取物的干预,IL-17、IL-23水平降低,说明蒲公英提取物能够降低IL-17、IL-23水平,并且呈浓度依赖。复方蒲公英注射液对二甲苯所致小鼠耳郭肿胀有抑制作用。复方蒲公英注射液中、高剂量的抑制作用较显著。《金匮要略》中"防己地黄汤"加羌活、忍冬藤、蒲公英三味组成的方剂对于缓解急性风湿性关节炎有较好的疗效,主要有滋阴凉血、祛风通络的功效。取羌活、忍冬藤、蒲公英各30 g,防己、生地黄各15 g,防风、桂枝、甘草各9 g,水煎服,每日1剂,分2~3次服用,10日为1个疗程,一般2~3个疗程有明显疗效。

二、白花蛇舌草

(一) 基本介绍

白花蛇舌草又名蛇总管、羊须草,为茜草科植物白花蛇舌草的全草,主产于福建、广东、广西等地。夏秋二季采收。

《潮州志·物产志》云:"茎叶榨汁次服,治盲肠炎,又可治一切肠病。"《广西中药志》云:"治小儿疳积,毒蛇咬伤,癌肿。外治白泡疮,蛇癞疮。"《闽南民间草药》云:"清热解毒,消炎止痛。"

(二) 功效主治

【性味】味苦、甘,性寒。

【归经】归胃、大肠、小肠经。

【功效】清热解毒、消痈散结、利尿除湿。

【主治】肺热喘咳、咽喉肿痛、肠痈、疔肿疮疡、毒蛇咬伤、热淋涩痛、痢疾、湿热黄疸。

【文献摘录】《泉州本草》云:"清热散瘀,消痈解毒。治痈疽疮疡,瘰疬。又能清肺火,泻肺热。治肺热喘促、嗽逆胸闷。"《广西中草药》云:"清热解毒,活血利尿。治扁桃体炎,咽喉炎,阑尾炎,肝炎,痢疾,尿路感染,小儿疳积。"

(三) 临床应用

1. **用于肠痈、疮疖肿毒等症**

本品清热解毒、消散痈肿兼备,为热毒诸症要药。与红藤、败酱草等同用,可治疗肠痈;与金银花、连翘等同用,可治疗疮疖肿毒等症。

2. **用于湿热黄疸、小便不利等症**

本品味苦,归大肠、小肠经,与栀子、黄柏、茵陈等同用,可燥湿、利尿,治湿热黄疸;若治小便不利,可与白茅根、车前子、茯苓等同用。

3. **用于毒蛇咬伤**

可取鲜白花蛇舌草 30~60 g。捣烂绞汁或水煎服,渣敷伤口。

(四) 药理作用

白花蛇舌草主要抗氧化成分是多酚、黄酮、羟基蒽醌、有机酸类化合物,这些化合物具有改变氧化态的化学特征,具有较强的抗氧化活性。白花蛇舌草水煎可明显促进小鼠抗体生成细胞的作用,使抗体分泌量增加,对淋巴细胞增殖也有明显促进作用。白花蛇舌草超微粉能极显著提高机体的特异性免疫和非特异性免疫功能,亦可增强伴刀豆球蛋白 A(Con A)诱导血液中 T 细胞的增殖作用,促进 T、B 细胞的分化增殖。白花蛇舌草水溶性提取物与环磷酰胺合用可以明显改善环磷酰胺所致的免疫器官萎缩和造血系统的损伤。白花蛇舌草可通过直接清除细胞内过多活性氧(ROS)并提高其他抗氧化酶活性而协同清除化疗药物产生的过量 ROS,从而避免正常器官氧化损伤。

(五) 在风湿病中的应用

白花蛇舌草水煎剂对类风湿关节炎滑膜细胞干预后有抑制类风湿关节炎滑膜细胞增殖的作用且有一定的剂量依赖性[1]。四妙消痹汤由金银花、玄参、当归、甘草、白花蛇舌草等组成,其中白花蛇舌草发挥着抗菌消炎的作用。四妙消痹汤治疗类风湿关节炎主要靶点基因为 CCND1、FOS、MAPK3、ESR1,其主要活性成分为豆甾醇、槲皮素、山柰酚等。豆甾醇可通过刺激网状内皮系统增生,加强巨噬细胞能力,从而发挥抗炎作用。槲皮素可有效抑制分泌多种致炎分子的 COX-2 促进子的转录活性,同时能够刺激细胞增殖,还能通过降低中性粒细胞对炎症因子的敏感性从而达到抗炎的作用。含有白花蛇舌草的痹肿消汤,临床上与常规西药联合应用可显著改善组织血清基质金属蛋白酶-3(MMP-3)、金属蛋白酶组织抑制物-1(TIMP-1)的检测值,可缓解类风湿关节炎患者滑膜增殖的病理变化。

三、忍冬藤

(一) 基本介绍

忍冬藤又名千金藤、金银花藤,为忍冬科植物忍冬干燥藤茎。忍冬藤为多年生半常绿缠绕木质藤本。忍冬全身都是宝,藤、叶、花可入药,三者药性基本相同。

《苏沈良方》云:"乃忍冬也。古人但为补药,未尝治痹……若仓卒求不获,只用干叶为散,每服三方寸匕,甘草方寸匕,酒煮服之亦可,然不及生者。"《本草纲目》云:"忍冬,茎叶及花,功用皆同。"《本草正义》云:"今人多用其花,实则花性轻扬。力量甚薄,不如枝蔓之气味俱厚。古人只称忍冬,不言为花,则并不用花入药,自可于言外得之。"《神农本草经疏》云:"忍冬,即金银花。藤一名鹭鸶藤。感土之冲气,禀天之春气,故味甘,微寒而无毒。主寒热身肿,久服轻身长年益寿者,甘能益血,甘能和中,微寒即生气也。气味如斯,所主宜矣。"

(二) 功效主治

【性味】味甘,性寒。
【归经】归肺、心、胃经。
【功效】清热解毒、疏风通络。
【主治】温病发热、风湿热痹、关节红肿热痛、热毒血痢、痈肿疮疡等。
【文献摘录】《名医别录》云:"主寒热身肿。久服轻身,长年益寿。"《本草经集注》云:"煮汁以酿酒,补虚疗风。"《药性论》云:"主腹胀满,能止气下僻。"《本草拾遗》云:"主热毒血痢,水痢。"《履巉岩本草》云:"治筋骨疼痛。"《造化指南》云:"取汁能伏硫制汞。"《滇南本草》云:"能宽中下气,消痰,祛风热,清咽喉热痛。"《药性切用》云:"清经活络良药,痹证挟热者宜之。"

(三) 临床应用

1. 用于温病发热、热毒血痢等症

忍冬藤味甘,性寒,归肺、胃经,善于清热解毒,不仅是治疗温病发热的良药,还可治疗

因感受热毒引起的痢疾、大便见血等,可与金银花同用增强其清热解毒的功效。

2. 用于痈肿疮疡

忍冬藤可清热解毒,治疗热毒痈肿疮疡时,可内服也可煎水熏洗,或制作为膏贴,或研末,或鲜品捣烂后敷贴。

3. 用于风湿热痹、关节红肿热痛

风湿热痹多由风寒湿邪侵入机体,郁久化热导致湿热毒邪久恋,胶着不去,导致关节红肿热痛。忍冬藤性寒,清热解毒,不仅可缓解关节红肿热痛的症状,还可疏风通络,用于痹证,对风湿热痹效果佳,可与豨莶草、鸡血藤同用。忍冬藤与豨莶草合用尤适于辨证属热痹而见局部关节红肿者,前者善清热解毒,后者长于祛风湿利关节,二者均性寒,合而用之,既清热解毒,又通利关节。

(四) 药理作用

忍冬藤经过配伍用于治疗类风湿关节炎。忍冬藤成分有忍冬苷、忍冬素等物质,其药理表现为抗炎止痛,抑制体液免疫、抗过敏、抗变态反应作用,对Ⅰ型变态反应有显著的抑制作用。抗过敏反应的机制主要包括抑制过敏介质释放、竞争性拮抗慢反应物质A(SRS-A)的致痉作用和抗组胺受体,以及直接使平滑肌解痉。用忍冬藤水提物干预24小时后滑膜细胞的形态发生不同程度改变,滑膜细胞凋亡率显著增加,忍冬藤在250 ng/mL浓度下干预48小时后,滑膜细胞数量减少,凋亡率减少。有学者用加味忍冬藤汤加减联合别嘌醇片治疗患者四肢沉重、关节灼热肿痛及颜面或下肢浮肿效果明显。

(五) 在风湿病中的应用

忍冬藤对于改善类风湿关节炎急性发作期症状体征有良好作用,用于风湿热痹、关节红肿热痛者疗效甚好。含有忍冬藤的通络息风汤对于慢性风湿痹证临床效果显著,方中忍冬藤有清热祛湿的作用。蠲痹汤中忍冬藤用量30 g,该方联合甲氨蝶呤治疗湿热痹阻型类风湿关节炎疗效显著,可改善患者临床症状,降低血清 α_1-酸性糖蛋白(α_1-AGP)、TNF样配体1A(TL1A)的表达水平,减轻炎症反应。蠲痹四藤汤中的忍冬藤能祛风通络,可缓解强直性脊柱炎患者沉重、僵硬之腰背疼痛的症状,对于风寒湿痹以湿邪偏盛之着痹尤宜,蠲痹四藤汤加减对于行痹、虚痹、久痹也有很好的治疗效果。忍冬藤作为清热利湿除痹汤的臣药,可加强君药清热利湿的功效,有研究发现清热利湿除痹汤在改善关节疼痛及肿胀症状、降低实验室指标及量化分值方面具有优势。

四、黄柏

(一) 基本介绍

黄柏为芸香科植物黄檗(关黄柏)和黄皮树(川黄柏)除去栓皮的树皮。前者主产于河北、吉林、辽宁等地;后者主产于四川、湖北、云南、贵州等地。生于山地杂林中或山谷溪边。

《心印绀珠经》云:"味苦,性寒,无毒。沉也,阴也。其用有五:泻下焦隐伏之龙火,安

上焦虚哕之蛔虫,脐下痛单制而能除,肾不足生用而能补,痿厥除湿药中诚不可缺。"《汤液本草》云:"气寒,味苦。苦厚微辛,阴中之阳,降也。无毒。足太阳经引经药,足少阴经之剂。"《神农本草经疏》云:"黄柏禀至阴之气而得清寒之性者也,其味苦,其气寒,其性无毒,故应主五脏肠胃中结热。"

(二)功效主治

【性味】味苦,性寒。

【归经】归肾、膀胱经。

【功效】清热燥湿、泻火除蒸、解毒疗疮。

【主治】湿热泻痢、黄疸尿赤、带下阴痒、热淋涩痛、脚气痿躄、骨蒸劳热、盗汗、遗精、疮疡肿毒、湿疹湿疮等。

【文献摘录】《医学启源》云:"治肾水膀胱不足,诸痿厥,腰脚无力,于黄芪汤中少加用之,使两足膝中气力如涌出,痿软即时去矣。蜜炒此一味,为细末,治口疮如神。瘫痪必用之药也。"《名医别录》云:"无毒,主治惊气在皮间,肌肤热赤起,目热赤痛,口疮。久服通神。"《本草分经》云:"除湿清热,退火而固肾,治瘫痿、骨蒸、泻痢、诸疮。"

(三)临床应用

1. 用于湿热泻痢、黄疸尿赤等

黄柏入肾、膀胱经,其势沉降,偏走下焦,可用于治疗湿热下注导致的带下黄浊臭秽或者湿热下注膀胱,小便短赤热痛。另外,黄柏清热燥湿,善除大肠的湿热以治泻痢,因此对于湿热泻痢、黄疸也有不错的治疗功效,临床可与白头翁、黄连、秦皮等同用。

2. 用于阴虚火旺导致的潮热盗汗,腰酸遗精

黄柏主入肾经,擅长清泻肾脏虚火,故有制相火、清退骨蒸的作用,对于阴虚火旺、骨蒸潮热、遗精盗汗者,可用黄柏与知母、山药等同用泻火除蒸。

3. 用于疮疡肿毒、湿疹瘙痒

黄柏味苦,性寒,具有清热燥湿、泻火排毒的功效,所以可用来治疗疮疡肿毒,内服外用均可。治疗疮疡肿毒可与黄芩、栀子等同用;治疗皮肤湿疹瘙痒可与荆芥、苦参、白鲜皮等同用。

(四)药理作用

黄柏中发挥免疫调节作用的化学成分主要有木兰花碱、黄柏碱和小檗碱。其中黄柏碱抑制抗宿主反应较为明显,木兰花碱和黄柏碱通过抑制局部抗宿主反应和诱导期,实现抑制迟发型超敏反应的作用。关黄柏中的总多糖对 Con A 诱导的小鼠脾淋巴细胞体外增殖具有显著的抑制作用,说明了关黄柏多糖可发挥免疫抑制作用。小檗碱可控制因应用糖皮质激素治疗导致系统性红斑狼疮患者的动脉粥样硬化程度[2]。川黄柏提取物可以降低大鼠前列腺组织中的前列腺素 E_2(PEG$_2$)、TNF-α 及 IL-1β 等炎性细胞的水平,能缓解大鼠前列腺组织间质的纤维化程度,改善大鼠的结缔组织生长因子(CTGF)、TNF-α、转化生长因子 β$_1$(TGF-β$_1$)、IL-1β、PEG$_2$ 及 COX-2 水平。关黄柏中的黄酮类化合物是天然的

抗氧化剂,可以清除人体中超氧自由基,发挥抗衰老、提高机体免疫力的作用。

(五) 在风湿病中的应用

含有黄柏的通络蠲痹汤文火水煎煮服用,结合痛风外敷方治疗急性痛风性关节炎患者可促进尿酸排出,降低炎症因子水平,改善临床症状;也有研究发现黄柏能有效降低高尿酸血症模型大鼠的血尿酸值及肌酐水平,抑制关节肿胀,具有一定的抗痛风作用。TNF-α作为多效促炎因子,可诱导成纤维样滑膜细胞产生大量胶原及PEG_2、MMP和多种炎症因子,加重炎症反应,维持滑膜炎症并导致关节软骨破坏;由黄柏、苍术组成的二妙散可抑制TNF-α,证实了黄柏对于类风湿关节炎相关痹证的治疗作用。四妙丸作为治疗湿热痹证的经典方,多用于湿热下注所致的足膝红肿、筋骨疼痛,方中黄柏作为君药,有清热燥湿的作用,临床上胡梁深等[3]用四妙丸加味方联合塞来昔布治疗痛风性关节炎(湿热蕴阻型)34例,结果治愈9例、显效14例、有效8例,总有效率达91.2%。

五、黄芩

(一) 基本介绍

黄芩又名山茶根、土金茶根,为唇形科植物黄芩的干燥根,栽培或野生,主产于河北、内蒙古、山西、河南及东北等地。以阳光充足、土层深厚、肥沃的中型或微碱性壤土,或砂质壤土适宜生长。

《汤液本草》云:"气寒,味微苦。苦而甘,微寒,味薄气浓,阳中阴也。阴中微阳,大寒,无毒。"《神农本草经》云:"味苦平,生川谷。治诸热黄疸,肠澼泄利,逐水下血闭,恶疮疽蚀火疡。"《本草蒙筌》云:"味苦,气平、大寒。味薄气厚,可升可降,阴也,阴中微阳。无毒。"

(二) 功效主治

【性味】味苦,性寒。
【归经】归肺、胆、脾、大肠、小肠经。
【功效】清热燥湿、泻火解毒、止血、安胎。
【主治】湿温暑湿、湿热黄疸、肺热咳嗽、痢疾、咳血、目赤、胎动不安、痈肿疔疮等。
【文献摘录】《药性论》云:"味苦,甘。能治热毒骨蒸,寒热往来,肠胃不利,破壅气,治五淋,令人宣畅,去关节烦闷,解热渴,治热腹中绞痛,心腹坚胀。"《名医别录》云:"大寒,无毒。主治痰热,胃中热,小腹绞痛,消谷,利小肠,女子血闭、淋露、下血,小儿腹痛。"《本草正》云:"味苦气寒,气轻于味,可升可降,阴中微阳。枯者善于入肺,实者善入大肠,欲其上者酒炒,欲其下者生用。"

(三) 临床应用

1. 用于湿温暑湿、胸闷呕恶、湿热黄疸、泻痢等

本品味苦,性寒,能清热燥湿,善清肺、胃、胆及大肠之湿热,尤其善于清中上焦湿热。

治湿温暑湿或湿热阻遏气机而致胸闷恶心,可与滑石、白豆蔻同用;治湿热蕴结大肠之泄泻、痢疾,可与黄连、葛根同用。

2. 用于高热烦渴、寒热往来

本品有清热泻火作用,气分实热证每多用之。治外感热病、高热烦渴、面赤唇燥,可与薄荷、大黄等同用;治邪在少阳、寒热往来,常与柴胡同用以和解少阳。

3. 用于血热出血

本品能够清热泻火,以凉血止血,可用于火毒炽盛、破血妄行之吐血等。治热盛迫血妄行之吐血、便血、崩漏等,常与生地黄、侧柏叶等同用以增强止血之功。

(四) 药理作用

黄芩苷、黄芩素对脂多糖(LPS)诱导的猪肾小管上皮细胞株 LLC-PK1 细胞 TNF-α、IL-1β 及 IL-6 mRNA 高表达有显著抑制作用。在抗类风湿关节炎模型大鼠炎性反应的研究中发现,黄芩苷可缩短骨小梁间距,升高碱性磷酸酶和骨钙素的含量,改善软骨破坏及滑膜增生。在汉黄芩苷对溃疡性结肠炎大鼠促炎因子及黏膜修复作用的研究中发现,汉黄芩苷可通过下调促炎因子、氧化因子水平,上调抑炎因子水平以缓解大鼠的炎症、氧化损伤,促进黏膜修复。黄芩素还有抗组胺和抗乙酰胆碱作用,可显著减少致敏豚鼠肺切片与抗原反应时化学介质的释放,该作用是通过抑制巯基酶活性而介导的。黄芩新素Ⅱ、汉黄芩素、汉黄芩苷、黄芩素等可显著抑制化合物所致大鼠腹腔肥大细胞脱颗粒。

(五) 在风湿病中的应用

有研究显示,刘健教授创建的黄芩清热除痹胶囊联合甲氨蝶呤治疗能明显改善活动期类风湿关节炎患者关节疼痛、肿胀情况,降低各项疾病活动指标,且黄芩清热除痹胶囊联合甲氨蝶呤治疗优于单独使用甲氨蝶呤治疗。TNF-α 可使机体产生疼痛反应,对于类风湿关节炎患者,疼痛通常被作为炎症反应的指标,疼痛越剧烈说明机体内的炎症反应越强,而黄芩的主要成分是黄芩苷,给药黄芩苷后的类风湿关节炎大鼠关节中 TNF-α 表达明显减少,病理改变也明显减轻。黄芩苷通过抑制成纤维样滑膜细胞 miR-21 的表达,使 TGF-β$_1$ 的表达受抑制,且抑制作用的强度与黄芩苷的浓度和作用时间呈正相关。

六、白鲜皮

(一) 基本介绍

白鲜皮又名山牡丹、羊鲜草,为芸香科多年生草本植物白鲜和狭叶白鲜的根皮,主产于辽宁、河北、四川、江苏等地。原植物生于山坡及灌丛中。

《本草纲目》云:"白鲜皮,气寒善行,味苦性燥,足太阴、阳明经祛湿药也,入手太阴、阳明,为诸黄风痹要药。"《神农本草经疏》云:"苦能泄热,寒能除热,故主头风有火证。"《本草蒙筌》云:"味苦、咸,气寒。无毒。山谷俱有,苗茎尺余。"《本草乘雅半偈》云:"膻者肝之臭,当入肝,为肝之用药,从治风气者也。亦可入脾除湿,脾以肝为用耳。"《本草崇原》云:

"白藓臭腥色白,气味苦寒,禀金水之精,而治风热之证,主治头风,金能制风也。"

(二) 功效主治

【性味】味苦,性寒。

【归经】归脾、胃经。

【功效】清热燥湿、祛风解毒。

【主治】湿热疮毒、风疹芥癣、黄水淋漓、湿热黄疸、风湿热痹等。

【文献摘录】《神农本草经疏》云:"性寒而燥,能除湿热,故主五疸。咳逆者,实火上冲也,得寒而散,则咳逆止矣。淋漓及女子阴中肿痛,亦皆下部湿热,乘虚客肾与膀胱所致也。湿痹死肌不可屈伸、起止、行步者,地之湿气,感则害人皮肉筋脉也。"《雷公炮制药性解》云:"主头风黄疸咳逆、淋漓湿痹死肌、一切疥癞恶风疥癣杨梅诸疮热毒、天行时疾、头痛眼疼、女子阴痛、小儿惊痫。和血脉,通九窍,利小肠。"

(三) 临床应用

1. 用于湿热疮毒、芥癣

白鲜皮味苦,性寒,苦能泄热,故可清热,它还有燥湿、泻火解毒、祛风止痒的功效,可用于治疗湿热疮毒、肌肤溃烂、湿疹、风疹、疥癣等。治疗湿热疮毒、肌肤溃烂,可与苍术、连翘等同用;治疗湿疹、风疹,可与防风、黄柏同用;治疗芥癣,可与苦参、蛇床子煎汤外用。

2. 用于湿热黄疸

白鲜皮清热燥湿,可用于治疗湿热内蕴、尿赤、黄疸,多与栀子、茵陈蒿同用。

3. 用于风湿热痹

风湿热痹多由风湿热邪侵袭肌表、郁于经络、痹阻气血经络,滞留关节、筋骨所致。白鲜皮清热燥湿,又善于祛风,有通痹之效,故可治疗风湿热痹、关节红肿热痛,多与苍术、薏苡仁、黄柏同用。

(四) 药理作用

白鲜皮具有抗炎活性的化学成分有梣酮、白鲜碱、黄柏酮、槲皮素、茵芋碱。梣酮可以减轻由 LPS 刺激的巨噬细胞引发的炎症反应,其作用机制是通过减少巨噬细胞中 IκB 激酶(IKK)和胞外信号调节蛋白激酶(ERK)1/2 磷酸化,产生对 NF-κB 抑制,减少诱导型一氧化氮合酶(iNOS)和 COX-2 的 mRNA 和蛋白表达,降低一氧化氮(NO)的生成和前列腺素的合成,降低细胞的损伤,产生抗炎作用。槲皮素能够抑制角叉莱胶引起的大鼠足跖水肿,当槲皮素与姜黄素两种黄酮类化合物合并用药时能够显示出更强的抗炎活性。其作用机制为减少氧化应激的发生,减弱强氧化剂和抗氧化剂的失衡,降低细胞损伤,并调节血红素氧合酶-1 的表达和 TNF-α 释放,产生抗炎作用。白鲜皮醇提物对 2,4-二硝基氟苯诱导的接触性皮炎具有明显的抑制作用,不仅能明显抑制小鼠耳郭肿胀度,抑制组胺释放,降低 β-己糖胺酶释放水平,抑制佛波酯诱导的 p38 丝裂原活化蛋白激酶(p38MAPK)磷酸化,减少肥大细胞脱颗粒。

（五）在风湿病中的应用

白鲜皮中的梣酮可用于治疗风湿类疾病，在胶原诱导的关节炎小鼠模型中，腹腔注射梣酮减轻了小鼠炎症性关节炎的临床和组织学特征，抑制 $CD4^+T$ 细胞中 IL-17 的产生和视黄酸受体（RAR）相关受体和磷酸信号转导子及转录激活因子 3 的表达，有效减轻了小鼠的滑膜炎症和破骨细胞生成。张英强自拟含有白鲜皮的痛风外洗方治疗痛风，对于湿热瘀滞型痛风急性期红肿、疼痛明显者，外洗、热敷均有效[4]。在强直性脊柱炎患者的临床治疗上，湿热阻络证患者服用含有白鲜皮的自拟风湿 1 号方联合西药布洛芬或柳氮磺吡使用，可以提高幼年强直性脊柱炎患者的治疗疗效并缩短疗程[5]。

七、知母

（一）基本介绍

知母又名连母、地参，为百合科植物知母的干燥根茎，栽培或野生。原植物喜生于向阳干燥山坡、丘陵草丛或平原地带，常成群生长。耐旱、耐寒。

《珍珠囊补遗药性赋》云："味苦，性寒，无毒。沉也，阴中之阴也。其用有四：泻无根之肾火，疗有汗之骨蒸，止虚劳之阳盛，滋化源之阴生。"《汤液本草》云："气寒，味大辛。苦寒，味浓，阴也，降也。苦，阴中微阳，无毒。入足阳明经，手太阴、肾经本药。"《药类法象》云："泻足阳明经火热圣药也，补益肾水膀胱之寒。"《神农本草经疏》云："知母禀天地至阴之气，故味苦气寒而无毒。"

（二）功效主治

【性味】味苦、甘，性寒。
【归经】归肺、胃、肾经。
【功效】清热泻火、生津润燥。
【主治】热病烦渴、肺热燥咳、骨蒸潮热、内热消渴、肠燥便秘等。
【文献摘录】《神农本草经》云："味苦寒，生川谷，主消渴热中，除邪气，肢体浮肿，下水，补不足，益气。"《名医别录》云："主治伤寒久疟烦热，胁下邪气，膈中恶，及风汗内疸，多服令人泄。"《证类本草》云："主治心烦躁闷，骨热劳往来，生产后蓐劳，肾气劳。憎寒虚损。患人虚而口干，加而用之。"《日华子本草》云："治热劳，传尸，痁病，通小肠，消痰止嗽，润心肺，补虚乏，安心，止惊悸。"

（三）临床应用

1. 用于气分实热所致烦渴、大汗等

知母苦寒清热泻火，甘寒生津止渴，善于清肺胃气分热，故可除烦止渴，可治疗温热病邪亢盛而出现的壮热烦渴、脉洪大等气分实热证，多与石膏相须为用。

2. 用于阴虚消渴、骨蒸潮热

知母入肾经,善于滋肾阴、润肾燥、泻肾火,可退热除骨蒸,故可用于肾阴不足、阴虚火旺所致的骨蒸潮热、心烦盗汗等,多与熟地黄、黄柏等同用。

3. 用于肠燥便秘

知母甘寒滋阴,可润燥、生津止渴,故可用于内热伤津所致的肠燥便秘,多与麦冬、玄参、生地黄同用。

(四)药理作用

知母浸膏皮下注射,能防治大肠埃希菌所致发热,且作用持久,起到解热的作用。5-羟色胺是一种很重要的调节体温的神经递质,而单胺氧化酶对多种神经递质包括5-羟色胺的代谢起着重要作用,知母作为一种性寒的中药在细胞内对单胺氧化酶有抑制作用。知母可通过延缓肝脏对糖皮质激素的分解,从而降低能量合成,抑制热能的产生,退热缓慢但作用持久。知母有抑制钠泵作用。知母皂苷元体外对组织切片的耗氧率,对提纯的兔肾钠泵、红细胞均有抑制作用,且呈量效关系。细胞中耗氧量最多的是钠泵,红细胞钠泵活性在阴虚体质中呈增高趋势,提示知母抑制钠泵的作用是其滋阴作用的机制之一,这对于治疗阴虚体质的痹证患者具有参考意义。

(五)在风湿病中的应用

知母作为白虎加桂枝汤的臣药,不仅可以帮助石膏发挥清热泻火的作用,还可以滋养阴液;白虎加桂枝汤是治疗湿热痹证的常用药,主要治疗关节肌肉灼热、红肿、疼痛,作用为清热通络、宣痹胜湿及止痛。临床上采用依托考昔联合白虎加桂枝汤治疗急性痛风性关节炎患者,其关节疼痛、关节红肿及关节活动受限等症状积分改善程度明显优于单用依托考昔治疗者[6]。《伤寒论》曰:"诸肢节疼痛,身体尪羸,脚肿如脱……桂枝芍药知母汤主之。"桂枝芍药知母汤可以很好地减轻血液中 TNF-α 作用,对于类风湿关节炎出现滑膜炎症有着较好的抑制作用,联合针灸治疗后,可以使红细胞中含有的超氧化物歧化酶(SOD)活动力出现下降,则血浆中 LPO 降低,从而有效缓解关节的炎症情况,促使患者关节的功能快速恢复。

八、紫花地丁

(一)基本介绍

紫花地丁为堇菜科植物紫花地丁的干燥全草。原植物生于田间、荒地、山坡草丛、林缘或灌木丛中。喜温暖或凉爽气候,忌涝。

《本草便读》云:"味苦性寒,入包络与肝经,通营破血。(紫花地丁即地丁草之茎,色紫而开紫花者,性味主治与蒲公英相同,惟此能入手足厥阴血分,行瘀活血为略异,故紫花地丁治疗疮毒壅为胜也。)"《普济方》云:"乡村篱落生者,夏秋开小白花,如铃儿倒垂,叶微似木香花之叶。此与紫花者相戾,恐别一种也。"《本经逢原》云:"其花紫者茎白,白者茎紫,故可通治疔肿,或云随疔肿之色而用之。但漫肿无头,不赤不肿者禁用,以其性寒不利阴疽也。"

(二) 功效主治

【性味】味苦、辛,性寒。

【归经】归心、肝经。

【功效】清热解毒、凉血消肿。

【主治】热毒疮疡、疔疮肿毒、丹毒、痈疽发背、毒蛇咬伤、肝热目赤肿痛、外感热痛等。

【文献摘录】《本草纲目》云:"一切痈疽发背,疔肿瘰疬,无名肿毒恶疮。"《本草乘雅半偈》云:"疔为干火,地在气中,顺承天施而成物者,地也。故主形骸地属,失承天施,为痈,为疔,为瘰,为疬。使之仍顺乎天施,而畅于四肢,美之至者也。"《本经逢原》云:"治疔肿恶疮,兼疗痈疽发背,无名肿毒。"

(三) 临床应用

1. 用于热毒疮疡

紫花地丁苦泄辛散,寒能清热,入心肝血分,故能清热解毒,凉血消肿,为治疗血热壅滞、痈肿疮毒、红肿热痛的常用药。尤善治疗疔疮肿毒、丹毒、痈疽发背等,治疗疮痈肿毒可与金银花、野菊花同用,或单独捣汁内服。

2. 用于毒蛇咬伤

紫花地丁可解蛇毒,治毒蛇咬伤,可用鲜品捣汁内服,亦可配雄黄少许,捣烂外敷;或与野菊花、半边莲同用,捣烂外敷。

(四) 药理作用

紫花地丁水煎剂和乙醇提取物乙酸乙酯部位具有明显的抗炎作用和抑菌作用,其是紫花地丁发挥抗炎抑菌作用的主要活性部位。紫花地丁水煎剂和乙醇提取物的乙酸乙酯部位对大肠埃希菌、金黄色葡萄球菌、表皮葡萄球菌和沙门菌有较强的抑菌作用。紫花地丁水煎剂在 0.8~1.6 mg/mL 剂量下可通过下调 Con A 诱导的小鼠脾淋巴细胞 IL-2、TNF-α 的分泌调控免疫细胞功能,减少巨噬细胞炎症介质的释放。LPS 刺激的 RAW 264.7 巨噬细胞经紫花地丁水提物、紫花地丁醇提物干预后,NO、TNF-α、IL-6 及 IL-1β 的分泌显著下调,并呈现良好的浓度依赖关系。

(五) 在风湿病中的应用

五味消毒饮由紫花地丁、金银花、蒲公英、野菊花、天葵子组成,在临床实践中,应用五味消毒饮加减治疗痛风各型,效果显著,包括风湿热痹型、脾虚型、肾虚型等[7]。临床上采用穴位贴敷联合五味消毒饮治疗类风湿关节炎患者,其 $CD8^+$、Th17/Treg 水平降低,$CD4^+$ 水平升高,说明穴位贴敷联合五味消毒饮能够调节患者 T 细胞亚群水平及 Th17/Treg 平衡[8],改善免疫功能,有助于减轻类风湿关节炎的炎症反应、氧化应激反应严重程度,促进关节功能恢复。研究发现紫花地丁水提物和正丁醇提物能明显抑制二甲苯致小鼠耳肿胀及角叉菜胶致小鼠足肿胀,不同程度地降低角叉菜胶致炎小鼠血清 IL-1、TNF-α

和 PGE$_2$ 的含量[9]。紫花地丁水提物、醇提物均可通过抑制巨噬细胞释放 NO、TNF-α、IL-6 及 IL-1β 发挥良好的抗炎作用[10]。

第二节 健脾化湿药

一、茯苓

(一) 基本介绍

茯苓又名茯灵、茯菟,为多孔菌科真菌茯苓的干燥菌核,为兼性寄生菌,野生在海拔 600～1 000 m 山区的干燥、向阳山坡的多种松树根上。

《神农本草经》云:"味甘,平。主胸胁逆气,忧恚,惊邪,悸心下结痛,寒热烦满咳逆,口焦舌干,利小便。久服,安魂、养神,不饥,延年。"《名医别录》云:"止消渴,好唾,大腹淋沥,膈中痰水,水肿淋结,开胸腑,调脏气,伐肾邪,长阴,益气力,保神守中。"《本草品汇精要》云:"气之薄者阳中之阴。白者入手太阴经、足太阳经、少阳经。赤者入足太阴经、手太阳经、少阴经。"

(二) 功效主治

【性味】味甘、淡,性平。
【归经】归心、肺、脾、肾经。
【功效】利水渗湿、健脾宁心。
【主治】水肿、痰饮、脾虚泄泻、心悸、失眠等。
【文献摘录】《增广和剂局方药性总论》云:"开胃,止呕逆,主肺痿痰壅,治小儿惊痫,疗心腹胀满,妇人热淋赤者,破结气。"《寿亲养老新书》云:"补五劳七伤,安胎,暖腰膝,开心益智,止健忘,忌醋及酸物。"《本经逢原》云:"茯苓得松之余气而成,甘淡性平,能守五脏真气。其性先升后降,入手、足太阴、少阴,足太阳、阳明,开胃化痰,利水定悸,止呕逆泄泻,除湿气,散虚热。"

(三) 临床应用

1. 用于水肿尿少

茯苓味甘、淡,淡能渗,作用趋向偏于下行,然其药性平和,既可祛邪,又可扶正,故能利水而不伤正气,可用治寒热虚实各种水肿,为利水消肿之要药。临床上可与泽泻、猪苓、白术等同用治疗水湿内停之水肿。

2. 用于痰饮悸眩

本品善于渗泄水湿,使湿无所聚,痰无由生,故可治痰饮;又善健脾,故对痰饮有标本兼治之功。痹证常由内外合邪而发病，正虚为本且以脾虚为先，脾虚湿盛，痰浊内生是致病的基础。脾失健运，湿浊内生，血滞而为瘀，湿聚而为痰，日久痰可碍血，瘀能化水，痰瘀水湿互结，旧病新邪胶着于骨，可出现关节刺痛、肿胀、皮肤瘀斑、关节周围结节、屈伸不利等。临床常用茯苓来治痰，多与陈皮、半夏同用。

3. **用于脾虚食少、便溏泄泻**

脾虚运化无力，气血生化之源不足，筋骨血脉失于调养，发为痹证。骨痹患者倦怠乏力、少气懒言、关节重着、食欲减退、食后腹胀、大便稀溏等脾虚症状积分明显升高，茯苓味甘，入脾经，能健脾补中，渗湿而止泻，使中焦清升浊降，尤宜于脾虚湿盛泄泻，常与白术、党参同用。

（四）药理作用

类风湿关节炎患者外周血中 D-二聚体、纤维蛋白原、活化部分凝血活酶时间（APTT）、凝血酶原时间（PT）、凝血酶时间（TT）、血小板活化因子（PAF）/血小板活化因子乙酰水解酶（PAF/PAF-AH）、血小板（PLT），与临床症状体征、疾病活动性指标、细胞因子，以及 NF-κB 通路指标均有不同程度的相关性。而茯苓多糖具有增强机体免疫力的作用，能激活 T 细胞、B 细胞、巨噬细胞等免疫细胞，还可活化补体，促进细胞因子的生成。茯苓素对小鼠的细胞免疫和体液免疫有抑制作用，可抑制植物凝集素（PHA）、LPS 和 Con A 诱导的淋巴细胞转化，以及小鼠血清抗体与脾细胞抗体的产生能力。茯苓素和环磷酰胺合用对实验性自身免疫性脑脊髓炎诱导的抑制有协同作用，或者说茯苓素可以减少环磷酰胺的用量。茯苓多糖可加快用药后小鼠白细胞的回升速度，加快造血功能的恢复；明显增加酸性非特异酯酶的阳性淋巴细胞数、增强巨噬细胞的吞噬功能，以及脾脏抗体分泌细胞数，明显促进细胞生长。

（五）在风湿病中的应用

有研究发现，茯苓总三萜能抑制佐剂性关节炎小鼠的免疫反应，降低模型小鼠血清溶血素和 IL-4 水平，减轻小鼠耳郭肿胀度及足趾肿胀度。含有茯苓的萆薢渗湿汤常与其他方剂或药物联用治疗痛风，如急性痛风性关节炎大鼠灌胃四妙合萆薢渗湿汤 7 日后，其关节局部促炎因子 IL-1β 和 PGE_2 的水平降低，炎症反应减低。王刚等[11]采用萆薢渗湿汤（每日 1 剂，水煎 2 次）联合非布司他（每日 40~80 mg，口服）治疗痛风，整体疗效显著。逍遥散临床多用于肝郁证，方中茯苓与白术、甘草共奏健脾助运之效。临床上对于西医诊断不明的风湿性疾病，病机凡是肝郁血虚，症以四肢多关节疼痛为主，伴或不伴烘热、口干、心烦失眠等兼症者，可用逍遥散加减治疗，疗效较好。

二、薏苡仁

（一）基本介绍

薏苡仁为禾本科植物薏苡的干燥成熟种仁，均系栽培。主产于福建、河北、辽宁等地。

原植物生于屋旁、荒野、河边或阴湿山谷中。喜温暖湿润气候,怕干旱、耐肥,各类壤土均可生长。

《增广和剂局方药性总论》云:"薏苡仁,味甘,微寒,无毒,主筋急拘挛不可屈伸,风湿痹,下气,除筋骨邪气不仁,利消水肿,令人能食,久服轻身益气。"《神农本草经疏》云:"薏苡仁正得之燥气,兼禀乎天之秋气以生,故味甘淡,微寒无毒。阳中阴,降也。"《景岳全书》云:"味甘淡,气微凉。性微降而渗,故能去湿利水。"

(二) 功效主治

【性味】味甘、淡,性凉。
【归经】归脾、胃、肺经。
【功效】利水渗湿、除痹、健脾止泻、清热排脓。
【主治】水肿、脾虚泄泻、痹证、肠痈及肺痈等。
【文献摘录】《本草衍义补遗》云:"寒则筋急,热则筋缩。急因于坚强,缩因于短促。若受湿则弛,弛因于宽而长。然寒与湿未尝不挟热,三者皆因于湿热。外湿非内湿,有以启之,不能成病。"《神农本草经疏》云:"甘以益脾,燥以除湿,脾实则肿消,脾强则能食,湿去则身轻。"《本草纲目》云:"苡仁属土,阳明药也,故能健脾益胃。虚则补其母,故肺痿、肺痈用之。"

(三) 临床应用

1. 用于水肿、小便不利、脾虚泄泻等

薏苡仁淡渗甘补,能利水,同时又具有补益脾胃的作用,可治疗脾虚湿邪内聚而引起的水肿、小便不利,并与茯苓、白术、黄芪等同用以健脾和中,利水消肿;还可治疗脾虚运化无力而致的泄泻,常与人参、茯苓同用。

2. 用于痹证所致疼痛

薏苡仁渗湿的同时能够宣痹祛邪,可舒缓筋脉,缓和筋骨肌肉痉挛。脾主四肢肌肉,薏苡仁归脾经,味甘、淡,可健脾,故有利于四肢肌肉关节的濡养,可治疗湿痹疼痛、风湿热痹等。治疗湿痹而筋脉拘挛疼痛,可与防风、独活同用;治疗风湿热痹,可与防风、滑石同用。

3. 用于肺痈、肠痈

薏苡仁归肺经,性凉,善清肺肠之热,消痈排脓。治疗肺痈胸痛,咳吐腥臭浓痰,可与苇茎、冬瓜仁、桃仁同用;治疗肠痈,可与附子、败酱草同用。

(四) 药理作用

薏苡仁多糖可调节机体免疫力,环磷酰胺造成的免疫力低下小鼠模型经薏苡仁多糖注射治疗后,免疫细胞活性增强,溶血素和溶血空斑形成均有提升,表明薏苡仁多糖有免疫兴奋作用,可促进淋巴细胞转化;同样的小鼠模型用薏苡仁水提液治疗,能明显增强巨噬细胞活性和数量,提高 T 细胞酯酶阳性百分率。薏苡仁提取物可降低弗氏佐剂诱导的类风湿关节炎大鼠促炎因子水平,并增加抗氧化物活性;促炎因子在类风湿关节炎的发生发展过程中起了关键作用,并且是导致软骨损伤主要因子,COX-2 是促炎因子生成和软骨破坏的重要酶,经治疗后大鼠体内 COX-2 的 mRNA 明显降低;另外类风湿关节炎大鼠体内抗氧化酶活性降低,而薏苡仁具有抗氧化作用,因此薏苡仁治疗类风湿关节炎是通过抑制促炎症因子、抗氧化多方面实现的。薏苡仁多糖还可通过提高抗氧化酶活性间接发挥抗氧化作用,薏苡仁多糖可以有效提高四氯化碳(CCl_4)诱导的肝损伤小鼠体内 SOD、谷胱甘肽过氧化物酶等重要抗氧化酶活性,降低脂质过氧化产物丙二醛的含量,实现体内抗氧化[12]。

(五) 在风湿病中的应用

含有薏苡仁的新风胶囊可减轻炎症的反应,在类风湿关节炎等免疫性疾病中 T 细胞亚群分泌的细胞因子存在失衡状态,且 B 淋巴细胞、T 淋巴细胞衰减因子(BTLA)的表达频率显著低于健康人。刘健教授研制的新风胶囊可以改善类风湿关节炎关节红肿的症状,有学者研究治疗前类风湿关节炎患者外周血 BTLA 在 $CD3^+$ T 细胞、$CD8^+$ T 细胞、$CD4^+$ T 细胞上的表达频率明显下降[13],通过中药新风胶囊治疗后,外周血 BTLA 在以上细胞的表达百分比明显升高,T、B 细胞的活化受抑制,炎症反应减轻。应用了新风胶囊的佐剂性关节炎大鼠足跖肿胀度显著降低,关节红肿症状明显改善,miRNA 及免疫炎症指标等也显著改善[14]。薏苡仁汤联合西药柳氮磺胺吡啶可以治疗活动期强直性脊柱炎,薏苡仁汤有渗湿通经活络功效,且具有较强的抗炎止痛作用,对于活动期寒凝湿阻、关节疼痛、活动受限者有显著的治疗效果。

三、陈皮

(一) 基本介绍

陈皮,又称橘皮,为芸香科植物橘及其变种的干燥成熟果皮。主产于四川、福建、广东、浙江等地。不耐寒,稍耐荫,以阳光充足、地势高燥、土层深厚、透气性良好的砂质壤土最宜生长。

《本草纲目》云:"橘皮,苦能泻能燥,辛能散,温能和。其治百病,总是取其理气燥湿之功,同补药则补,同泻药则泻,同升药则升,同降药则降。脾乃元气之母,肺乃摄气之龠,故橘皮为二经气分之要,但随所配而补泻升降也。"《神农本草经疏》云:"气温,味微苦。辛而苦,味浓,阴也。无毒。"《本草汇言》云:"味辛善散,故能开气;味苦开泄,故能行痰;其气温平,善于通达,故能止呕、止咳,健脾和胃者也。"

(二) 功效主治

【性味】味苦、辛,性温。
【归经】归肺、脾经。
【功效】理气健脾、燥湿化痰、行气通痹、止痛。
【主治】脾胃气滞之脘腹胀满或疼痛、消化不良;湿浊阻中之胸闷腹胀、纳呆便溏;痰湿壅肺之咳嗽气喘；胸脘胀满，食少吐泻，咳嗽痰多。

【文献摘录】《得配本草》云："导滞消痰，调中快膈，运胃气，利水谷，止呕逆，通五淋，除膀胱留热，去寸白虫蛊，解鱼腥毒。"《本草备要》云："凡补药涩药，必佐陈皮以利气。调中快膈，导滞消痰。（大法治痰，以健脾顺气为主，洁古曰：陈皮、枳壳利其气，而痰自下。）利水破癥，宣通五脏，统治百病，皆取其理气燥湿之功。（人身以气为主，气顺湿除，则百病散。）"

（三）临床应用

1. 用于胸腹胀满等症

陈皮辛散通温，气味芳香，长于理气，能入脾、肺经，故既能行散肺气壅遏，又能行气宽中，用于肺气壅滞、胸膈痞满、脾胃气滞、脘腹胀满等症。常与木香、枳壳等配伍应用。

2. 用于湿阻中焦、脘腹痞胀、便溏泄泻，以及痰多咳嗽等症

陈皮苦温燥湿而能健脾行气，故常用于湿阻中焦、脘腹胀闷、便溏苔腻等症，可配伍苍术、厚朴。陈皮还善于燥湿化痰，为治湿痰壅肺、痰多咳嗽的常用药，每与半夏、茯苓同用。

3. 用于脾虚饮食减少、消化不良，以及恶心呕吐等症

陈皮燥湿而能健脾开胃，脾为运动磨物之脏，气滞则不能消化水谷，为吐逆、霍乱、泄泻等，苦温能燥脾家之湿，使滞气运行；陈皮可用于脾胃虚弱、饮食减少、消化不良、大便泄泻等症，常与人参、白术、茯苓等同用。

（四）药理作用

川陈皮素对二甲苯所致小鼠耳郭肿胀有明显的抑制作用，能够明显加快小鼠断尾的凝血时间，表明川陈皮素具有良好的抗炎、止血功能。在人的滑膜成纤维细胞中，川陈皮素可降低炎症因子 IL-1 的基因表达，促进 MMP-1 前体与 MMP-3 前体等物质的下调，川陈皮素对于内源性 MMP 抑制物的产生具有增强作用。陈皮中的黄酮类化合物具有抗氧化作用，如橙皮苷、川陈皮素、橘皮素；有学者通过黄酮含量测定实验、DPPH 自由基清除实验、ABTS 自由基清除实验和总还原能力的测定实验，研究了不同贮藏年份陈皮中黄酮类物质及其抗氧化活性的差异，结果表明不同年份的陈皮提取物都表现出了良好的 DPPH、ABTS 自由基清除能力，并且随着陈皮贮藏时间的增加，其中总黄酮含量显著增加，抗氧化能力也随之增强[15]。

（五）在风湿病中的应用

新生血管被认为是类风湿关节炎血管翳形成和维持的主要因素之一，血管内皮生长因子（VEGF）可以提高血管的通透性，在类风湿关节炎的滑膜炎血管翳的形成中发挥了十分关键的作用，临床上通过降低异常升高的 VEGF 水平，可以一定程度抑制滑膜血管增生及滑膜炎的发展，在中药与中成药的关联规则分析中显示，新风胶囊与陈皮联合可能与 VEGF 水平降低有关，通过改善炎症进而改善类风湿关节炎症状[16]。含有陈皮的鸡鸣散加减化裁可用于治疗膝骨关节炎，有学者使用鸡鸣散配合离子导入疗法内外结合治疗膝骨关节炎，可有效减轻炎症反应，起到保护软骨的作用，患者关节疼痛僵

硬、屈伸不利都得到了改善[17]。加味鸡鸣散对于寒湿痹证的类风湿关节炎也具有良好的疗效。

四、山药

（一）基本介绍

山药为薯蓣科植物薯蓣的干燥根茎，又名山药、薯蓣。主产于河南，此外，还产于湖南、湖北等。喜温暖、耐寒，以土层深厚、排水良好、疏松肥沃的砂质壤土最宜生长。

《本草纲目》云："甘，温、平，无毒。伤中，补虚羸，除寒热邪气，补中，益气力，长肌肉，强阴。"《本草蒙筌》云："味甘，气温，平……性恶甘遂，共剂不宜。使天麦门冬紫芝，入手足太阴两脏，治诸虚百损，疗五劳七伤。"《王履溯洄集》曰："山药虽入乎太阴，然肺为肾之上源，源既有滋，流岂无益，此八味丸所以用其强阴也。"

（二）功效主治

【性味】味甘，性平。
【归经】归脾、肺、肾经。
【功效】补脾养胃、生津益肺、补肾涩精、益气养阴。
【主治】脾虚食少、久泻不止、肺虚喘咳、肾虚遗精、带下、尿频、虚热消渴。麸炒山药补脾健胃，可用于脾虚食少、泄泻便溏、白带过多。
【文献摘录】《神农本草经》云："得土之冲气，兼禀春之和气以生，故味甘平无毒。观其生捣，敷痈疮，能消热肿，是微寒之验也。"《名医别录》云："主头面游风，风头眼眩，下气，止腰痛，治虚劳羸瘦，充五脏，除烦热，强阴。"《药性论》云："能补五劳七伤，去冷风，止腰疼，镇心神，安魂魄，补心气不足。"

（三）临床应用

1. 用于脾虚食少、脾虚便溏腹泻等

山药味甘，性平，入脾经，能平补气阴，兼收涩止泻，可治疗脾胃气阴两虚证，故可用于脾虚食少、体倦便溏，临床上常与白术、茯苓同用。

2. 用于肺虚喘咳

山药味甘，有补益缓中的作用，又入肺经，补肺气益肺阴，故可治疗与肺相关的虚损性疾病。治疗肺虚咳喘，可与太子参、南沙参同用；治疗肺肾两虚咳喘，可与熟地黄、吴茱萸同用。

3. 用于肾虚遗精、带下、尿频、消渴气阴两虚证等

山药性平，归肾经，对肾有平补的作用，可补肾固精止带。治疗肾虚遗精尿频，可与益智仁、乌药同用；治疗肾虚带下清稀，可与熟地黄、山茱萸同用。

（四）药理作用

山药多糖在体内外均有免疫活性，可使环磷酰胺诱导免疫力低下小鼠的免疫功能恢

复至接近正常水平,对低强度连续微波辐射致小鼠免疫系统功能损伤具有一定保护作用且有明显改善免疫系统功能的作用。在山药总皂苷治疗系统性红斑狼疮小鼠方面,山药总皂苷可以抑制 TNF-α 的分泌来抑制机体内 J774A.1 细胞炎症,抑制 UNC93B1/TLR7/TLR9 通路的活化,从 mRNA 和蛋白水平上降低肾脏和脾脏 UNC93B1 的表达,起到免疫调节作用。山药总皂苷可以改善痛风性关节炎大鼠滑膜组织状况,降低体内促分裂原活化的蛋白激酶激酶 4(MAPKK4)和细胞间黏附分子 1(ICAM1)的蛋白表达,同时还能降低血清中 CXC 趋化因子配体 1(CXCL1)的含量和增加腺苷二磷酸(ADP)的含量,机制为促进 NALP3 的 mRNA 和蛋白水平,调节促分裂原活化的蛋白激酶(MAPK)/过氧化物酶体增殖物激活受体(PPARγ)通道的信号通路来显示抗炎作用,山药总皂苷还能降低半乳糖苷酶和葡萄糖醛酸酶的活性,提高谷胱甘肽过氧化物酶和超氧化物歧化酶的活性,进而提高凋亡相关斑点样蛋白 NALP3 的 mRNA 和蛋白水平。

(五) 在风湿病中的应用

山药总皂苷可通过调节溶酶体酶的抗氧化能力和 NALP3 内聚腺苷来减轻痛风性关节炎症。在六味地黄丸中,山药作为"三补"之一,具有滋补肾阴的功效,临床上治疗风湿类疾病也可使用六味地黄丸,羟氯喹联合泼尼松配合六味地黄丸中西医结合治疗系统性红斑狼疮合并妊娠疗效显著[18],比单用泼尼松、羟氯喹联合泼尼松治疗效果更好,而且能减少激素用量,减轻激素带来的不良反应,同时能提高正常妊娠率,改善胎儿宫内发育迟缓状况。对于痛风的急性发作期,可应用六味地黄丸合草薢分清饮加减治疗,通过减少尿酸合成、促进尿酸排泄治疗痛风和高尿酸血症,并可改善代谢综合征的相关指标,从而达到扶正又兼祛邪与活血的目的。

五、泽泻

(一) 基本介绍

泽泻为泽泻科植物泽泻的干燥块茎,均系栽培。主产于福建、四川、江西等地。原植物生于沼泽边缘或栽培。喜温暖湿润气候,幼苗喜荫蔽,成株喜阳光,怕冷。

《神农本草经》云:"味甘,寒。主风寒湿痹,乳难,消水,养五脏,益气力,肥健。久服,耳目聪明,不饥、延年、轻身、面生光,能行水上。"《本草正》云:"味甘淡微咸,气微寒。气味颇浓,沉而降,阴也,阴中微阳。入足太阳、少阳。"《名医别录》云:"味咸,无毒。主补虚损、五劳,除五脏痞满,起阴气,止泄精、消渴、淋沥,逐膀胱停水。"《药性论》云:"君,味苦。能主肾虚精自出,治五淋,利膀胱热,宣通水道。"

(二) 功效主治

【性味】味甘,性寒。

【归经】归肾、膀胱经。

【功效】利水渗湿、泄热、化浊降脂。

【主治】小便不利、水肿胀满、泄泻尿少、痰饮眩晕、热淋涩痛、高脂血症。

【文献摘录】《日华子本草》云："治五劳七伤，主头旋，耳虚鸣，筋骨挛缩，通小肠，止遗沥，尿血，催生难产，补女人令人有子，叶：壮水脏，下乳，通血脉。"《本草纲目》云："泽泻气平，味甘而淡。淡能渗泄，气味俱薄，所以利水而泄下。"《本草思辨录》云："猪苓、茯苓、泽泻，三者皆淡渗之物，其用全在利水。"

（三）临床应用

1. 用于水肿、小便不利、泄泻、痰饮眩晕等

泽泻淡渗利湿作用强，趋向沉降，可治疗水湿内停之水肿、小便不利，多与茯苓、猪苓、桂枝等同用；治疗痰饮停聚、头晕目眩，可与白术同用。

2. 用于淋证、带下

泽泻性寒，渗湿下行，既能清膀胱之热，又能泻肾经之虚火；对于湿邪和热邪侵犯肠道、膀胱、阴部、下肢等尤为适宜，常用于湿热淋症，多与木通、车前子同用。

3. 用于遗精

本品性寒，归肾经，可泄下焦虚热，治疗肾阴不足之遗精盗汗、耳鸣、腰膝酸软，临床上常与熟地黄、山茱萸同用。

（四）药理作用

泽泻的化学提取物可以抑制大鼠体内炎症因子的生成及释放，还可抑制由病毒疫苗刺激产生的白血病细胞中溶酶体酶的释放，另外泽泻醇的化学衍生物可以减轻特发性皮炎，这些均提示泽泻提取物具有抑制炎症因子的活性。对免疫复合物造模形成的肾炎模型的治疗作用进行分析，发现泽泻提取物可减少尿液的产生，并延缓炎性细胞浸润的肾小球硬化及肾炎大鼠并发症的发展及出现。泽泻水提物通过封锁活性氧激活 JNK 通路减少棕榈酸导致非酒精性脂肪肝 HepG2 细胞内产生的活性氧及活性醛水平，改善 100 μmol/L 氧化低密度脂蛋白及 H_2O_2 对血管内皮细胞的损伤，增加 SOD 活性及 NO、一氧化氮合酶（NOS）分泌发挥作用，抑制内皮细胞的凋亡。水提醇沉的乙酸乙酯萃取部位表现出较高清除 DPPH 自由基的能力，泽泻水提物则表现出较高的清除羟自由基能力，正丁醇萃取部位除清除超氧阴离子自由基能力较高外，同时还有一定的清除 H_2O_2 能力。

（五）在风湿病中的应用

当归拈痛汤为东垣治湿热脚气之方，《医方集解》引申为"治湿热相搏，肢节烦痛"，可用于治疗风湿热痹，方中泽泻淡渗利湿，与"治湿不利小便，非其治也"一致。临床上，当归拈痛汤多用于类风湿关节炎，还可用于高尿酸血症、痛风，其加减方联合甲氨蝶呤对类风湿关节炎患者进行治疗的效果较好，可有效地降低其胃肠道反应、肾功能异常等不良反应的发生率，并且能够有效地降低其血清细胞因子的水平，当归拈痛汤还能够调节 Akt/Bax/Bcl-2 通路[19]，促进线粒体途径细胞凋亡，从而发挥其对风湿热痹证类风湿关节炎的防治作用。有研究发现，当归拈痛汤可能通过抑制组织局部的炎症反应信号通路，保护细胞结构，抑制氧化应激反应，从而抑制类风湿关节炎滑膜组织的炎症反应[20]。

六、姜半夏

(一) 基本介绍

姜半夏是半夏的炮制加工品。半夏为天南星科植物半夏的块茎。主产于四川、湖北、安徽等地。因其味辛辣、麻舌而刺喉,故炮制用药,炮制品姜半夏毒性降低。

《神农本草经》云:"味辛,平。主伤寒寒热,心下坚,下气,喉咽肿痛,头眩胸胀,咳逆肠鸣,止汗。"《药性论》云:"半夏使,忌羊血、海藻、饴糖、柴胡为之使,俗用为肺药,非也。"《汤液本草》云:"气微寒,味辛平。苦而辛,辛厚苦轻,阳中阴也。"《本草乘雅半偈》云:"月令半夏生,盖当夏之半也。天地相遇,品物咸章之时矣。以纯干决尽,至后而一阴见,故主阴阳开阖之半,关键之枢,如半欲开,半欲阖,半欲开阖者,莫不从令,训释主治,先人详悉题药矣。"

(二) 功效主治

【性味】味辛,性温,有毒。

【归经】归脾、胃、肺经。

【功效】燥湿化痰、降逆止呕、消痞散结。

【主治】痰多咳喘、痰饮眩悸、风痰眩晕、痰厥头痛、呕吐反胃、胸脘痞闷等。

【文献摘录】《名医别录》云:"主消心腹胸膈痰热满结,咳嗽上气,心下急痛坚痞,时气呕消痈肿,胎堕,治痿黄,泽面目。"《本草备要》云:"燥湿痰,润肾燥,宣通阴阳。辛温有毒。体滑性燥,能走能散,能燥能润,和胃健脾,去湿。补肝辛散。润肾,除湿化痰,发表开郁,下逆气,止烦呕,发音声,利水道。燥去湿,故利水;辛通气,能化液,故润燥。"《本草纲目》云:"脾无留湿不生痰,故脾为生痰之源,肺为贮痰之器。半夏能主痰饮及腹胀者,为其体滑而味辛性温也,涎滑能润,辛温能散亦能润,故行湿而通大便,利窍而泄小便,所谓辛走气能化痰,辛以润之是矣。"

(三) 临床应用

1. 用于因痰湿阻肺而出现的咳喘、痰厥头痛

姜半夏为半夏的炮制加工品,味辛,性温,归经,为治疗湿痰、寒痰的重要药物。治疗痰湿咳嗽声重、痰多清稀、夹有泡沫等症,多与陈皮、茯苓同用;若以痰多、胸闷、头晕为主,可与天麻、白术同用;若痰热犯肺的咳嗽痰黄、痰稠、难吐,可与瓜蒌、黄芩、胆南星同用。

2. 用于胸脘痞闷、呕吐反胃等

姜半夏具有降逆止呕的功效,味辛,适用于各种原因所致的恶心、呕吐,对痰饮或胃寒所致的呕吐尤为适宜,常与生姜同用。

(四) 药理作用

姜半夏具有抗氧化、抗炎作用。类风湿关节炎发病的内因是脾胃虚弱,外因多为风寒湿热邪。在刘健教授的聚类分析中,姜半夏为常用中药,可燥湿化痰、开胃健脾,治疗痹证。在疾病活动期强调祛邪与扶正并举,主要以清热解毒、通络止痛为主,以健脾化湿为辅;在疾病缓解期,强调益气健脾,以健脾化湿为主,以活血祛瘀、通络止痛为辅,常用姜半夏作为治疗药物。半夏多糖的体外有抗氧化作用,通过和维生素C进行抗氧化活性对比,发现半夏多糖对DPPH自由基有一定的清除能力,但是比维生素C清除能力弱。姜半夏还有镇静止咳的作用,半夏生品和红芽姜制半夏不同溶媒提取物的镇咳祛痰作用研究发现生半夏及红芽姜制半夏水提物对延长小鼠咳嗽潜伏期、减少咳嗽次数都有不同程度的功效。

(五)在风湿病中的应用

有学者研究生半夏、清半夏、姜半夏和法半夏对小鼠主动脉内皮细胞炎性因子分泌的影响,发现姜半夏具有抗炎作用,可为治疗风湿病提供依据。刘健教授治疗类风湿关节炎用药聚类分析显示,姜半夏在治疗痹证的中药方剂中起到燥湿化痰健脾的作用,可用于治疗类风湿关节炎的疾病缓解期。姜半夏联合芙蓉膏可降低类风湿关节炎超敏C反应蛋白等实验室指标,姜半夏联合白花蛇舌草及芙蓉膏可降低类风湿关节炎患者补体C3、C4及血小板等实验室指标。半夏泻心汤联合西药可治疗肝脾失调型类风湿关节炎患者,联合艾拉莫德治疗类风湿关节炎可明显改善患者关节肿胀、晨僵等症状,降低疾病活动度[21]。刘健教授在临床治疗痹证常用姜半夏作为辅助治疗药物,比生半夏的作用更强,副作用更小。

七、车前草

(一)基本介绍

车前草,为车前科植物车前或平车前的干燥或新鲜全草。车前科植物主产于黑龙江、辽宁、河北等地。喜温暖湿润气候,耐寒。

《神农本草经》云:"味甘寒,无毒。治气癃,止痛,利水道小便,除湿痹。久服轻身耐老。"《名医别录》云:"味咸,无毒。主男子伤中,女子淋沥,不欲食,养肺,强阴,益精,令人有子,明目,治赤痛。"《本草乘雅半偈》云:"车前好生道旁,及牛马足迹中,古人以敝车作薪,谓之劳薪。道路之土,得不谓之劳土乎。以劳所生之物,喜通行而好动作者,故治湿土之化,致伤水大之用。为气癃为水道停止者,莫不精良。"

(二)功效主治

【性味】味甘,性寒。
【归经】归肝、肾、肺、小肠经。
【功效】清热利尿通淋、祛痰、凉血解毒。
【主治】热淋涩痛、水肿尿少、暑湿泄泻、痰热咳嗽、吐血衄血、痈肿疮毒、目赤肿痛等。
【文献摘录】《药性论》云:"君,味甘,平。能去风毒,肝中风热,毒风冲眼,目赤痛,瘴翳,脑痛泪出,压丹石毒,去心胸烦热。叶主泄精病,治尿血,能补五脏,明目,利小便,通五淋。"《本草备要》云:"凉血去热,止吐衄,消瘰疬,明目通淋。(凡利水之剂,多损于目,惟此能解肝与小肠之热,湿热退而目清矣。)"《景岳全书》云:"通尿管热淋涩痛,驱风热目赤翳膜,利水,能除湿痹。性滑极善催生,兼治湿热泻痢,亦去心胸烦热。"

(三)临床应用

1. 用于热淋涩痛、水肿尿少

车前草甘寒滑利,归肾经,善于通利水道、清膀胱热结,可使湿热从小便而去,宜治湿热下注之淋证、水肿、小便不利等。治疗湿热淋证,可与木通、滑石配伍以清热利湿;治疗水肿胀满、小便不利,可与猪苓、茯苓同用。

2. 用于治疗痹证关节红肿热痛

脾胃湿热流注关节引起红肿热痛,进而引起痹证,需用清热利湿的治法,使湿热之邪从小便或者大便排出,车前草有清热、渗湿的功效,能够清利湿热、通利小便,故可以治疗痹证,常与络石藤、鸡血藤等同用。

(四)药理作用

大车前的甲醇提取物对COX-2与12-脂氧合酶有抑制作用,能缓解由角叉菜胶诱导的大鼠足部浮肿的炎症。车前草的浸出剂可抑制金黄色葡萄球菌等多种革兰阳性菌的生长,并具有抗炎作用。车前草中的黄酮及其苷类、环烯醚萜及其苷类、三萜及其甾体类物质具有增强免疫力的作用。车前草还有降低尿酸的作用。有学者用车前草不同部位水提液对急性痛风性大鼠肾功能的影响进行研究,结果显示车前草组和废弃植株组大鼠肌酐和尿酸水平显著低于模型组($P<0.05$ 或 $P<0.01$),且其降尿酸作用强度与 20 mg/kg 别嘌醇给药组相当,表明灌胃车前草或废弃植株水提液有一定降尿酸和降肌酐作用。车前子和车前草的水提取物与甲醇提取物均有降低尿酸的作用,同时车前草的水提物和甲醇提取物的效果都优于车前子,以车前草高剂量甲醇提取物效果最佳,在降尿酸时应选择车前草。

(五)在风湿病中的应用

车前草总黄酮可以增强氧化损伤小鼠体内SOD、谷胱甘肽过氧化物酶活性,抑制过氧化脂质对机体的损伤。车前草、红花、茯苓等中药辨证论治可能通过调节免疫炎性反应提高SOD活性,提高机体抗氧化能力,改善类风湿关节炎患者临床症状,临床可用于治疗湿热痹阻型(活动期)类风湿关节炎。车前草所含玫红酸还可以诱导动脉内皮细中产生血红素氧化酶1(HO-1),可通过对抗氧化应激而保护机体细胞免受损伤。车前草的水煎剂、醇提取物等对痛风的防治均具有显著疗效,车前草醇提取物能通过抑制黄嘌呤氧化酶(XOD)与腺苷脱氨酶(ADA)的活性而抑制尿酸生成,促进尿酸排泄意识和清除尿酸盐结晶。车前草是傣医治疗关节红肿疼痛的常用药物,车前草、忍冬藤、土茯苓等中药联合应用可治疗痛风慢性期,具有良好的降血尿酸作用,还可降低痛风的复发。

八、厚朴

(一) 基本介绍

厚朴为木兰科植物厚朴或凹叶厚朴的干皮、根皮及枝皮。主产于四川、湖北、浙江、贵州、湖南等地。原植物喜生于温凉湿润气候和排水良好的酸性壤土。

《神农本草经》云:"味苦,温。主中风,伤寒,头痛,寒热,惊悸气,血痹死肌,去三虫。"《珍珠囊补遗药性赋》云:"味苦、辛,性温,无毒。可升可降,阴中阳也。其用有二:苦能下气,去实满而泄腹胀;温能益气,除湿满散结调中。"《神农本草经疏》云:"厚朴禀地二之气以生,兼得乎春阳之气而成,故其味苦,其气温。甄权苦辛大热。应是辛热苦温之药。辛热太过,则其性宜有毒,以其得阳气之正,故无毒耳。"《本草乘雅半偈》云:"气味苦温,色性赤烈,备火木之体与用者,盖火自木袭,从内而外,以司夏出横遍之令。"

(二) 功效主治

【性味】味苦、辛,性温。
【归经】归脾、胃、肺、大肠经。
【功效】行气消积、燥湿消痰、下气除满、平喘。
【主治】湿热伤中、脘痞吐泻、胃肠积滞之便秘腹胀,痰湿内阻之咳喘胸闷。
【文献摘录】《本草备要》云:"泻,下气散满。苦降能泻实满,辛温能散湿满。"《名医别录》云:"大温,无毒。主温中,益气,消痰,下气,治霍乱及腹痛,胀满,胃中冷逆,胸中呕不止,泄痢,淋露,除惊,去留热,止烦满,浓肠胃。"《药性论》云:"能主疗积年冷气,腹内雷鸣虚吼,宿食不消,除痰饮,去结水,破宿血,消化水谷,止痛,大温胃气,呕吐酸水。主心腹满,患者虚而尿白。"

(三) 临床应用

1. 用于湿阻中焦、脘痞胀满

厚朴善于燥湿行气,可以治疗湿困脾胃、食积气滞导致的脘腹胀满疼痛,倦怠便溏,不思饮食等,常与苍术、陈皮等药物配伍应用。

2. 用于食积气滞、腹胀便秘

厚朴味辛行散,善于疏理气机,为行气除胀要药,可治疗脾胃气滞、脘腹胀痛、大便不通、嗳腐吞酸等。治疗食积不化、脘腹胀痛,可与大黄、枳实配伍;治疗实热积滞的腹胀便秘,可与芒硝、枳实、大黄同用;治疗食少体倦、脘腹胀满,可与白术、人参同用。

3. 用于梅核气

梅核气是由于气郁痰凝(气机不畅,痰邪阻碍),痰气互结,阻滞于胸咽,表现为咽部如有物梗阻,咳之不出,吞之不下,胸闷胁胀的一种疾病。厚朴有燥湿消痰的功效,治疗梅核气常与半夏同用,如半夏厚朴汤是治疗梅核气的常用方剂。

（四）药理作用

厚朴中的和厚朴酚具有免疫调节等作用，可明显抑制类风湿关节炎滑膜细胞的增殖，并抑制 TNF-α 所致的促炎因子 IL-6、CXCL10 的分泌，以及 MMP-2 和 MMP-9 蛋白表达，说明厚朴对治疗类风湿关节炎具有潜在价值。厚朴可通过下调 MAPK 信号通路中 c-Jun 氨基末端激酶（JNK）、p38 的磷酸化水平，下调 NF-κB 信号通路中 NF-κB 抑制因子、p65 的磷酸化水平、抑制溶酶体酶的释放，抑制 IL-17/IL-23 炎症轴等发挥抗炎作用。给大鼠静脉注射厚朴酚后，大鼠脊髓损伤后的 Krupple 样因子 4(Klf-4) 和各促炎基因 NF-κB 的表达量在观察时间窗内均呈先上升后下降的变化趋势（峰值出现在 12 小时），表明厚朴酚可以显著下调大鼠脊髓损伤后转录因子 Klf-4 的表达，继而下调各类促炎基因的表达，以减轻炎症反应。厚朴中的挥发油能显著抑制冰醋酸所致小鼠毛细血管通透性的增加，从而达到抗炎的效果。厚朴酚具有降低炎症区毛细血管通透性、抑制白细胞游出、抑制纤维组织增生的作用。

（五）在风湿病中的应用

厚朴所含挥发油能通过降低炎症组织 PGE_2、TNF-α 和 IL-1β 的含量，显著抑制小鼠二甲苯致耳郭肿胀，降低冰醋酸所致小鼠毛细血管通透性增加，减轻小鼠角叉菜胶所致足跖肿胀度，表现明显的抗炎作用。有外用的风湿痛药酒由石南藤、麻黄、枳壳、陈皮、厚朴等传统中药组成，具有祛风除湿、活络止痛的功效，临床多用于风湿骨痛、手足麻木、腰痛腿痛。临床上也有医者使用三仁汤加减治疗热痹，方中厚朴苦温燥湿；有患者左足背和脊背部疼痛，局部灼热微肿，拒按，活动受限，应用三仁汤加减 3 剂后痛减，可扶杖缓慢行走；三仁汤合用西药治疗类风湿关节炎急性期，晨僵的时间有所缩短，关节压痛等临床症状也有所改善。

第三节 活血化瘀药

一、红花

（一）基本介绍

红花为菊科植物红花的干燥花。多系栽培。主产于河南、河北、四川、浙江等地。喜温暖、干燥气候，耐旱、耐寒、耐盐碱、耐贫瘠，适宜在中等肥力、排水良好的砂质壤土上生长。

《开宝本草》云："味辛，温，无毒。"《景岳全书》云："味甘微苦微辛，气微凉，阴中微阳，惟入血脉，多用女科。"《得配本草》云："得酒良。辛、甘、苦，温。入手少阴、足厥阴经血分。"《本草分经》云:"辛、甘、苦,温。入肝经。破瘀活血,润燥消肿。过用能使血行不止。"

(二) 功效主治

【性味】味辛,性温。

【归经】归心、肝经。

【功效】活血通经、散瘀止痛。

【主治】经闭、痛经、恶露不行、癥瘕痞块、胸痹心痛、瘀滞腹痛、跌仆损伤、疮疡肿痛。

【文献摘录】《开宝本草》云:"主产后血运口噤,腹内恶血不尽,绞痛,胎死腹中,并酒煮服。亦主蛊毒下血。"《景岳全书》云:"达痘疮血热难出,散斑疹血滞不消。润燥活血,止痛通经,亦消肿毒。"《本草纲目》云:"血生于心包,藏于肝。属于冲任,红花汁与之同类,故能行男子血脉,通女子经水。多则行血,少则养血。"《神农本草经疏》云:"其主产后血晕口噤者,缘恶血不下,逆上冲心,故神昏而晕及口噤。入心,入肝,使恶血下行,则晕与口噤自止。"《得配本草》云:"破瘀血,行新血,散肿止痛。血行痛自止。"

(三) 临床应用

1. 用于血瘀痛经、经闭、产后瘀滞腹痛

本品味辛而性温,为通瘀活血之要剂,长于通经止痛,善治妇科瘀血所致各种病证,如经闭、痛经、产后腹痛等。常与桃仁、当归、赤芍等活血祛瘀药配伍,如桃红四物汤、膈下逐瘀汤等。

2. 用于跌仆损伤、心腹瘀阻疼痛、癥瘕积聚

本品入心肝血分,能活血祛瘀,消癥散结,消肿止痛,为体内外瘀血阻滞证所常用。治疗跌仆损伤、瘀滞肿痛,可用红花油或红花酊涂擦,亦可与川芎、乳香、没药等活血止痛药配伍;治疗心脉瘀阻、胸痹心痛,常与桂枝、瓜蒌、丹参等配伍;治疗癥瘕积聚,可与三棱、莪术等配伍以加强消癥之力;治疗痈肿疮疡,可与金银花、连翘等清热解毒药配伍。

3. 用于斑疹紫暗

斑疹紫暗者多由热郁血滞所致,本品能活血通脉以化滞消斑,为活血化斑常用之品。常与当归、紫草、大青叶等配伍,共收解毒、活血、透疹、消斑之效,如当归红花散。

(四) 药理作用

红花具有消炎的作用。红花的活性成分红花黄色素介导的靶点涉及血管和中枢神经系统。首先,红花黄色素作为缺氧诱导因子-1α(HIF-1α)的抑制剂,可辅助治疗血管相关疾病;其次,红花黄色素对血小板活化因子受体蛋白也有较强的拮抗作用,体现了红花的消炎和镇痛的作用;最后,红花在治疗炎症性疾病时,与PPARγ、COX-1发生作用,其可能是抗炎药物的新着手点。红花黄色素对免疫功能有一定的抑制作用;红花多糖对免疫功能起到双重调节作用。从红花对小鼠免疫功能入手进行研究,发现给药组小鼠血清中抗钙离子通道阻断耐药蛋白C抗体(血清溶血素)等多项免疫指标均明显高于空白对照组,表明红花对小鼠的非特异性免疫功能、体液免疫及细胞免疫功能均有明显的增强作用[22]。

(五) 在风湿病中的应用

药理研究表明,红花具有抗凝血、抗血栓、抗炎、抗氧化、镇痛及抗肿瘤等作用。故而常应用于治疗心脑血管疾病、妇科疾病、肿瘤疾病等,其中亦有应用于风湿关节病中。红花的主要药理成分红花黄色素能够抑制炎症因子,如 MMP-9、超敏 C-反应蛋白(hs-CRP)、IL-6、TNF-α 等,最终达到抗炎效果。已有学者通过实验证明,木犀草素能体外抑制类风湿关节炎炎症关节中的促炎因子(IL-1β、IL-6 和 TNF-α)、趋化因子、PGE$_2$、COX-2 mRNA 和 COX-2 蛋白的表达,降低 NF-κB 系统在不同实验模型中的激活,并可减轻软骨脂质过氧化、MMP-3、MMP-9 的表达而保护关节软骨,进而改善关节症状及结构。中医认为,瘀血是类风湿关节炎发病及演变发展过程中贯穿始终的病理产物。血瘀是类风湿关节炎缠绵难愈的原因,因血瘀与骨质疏松、炎症密切相关。从一定程度上讲,红花通过辛散温通,从而起到活血止痛、活血化瘀、活血通络、活血壮骨等作用,提示了活血药物在类风湿关节炎中的重要作用。

二、丹参

(一) 基本介绍

丹参为唇形科植物丹参和甘西鼠尾草的干燥根。野生或栽培。主产于河北、安徽、江苏、四川等地。原植物生于山坡、路旁、林缘或林下草地。

《神农本草经赞》云:"味苦微寒,主心腹邪气,肠鸣幽幽如走水,寒热积聚,破癥除瘕,止烦满,益气。"《开宝本草》云:"味苦,微寒,无毒。养血,去心腹痼疾结气,腰脊强,脚痹,除风邪留热。"《本草纲目》云:"丹参色赤味苦,气平而降,阴中之阳也。入手少阴、厥阴经。心与包络血分药也。"《景岳全书》云:"味微苦、微甘、微涩,性微凉,无毒。反藜芦。"

(二) 功效主治

【性味】味苦,性微寒。

【归经】归心、心包、肝经。

【功效】活血祛瘀、通经止痛、清心除烦、凉血消痈。

【主治】胸痹心痛、脘腹胁痛、癥瘕积聚、热痹疼痛、心烦不眠、月经不调、痛经、经闭、疮疡肿毒。

【文献摘录】《名医别录》云:"主养血,去心腹痼疾、结气,腰脊强,脚痹,除风邪留热。久服利人。"《景岳全书》云:"能养血活血,生新血,行宿血,故能安生胎,落死胎;血崩带下可止,经脉不匀可调。此心脾肝肾血分之药,所以亦能养阴定志,益气解烦,疗眼疼脚痹,通利关节,及恶疮疥癣,赤眼丹毒,排脓止痛,长肉生肌。"

（三）临床应用

1. 用于瘀血证

本品苦寒降泄，入肝经血分，活血祛瘀且善调经水，祛瘀生新而不伤正，为妇科调经常用药。因其性偏寒凉，故对血热瘀滞者较为相宜。治疗血瘀气滞所致心腹、胃脘疼痛，与檀香、砂仁配伍，以活血行气止痛，即丹参饮；治疗月经不调、痛经、经闭及产后瘀阻腹痛，可单味为末，陈酒送服，即丹参散；亦常与红花、桃仁、益母草等配伍；治疗癥瘕积聚，与三棱、莪术等配伍以增强破血消癥之力。

2. 用于烦躁不安、心悸失眠

本品入心经，可清心凉血而除烦安神，又能活血养血以安神定志，可用于多种心神不安证。治疗温热病热入营血，烦躁不安，可与生地黄、玄参等清热凉血药配伍，如清营汤；治疗心阴血不足、虚热内扰之心悸、失眠，可与酸枣仁、阿胶、人参等配伍以益气养血、养心安神，如天王补心丹。

3. 用于疮疡痈肿

本品性微寒，既能凉血活血，又能清热消痈，可用于热毒瘀阻引起的疮痈肿毒。治疗疮疡痈肿或乳痈初起，常与金银花、蒲公英等清热解毒药配伍。

（四）药理作用

丹参主要是通过对免疫细胞、抗体、免疫复合物及细胞因子的作用而发挥对免疫应答的双向内调节作用。丹参素对LPS刺激下大鼠肝巨噬细胞分泌多种细胞因子有明显抑制作用，丹参酮ⅡA对人白细胞的游走趋化有明显的抑制作用。丹酚酸B可以显著提高小鼠巨噬细胞的吞噬作用、肝脾指数和廓清指数，从而增强其非特异性免疫功能。此外，研究发现丹参多糖也具有显著的免疫调节活性，丹参多糖能显著增强小鼠巨噬细胞的吞噬功能，刺激淋巴细胞增殖，提高二硝基氟苯所致的小鼠胸腺指数，抑制血管通透性的增加及耳郭肿胀，下调细胞因子IL-1β、人白细胞干扰素α及iNOS mRNA的表达，说明丹参具有较强的免疫调节功能[23]。

（五）在风湿病中的应用

有学者通过研究表明，丹参酮提取物对于类风湿关节炎模型大鼠的病情能起到良好的改善作用并且能够通过调控机体内血清SOD、MDA、IL-6、TNF-α表达起到抗炎作用。丹参具有活血调经、祛瘀止痛、凉血消痈、清心除烦、养血安神的功效，由此可见，丹参可用于治疗瘀血型痹证。丹参作为理血类中药，对治疗银屑病血热、血燥、血瘀三大证型，分别起到了凉血、养血、活血的作用，充分体现了"从血论治"的基本原则。现代药理研究表明，丹参治疗银屑病的作用机制一方面与丹参中含有的丹参酮ⅡA、丹参素、丹酚酸及隐丹参酮等成分相关，另一方面可能通过抑制NF-κB/IκB、p38MAPK及转录活化因子3（STAT3）等相关信号通路，发挥其抗炎、调节免疫、抗角质增殖、抑制血管新生的作用，从而达到治疗银屑病的效果。

三、桃仁

(一) 基本介绍

桃仁为蔷薇科植物桃或山桃的干燥成熟种子。栽培或野生。主产于四川、陕西、山东、河北等地。原植物生于各地；毛桃生于海拔 800～1 200 m 的山坡、山谷沟底或荒野疏林及灌丛内。

《神农本草经》云："味苦平。主治瘀血，血闭癥瘕邪气，杀小虫。"《开宝本草》云："味苦、甘，平，无毒。"《汤液本草》云："气温，味苦而性平。苦重于甘，阴中阳也。无毒。入手、足厥阴经。"《景岳全书》云："味苦辛微甘，气平，阴中有阳，入手足厥阴经。去皮尖用。"

(二) 功效主治

【性味】味苦、甘，性平。
【归经】归心、肝、大肠经。
【功效】活血祛瘀、润肠通便、止咳平喘。
【主治】经闭痛经、癥瘕痞块、肺痈肠痈、跌仆损伤、肠燥便秘、咳嗽气喘。
【文献摘录】《名医别录》云："主咳逆上气，消心下坚，除卒暴击血，破瘕症，通月水，止痛。"《药类法象》云："治大便血结、血秘、血燥，通润大便。七宣丸中用之，专治血结，破血。"《景岳全书》云："善治瘀血血闭，血结血燥，通血隔，破血症，杀三虫，润大便，逐郁滞，止鬼疰血逆疼痛膨胀，疗跌扑损伤。若血枯经闭者，不可妄用。"《本草纲目》云："主血滞风痹骨蒸，肝疟寒热，鬼注疼痛，产后血病。"

(三) 临床应用

1. 用于血瘀证

本品苦泄性平，入心肝血分，祛瘀力强，有破血之功，应用范围甚广，为治疗瘀阻证的常用药。治疗血瘀痛经、经闭、产后瘀滞腹痛，常与红花、当归、川芎等配伍以活血祛瘀调经，如桃红四物汤；治疗产后恶露不尽、小腹冷痛，常与川芎、炮姜等配伍，如生化汤；治疗跌仆损伤、瘀血刺痛，常与大黄等配伍以破除瘀血，如复元活血汤；治疗癥瘕积聚，常与桂枝、牡丹皮等配伍，如桂枝茯苓丸；治疗热壅血瘀之肺痈，常与苇茎、冬瓜仁、鱼腥草等清肺排脓之品配伍，如苇茎汤；治疗肠痈，常与大黄、牡丹皮等配伍以活血消痈，如大黄牡丹汤。

2. 用于肠燥便秘

本品富含油脂，能润燥滑肠，治疗肠燥便秘，常与火麻仁、郁李仁等润肠通便药配伍，如润肠丸。

3. 用于咳嗽气喘

本品味苦，能降肺气，有止咳平喘之功，治疗咳嗽气喘，常与苦杏仁配伍，如双仁丸。

（四）药理作用

桃仁水提物中有强烈抑制浮肿的桃仁蛋白 PR-A、PR-B,对炎症引起的血管通透性亢进具有明显的抑制作用,具有一定的抗炎作用,并且桃仁中的多糖对·OH^-和·O_2^-都有一定程度的清除作用。桃仁中分离出来的蛋白质 F、G、B 对二甲苯所致小鼠耳部急性炎症有显著抑制作用。近年来,有较多研究证实桃仁蛋白能够提高机体的体液免疫功能,其能促进抗体形成细胞的产生及血清溶血素的生成,对内毒素诱导的小鼠 B 细胞转化功能无协同刺激的作用,同时,桃仁总蛋白可纠正 $CD4^+/CD8^+$ 细胞的比值失衡,进而使机体恢复正常的免疫状态。

（五）在风湿病中的应用

膝骨关节炎属于中医学"痹证"范畴。桃仁、红花药对已广泛应用于膝骨关节炎治疗中,身痛逐瘀汤等治疗膝骨关节炎的经典方剂中就包含桃仁、红花这一药对,有研究表明桃仁、红花药对治疗膝骨关节炎的主要成分为槲皮素、β-谷甾醇、山奈酚、木犀草素、黄芩素等[24]。槲皮素可以通过抑制 TNF-α、IL-1β、IL-6、IL-17 等炎症介质和 MMP-3、MMP-9 的表达,以改善膝骨关节炎患者的症状。相关研究发现,黄芩素可通过抑制 IL-1β 刺激而引起 caspase-3 活化,提高 Bcl-2 表达量和抑制聚腺苷二磷酸核糖聚合酶（PARP）裂解,从而对软骨细胞的凋亡起到保护作用,还可提高 SOX-9 的表达量,从而促进软骨细胞分泌细胞外基质,加强两者的相互作用,达到治疗膝骨关节炎的目的。

四、鸡血藤

（一）基本介绍

鸡血藤为豆科植物密花豆的藤茎。密花豆为木质藤本,生于山谷林间、溪边及灌丛中。分布于福建、广东、广西、云南等地。秋冬两季采收、切片、晒干。生用或熬膏用。

《本草纲目拾遗》云:"土人得之,以刀斫断,则汁出如血。"《饮片新参》云:"苦涩香微甘。"《本草正义》云:"温。"

（二）功效主治

【性味】味苦、微甘,性温。
【归经】归肝、肾经。
【功效】活血补血、调经止痛、舒筋活络。
【主治】月经不调、经闭、痛经、风湿痹痛、麻木瘫痪、血虚。
【文献摘录】《本草纲目拾遗》云:"壮筋骨,已酸痛,和酒服,于老人最宜。治老人气血虚弱,手足麻木瘫痪等症。男子虚损,不能生育,及遗精白浊,男妇胃寒痛。妇女经血不调,赤白带下。妇女干血劳,及子宫虚冷不受胎。"《本草再新》云:"补中燥胃。"《饮片新参》云:"祛瘀血,生新血,流利经脉。治暑痧,风血痹证。"

(三) 临床应用

1. 用于月经不调、痛经、经闭

本品味苦性温而不燥,性质和缓,行血散瘀,调经止痛,同时又兼补血,凡妇人血瘀及血虚所致月经不调、痛经、闭经等均可应用。治疗月经诸证,因于血瘀者,可与当归、川芎、香附等配伍,以行气活血调经;因于或兼血虚者,可与熟地黄、当归、白芍等配伍,以养血调经。

2. 用于风湿痹痛、肢体麻木、半身不遂

本品行血养血,舒筋活络,为治疗经脉不畅、络脉不和病证的常用药。治疗风湿痹痛、肢体麻木,可与牛膝、杜仲等补肝肾强筋骨药配伍;治疗中风后气血不足、脉络瘀滞、肢体瘫痪,常与黄芪、地龙、红花等配伍,以补气活血通络。

(四) 药理作用

有学者研究 9 种藤本植物的抗炎作用时发现,鸡血藤乙醇提取物(除去多酚类化合物)对除 COX-2 以外的与抗炎作用有关的酶均具有抑制作用,表明鸡血藤具有一定的抗炎作用。研究发现,高剂量、中剂量的鸡血藤水煎液可以提高小鼠的淋巴因子激活的杀伤细胞(LAK)活性,高剂量的鸡血藤水煎液还可以提高小鼠的 NK 细胞活性。鸡血藤提取物可以对硫唑嘌呤免疫超常模型增多的 IL-2 产生拮抗作用,促进正常小鼠的淋巴细胞出现 IL-2,具有双向调节作用。

(五) 在风湿病中的应用

《类证治裁·痹证》曰:"痹久必有瘀血。"中医认为瘀血贯穿整个骨关节炎病程始终。骨关节炎相关证型研究则显示瘀血痹阻是主要证型之一,因此活血化瘀为治疗骨关节炎的重要方法。《饮片新参》记载了鸡血藤"去瘀血,生新血,流利经脉,治风血痹证"。《本草纲目拾遗》曰其:"活血,暖腰膝。"表明活血舒筋的鸡血藤是治疗骨关节炎的合适药味。鸡血藤的主要作用成分有 β-谷甾醇、木樨草素、豆甾醇、芒柄花素、甘草查耳酮 A 等。β-谷甾醇具有重要的抗炎作用,能够减轻关节疼痛。其抗炎机制复杂,可以使 STAT 1 和 NF-κB 信号转导失活、降低促炎因子水平、提高抗炎因子 IL-10 的浓度而起到抗炎作用,也可能与调节 L 型电压依赖性钙通道、PI3K 活性等相关[25]。豆甾醇可以显著抑制 MAPK 及 NF-κB 信号通路的激活,减少促炎介质(TNF-α、IL-6、IL-1β、iNOS 和 COX-2)的表达,从而达到良好的抗炎效果。

五、川芎

(一) 基本介绍

川芎为伞形科植物川芎的干燥根茎。多系栽培。主产于四川、贵州、云南、陕西等地。原植物喜温暖气候、雨量充沛、日照充足的环境,稍能耐旱,怕荫蔽和水涝。以土层深厚、排水良好、中性或酸性的砂质壤土最宜生长。

《神农本草经》云:"味辛温,生川谷。主治中风入脑头痛,寒痹,筋挛缓急,金创,妇人血闭无子。"《汤液本草》云:"气温,味辛,纯阳,无毒。入手足厥阴经,少阳经本经药。"《药性赋》云:"味辛,气温,无毒。升也,阳也。"《神农本草经疏》云:"川芎禀天之温气,地之辛味,辛甘发散为阳,是则气味俱阳而无毒。阳主上升,辛温主散,入足厥阴经,血中气药。"

(二) 功效主治

【性味】味辛,性温。

【归经】归肝、胆、心包经。

【功效】活血行气、祛风止痛。

【主治】月经不调、痛经、经闭、难产、胞衣不下、产后恶露腹痛、肿块、心胸胁疼痛、跌仆损伤肿痛、头痛眩晕目暗、风寒湿痹、肢体麻木、痈疽疮疡。

【文献摘录】《药性论》云:"能治腰脚软弱,半身不遂,主胞衣不出,治腹内冷宿血。"《增广和剂局方药性总论》云:"除脑中冷动,面上游风去来,目泪出,多涕唾,忽忽如醉,诸寒冷气,心腹坚痛,中恶,卒急肿痛,胁风痛,温中内寒。"

(三) 临床应用

1. 用于血瘀气滞诸证

本品辛香行散,温通血脉,既能活血又可行气,凡气滞血瘀诸证,皆为常用。治疗瘀血阻滞之月经不调、经闭、痛经等,常与当归、桃仁、红花等活血调经之品配伍,如桃红四物汤;治疗上证属寒凝血滞者,宜与桂枝、当归等配伍以增强温通血脉之力,如温经汤;治疗产后恶露不下,瘀阻腹痛,常与当归、桃仁、炮姜等配伍,如生化汤。

2. 用于头痛

本品秉升散之性,能上行头目,活血行气,祛风止痛,为治头痛要药,配伍后可用治多种头痛。治疗风寒头痛,常与白芷、细辛等散寒通窍止痛之品配伍,如川芎茶调散;治疗风热头痛,可与菊花、石膏等配伍以清利头目,如川芎散;治疗风湿头痛,宜配伍祛风胜湿药,常与羌活、防风等同用,如羌活胜湿汤;治疗血瘀头痛,可与桃仁、麝香等配伍以加强活血祛瘀之力,如通窍活血汤;治疗血虚头痛,常与当归、熟地黄等养血之品配伍。

3. 用于风湿痹痛

本品通达四肢,能祛风活血止痛,为风湿痹痛所多用。治疗风寒湿痹、肢体麻木、关节疼痛,常与独活、桂枝、防风等配伍以祛风胜湿止痛,如独活寄生汤。

(四) 药理作用

有实验研究确定了川芎发挥抗炎功效的有效成分为其所含有的洋川芎内酯 A 和 Z-藁本内酯、新蛇床内酯,而这些有效成分可通过 COX-2、EKR2、蛋白激酶 C(PKC)、JAK1、JAK2、JAK3、IκB 激酶 β(IKKβ)、TNF-α 有效抑制炎性信号的转录,进而干预其下游因子的表达,并有效发挥抗炎的功效。有学者指出川芎中所含有的藁本内酯、洋川芎内酯 A 和洋川芎内酯C具有较好的抗炎功效,尤以藁本内酯为著,而洋川芎内酯I、H、N亦具有一定的抗炎活性,同时指出洋川芎内酯A、C的含量较其他化合物的含量低,但仍有较好的抗炎活性,故可作为药材的指标性成分。

(五) 在风湿病中的应用

川芎辛温走窜,为"血中之气药",有较强的活血行气、祛风止痛作用。主治寒凝气滞血瘀诸证及头身疼痛疾病。川芎与牛膝是中医治疗膝痹的经典药对。两药配伍,活血行气,通上达下,调和升降,使气血顺畅,阴阳调和,升降有序,兼有补益肝肾之能。有学者运用网络药理学研究方法,共筛选出川芎、牛膝药对中所含有效活性成分20个,得到作用靶点分布较集中的主要有槲皮素、山奈酚、豆甾醇、β-谷甾醇、汉黄芩素、黄芩素等。槲皮素存在于多种中草药之中,是一种具有多样生物活性的黄酮醇类化合物。研究表明,使用槲皮素处理由LPS诱导的小鼠巨噬细胞瘤细胞系细胞炎症模型,可有效降低炎症因子IL-1、IL-6、IL-10的表达。在急性关节炎模型大鼠实验中,槲皮素可抑制大鼠小腿关节的肿胀,改变关节的病理状态,降低IL-1和TNF的表达[26]。这说明槲皮素可以通过减轻炎症反应来治疗关节炎。

六、当归

(一) 基本介绍

当归为伞形科植物当归的根。主产于甘肃东南部的岷县(秦州)。此外,还产于陕西、四川、云南、湖北等地。原植物为低温长日照作物,多生于高寒凉爽气候及海拔1 500～3 000 m的地区,以土层深厚、疏松肥沃、排水良好的砂质壤土最宜生长。

《名医别录》云:"味辛,大温,无毒。主温中,止痛,除客血内塞,中风,汗不出,湿痹,中恶,客虚冷,补五脏,生肌肉。"《景岳全书》云:"味甘辛,气温。气轻味重,可升可降,阴中有阳。"《本经逢原》云:"当归气味俱厚,可升可降,入手少阴、足太阴、厥阴血分,凡血受病及诸病夜甚,必须用之。"

(二) 功效主治

【性味】味甘、辛,性温。

【归经】归肝、心、脾经。

【功效】补血活血、调经止痛、润肠通便。

【主治】血虚萎黄、眩晕心悸、月经不调、经闭痛经、虚寒腹痛、风湿痹痛、跌仆损伤、痈疽疮疡、肠燥便秘。酒当归活血通经,可用于经闭痛经、风湿痹痛、跌仆损伤。

【文献摘录】《神农本草经》云:"味甘温无毒,主治咳逆上气,温疟,寒热,洗在皮肤中,妇人漏下绝子,诸恶疮疡金创。煮饮之。"《东垣试效方》云:"能和血补血,用尾破血,身和血。主症瘕,破恶血,妇人产后恶物上冲,去诸疮疡,疗金疮恶血,温中润燥止痛。"《本草纲目》云:"治头痛,心腹诸痛,润肠胃筋骨皮肤,治痈疽,排脓止痛,和血补血。"《景岳全书》

云:"其味甘而重,故专能补血;其气轻而辛,故又能行血。补中有动,行中有补,诚血中气药,亦血中之圣药也。头止血上行,身养血中守,尾破血下流,全活血不走。"

(三)临床应用

1. 用于血虚萎黄、眩晕心悸

本品甘温质润,补血效良,为补血圣药。治疗血虚所致面色萎黄、心悸怔忡,常与熟地黄、白芍、川芎配伍,如四物汤;治疗血虚心失所养之心悸,常与酸枣仁、柏子仁、远志等配伍,以补血养心,如天王补心丹;治疗血虚肝失所养之眩晕、耳鸣等,常与熟地黄、白芍、酸枣仁等配伍,如补肝汤。

2. 用于月经不调、经闭痛经

本品甘温补血,辛温活血,补血活血,为治妇科月经不调之要药。治疗血虚之月经不调,经闭痛经,常与熟地黄、白芍、川芎配伍,如四物汤;治疗血瘀之经闭痛经,常与桃仁、红花、川芎等配伍,如桃红四物汤;治疗冲任虚寒、瘀血阻滞之月经不调、经闭痛经,常与白芍、桂枝、吴茱萸等配伍,如温经汤。

3. 用于虚寒腹痛、风湿痹痛、跌仆损伤、痈疽疮疡

本品辛散温通,又为活血行瘀之要药,可治血瘀诸证。治疗血虚寒凝血瘀之腹痛,常与桂枝、白芍、生姜等同用,如当归生姜羊肉汤、当归建中汤;治疗风寒痹痛、肢体麻木,常与羌活、防风、秦艽等祛风湿药同用,如蠲痹汤。

4. 用于肠燥便秘

本品甘温质润,补血润肠通便,治疗血虚肠燥便秘,常与肉苁蓉、牛膝、升麻等配伍,如济川煎,亦可与生何首乌、火麻仁、桃仁等润肠通便药物同用。

(四)药理作用

当归对于慢性肾炎和轻微炎症的疗效较为明显。国内外研究人员发现当归的抗炎作用主要是通过抑制 IL-6、NO、TNF-α、IL-1β 和 PGE$_2$ 等炎性介质的释放,阻断 NF-κB 和 MAPK 等炎症信号通路中相关基因、蛋白的表达,维持宿主体内免疫细胞对外来刺激的高度敏感性而发挥抗炎作用[27]。

(五)在风湿病中的应用

当归补血汤是补气生血的代表方,其药味少,配伍精,用于治疗气血两虚证,其效果已被临床证实。中医认为,风湿病多由脏腑内蕴湿热毒邪,每易耗伤气血,正气损伤复不能祛邪外出,临床常用当归补血汤以扶正补虚。当归"其味甘而重,故专能补血,其气轻而辛,故又能行血,补中有动,行中有补,诚血中之气药,亦血中之圣药也"。当归具有抗炎作用,主要是通过抑制炎症因子,如 IL-1β、IL-6、INF-α 等发挥作用。通过对小鼠进行实验发现当归对急、慢性炎症均有显著的抑制作用,其抗炎作用机制主要涉及降低毛细血管通透性和抑制 PGE$_2$ 的合成或释放。

七、郁金

(一) 基本介绍

郁金为姜科植物温郁金、广西莪术、姜黄或蓬莪术的干燥块根。多系栽培,主产于四川、广西、浙江等地。原植物生于土质肥沃湿润的向阳水旁或田地。喜温暖湿润气候、阳光充足、雨量充沛的环境,怕严寒霜冻,怕干旱积水,以土层深厚肥沃、上层疏松、下层紧密的砂质壤土最宜生长。

《神农本草经读》云:"味辛、苦,寒无毒。主血积,下气,生肌,止血,破恶血,血淋,尿血,金疮。"《本草经疏》云:"郁金本入血分之气药,其治已上诸血证者。"《本草经读》云:"郁金,气味苦寒者,谓气寒而善降,味苦而善泄也。"

(二) 功效主治

【性味】味苦、辛,性寒。

【归经】归肝、心、肺经。

【功效】活血止痛、行气解郁、清心凉血、利胆退黄。

【主治】胸胁刺痛、胸痹心痛、经闭痛经、乳房胀痛、热病神昏、癫痫发狂、血热吐衄、黄疸尿赤。

【文献摘录】《本草纲目》云:"治血气心腹痛,产后败血冲心欲死,失心癫狂蛊毒。"《景岳全书》云:"善下气,破恶血,去血积,止吐血衄血,血淋尿血,及失心癫狂蛊毒。"《本经逢原》云:"郁金辛香不烈,先升后降,入心及包络。治吐血、衄血、唾血血腥,破恶血。血淋,尿血,妇人经脉逆行,产后败血冲心,及宿血心痛,并宜郁金末,加姜汁、童便同服,其血自清。"《本草求真》云:"其气先上行而微下达,凡有宿血凝积及有恶血不堪之物,先于上处而行其气,若使其邪、其气、其痰、其血在于膈上而难消者,须审宜温、宜凉,同于他味兼为调治之。"

(三) 临床应用

1. 用于血瘀气滞痛证

本品味辛能行能散,既能活血止痛,又能行气解郁,故善治肝郁气滞血瘀诸证。治疗胸腹胁肋胀痛、刺痛,常与柴胡、香附等疏肝解郁之品配伍;又因其性寒清热,亦可用于气滞血瘀之痛经、乳房作胀兼肝郁有热者,常与柴胡、栀子等配伍,如宣郁通经汤。

2. 用于热病神昏、癫狂、癫痫

本品辛散苦泄,能解郁开窍,且性寒入心经,能清心热,故可用于热病神昏及癫狂之证。治疗湿温病、湿浊蒙闭清窍而致神志不清者,可与石菖蒲、竹沥、栀子等配伍以清心开窍化痰,如菖蒲郁金汤;治疗癫狂、癫痫痰热蒙心者,可与白矾、牛黄、胆南星等配伍。

3. 用于血热出血证

本品性寒清热,味苦辛能降泄顺气,入肝经血分而能凉血降气止血。治疗肝郁化火,气火上逆,迫血妄行之吐血、衄血、妇女倒经等,常与生地黄、栀子、牛膝等配伍以凉血止血;治疗热伤血络的尿血、血淋,可与小蓟、白茅根等配伍以利尿通淋止血。

4. 用于肝胆湿热证

本品性寒入肝经,能清利肝胆湿热,为湿热黄疸及胆石症所常用。治疗湿热黄疸,常与茵陈、栀子、大黄等配伍以清热利湿退黄;治疗胆石症,可与金钱草、鸡内金等配伍以增强利胆排石之功。

(四) 药理作用

莪术油、莪术烯、郁金二醇、蓬莪术环二烯、二萜类化合物是温郁金中抗炎、镇痛的主要活性成分。研究表明,温郁金化合物抑制 LPS 诱导的核因子 κB 抑制因子 α(IκBα)活化来实现抗炎作用。研究发现温郁金乙酸乙酯提取物对急性炎症有显著的抗炎、镇痛作用,且有一定的剂量相关性,其作用机制与抑制 TNF-α 有关[28]。有实验研究表明,郁金抑制 TNF-α 刺激的人脐静脉内皮细胞(HUVEC)中的 NF-κB 通路,以及 ICAM-1、TNF-α mRNA 表达。它还通过抑制 VEGF 刺激的 HUVEC 中 VEGFR2 及其下游信号激酶 Src、Erk1/2、Akt 和 mTOR 的磷酸化来抑制血管生成的多步过程。说明郁金具有良好的抗炎和抗血管生成作用。

(五) 在风湿病中的应用

有实验通过二甲苯致小鼠耳郭肿胀、冰醋酸致小鼠腹腔通透性增高、小鼠棉球肉芽肿增生的研究表明,桂郁金醇提物高剂量对二甲苯致小鼠耳郭肿胀有抑制作用;桂郁金醇提物、水提物对冰醋酸致小鼠腹腔毛细血管通透性增高、小鼠棉球肉芽肿增生均有明显抑制作用,其中桂郁金醇提物的高剂量作用较强,其镇痛抗炎作用呈现一定的量效关系,提示桂郁金提取物对急性、早期炎症和晚期炎症具有很好的抗炎作用。郁金银屑片由郁金、红花、秦艽、莪术、玄明粉、土鳖虫、皂角刺、雄黄、石菖蒲、关黄柏等多味中草药组成,具有清热解毒、疏通气血、凉血养阴、软坚消积、燥湿杀虫之功效,有研究观察了 BALB/c 银屑病模型裸鼠在使用郁金银屑片治疗后皮损的情况,对裸鼠背部皮损情况进行了银屑病皮损面积和严重性指数(PASI)评分,并检测了双调蛋白和角化细胞生长因子蛋白及两者基因表达。观察发现,郁金银屑组裸鼠在经 2 周治疗后,皮损消失,无角化、红斑、鳞屑、乳头瘤样增生现象,表皮钉突完全消退[29]。

八、苏木

(一) 基本介绍

苏木为豆科植物苏木的干燥心材。野生或栽培,主产于广西、云南、台湾、四川等地。原植物生于海拔 200~1 050 m 的山谷丛林中。喜温暖湿润环境,以酸性砂质壤土和黏土适宜生长。

《汤液本草》云:"气平,味甘、咸。甘而酸、辛,性平。甘胜于酸、辛,阳中之阴,无毒。"《神农本草经疏》云:"苏木禀水土之气以生,故其味甘咸,气平无毒。好古加辛。降多于升,阳中阴也。入足厥阴,兼入手少阴,足阳明经。"《景岳全书》云:"味微甘微辛,性温平,可升可降,乃三阴经血分药也。"《得配本草》云:"甘、辛、咸,入足三阴经血分。"

(二)功效主治

【性味】味甘、咸、微辛,性平。

【归经】归心、肝、脾经。

【功效】活血祛瘀、消肿止痛。

【主治】跌仆损伤、骨折筋伤、瘀滞肿痛、经闭痛经、产后瘀阻、胸腹刺痛、痈疽肿痛。

【文献摘录】《增广和剂局方药性总论》云:"治妇人血气心腹痛,月候不调,及蓐劳,排脓,止痛,消痈肿。扑损瘀血,女人失音血噤,赤白痢,并后分急痛。"《本草纲目》云:"苏木乃三阴经血分药,少用则和血,多用则破血。"《景岳全书》云:"主妇人月经不调,心腹作痛,血癖气壅。凡产后血瘀,胀闷势危者,宜用五两,水煮浓汁服之。亦消痈肿死血,排脓止痛,及打扑瘀血,可敷。若治破伤风,宜为末酒服,立效。"《得配本草》云:"达下焦,泄大便,破死血,散痈肿,排脓止痛。"

(三)临床应用

1. 用于血瘀证

本品味辛能散,咸入血分,能活血散瘀、消肿止痛,为骨伤科常用药。又可活血祛瘀,通经止痛,亦为妇科瘀滞经产诸证及其他瘀滞病证的常用药。治疗跌仆损伤、骨折筋伤、瘀滞肿痛,内服、外用均可,常与乳香、没药、血竭等配伍以加强活血祛瘀、消肿止痛之功,如八厘散;治疗妇女瘀滞诸证,如痛经、经闭、产后瘀滞腹痛等,可与川芎、当归、红花等活血通经之品配伍,如通经丸;治疗心腹瘀痛,可与丹参、川芎、延胡索等配伍。

2. 用于痈肿疮毒

本品行血而散瘀,消肿止痛,可使痈肿散、疮毒消。治疗痈肿疮毒,可与金银花、连翘、白芷等配伍。

(四)药理作用

利用胶原诱导型关节炎(CIA)小鼠模型,观察抗类风湿关节炎效果,结果显示巴西苏木素和苏木查耳酮显著降低 CIA 小鼠血清中 TNF-α、IL-6 和 1L-1β 的分泌,通过微计算机断层扫描技术(micro-CT)检测苏木查耳酮对 CIA 小鼠关节破坏和表面侵蚀爪情况,结果显示有明显的改善作用[30]。从苏木中分离的氧化巴西苏木素和原苏木素 A 具有较强的免疫抑制作用,是治疗过度免疫反应相关疾病的潜在药物。$1\ \mu g/mL$、$5\ \mu g/mL$、$10\ \mu g/mL$ 氧化巴西苏木素处理由 Con A 和 LPS 诱导的小鼠脾脏 T、B 细胞 72 小时可显著抑制增殖。灌胃给予 25 mg/kg 原苏木素 A 可延长心脏移植大鼠的存活时间,其机制是通过减少 $CD4^+/CD8^+$ 的值,减弱 T 细胞增殖,同时抑制 NF-κB 的活性和下游 IFN-γ 和 γ 干扰素诱导蛋白-10(IP-10)的表达。

(五) 在风湿病中的应用

苏木酮 A 是从苏木中发现的抗炎活性成分,有研究发现苏木酮 A 能有效抑制牛Ⅱ型胶原蛋白诱导的类风湿关节炎大鼠足肿胀、踝关节滑膜组织损伤和炎症反应,其机制可能为抑制滑膜组织细胞凋亡、成纤维细胞增殖和炎症因子释放;苏木酮 A 能显著降低 LPS 诱导的 Raw264.7 细胞中炎性介质 NO 和 IL-6 的分泌,表明苏木酮 A 的抗类风湿关节炎作用与抑制炎症因子生成有关[31]。苏木具有活血祛瘀、消肿止痛之功,临床多与马钱子配伍使用治疗风湿痹痛、膝关节肿胀、腰腿痛、足跟痛、活动障碍等。有学者将马钱子与苏木以 1∶12,1∶18,1∶24 不同配比进行实验研究,寻求不同配比的最佳量效关系。结果发现在降低佐剂性关节炎大鼠足跖肿胀程度方面 1∶18 煎剂组效果最佳,1∶18 煎剂组降低佐剂性关节炎大鼠血清 TNF-α、C 反应蛋白(CRP)含量最明显,马苏抗炎免疫机制可能与降低血清 TNF-α 含量,抑制 CRP 的产生有关[32]。

第四节 通络止痛药

一、威灵仙

(一) 基本介绍

威灵仙为毛茛科植物威灵仙、棉团铁线莲或东北铁线莲的根及根茎。主产于江苏、安徽、浙江等地。原植物生于山坡灌木丛中、山谷或溪边。喜温暖湿润气候,以含腐殖质的石灰质壤土最宜生长。

《本草纲目》云:"气温,味微辛咸。辛泄气,咸泄水。故风湿痰饮之病,气壮者服之有捷效。"《神农本草经疏》云:"威灵仙感春夏之气,故其味苦,其气温,其性无毒,升也,阳也。入足太阳经。春为风木之化,故主诸风,而为风药之宣导,善走者也。"《景岳全书》云:"味微辛微咸,性温,可升可降,阴中阳也。"

(二) 功效主治

【性味】味辛、咸,性温。
【归经】归膀胱经。
【功效】祛风湿、通经络、止痹痛。
【主治】风湿痹痛、肢体麻木、筋脉拘挛、屈伸不利、骨鲠。
【文献摘录】《增广和剂局方药性总论》云:"主诸风,宣通五脏,去腹内冷滞,心膈痰水,久积症瘕,痃癖气块,膀胱宿脓恶水,腰膝冷疼,及疗折伤。"《本草发挥》云:"主诸风湿冷,宣通五脏,去腹内癥滞,腰膝冷疼,及治折伤。"《本草纲目》云:"辛泄气,咸泄水。故风湿痰饮之病,气壮者服之有捷效。其性大抵疏利,久服恐损真气,气弱者亦不可服之。"《景岳全书》云:"善逐诸风,行气血,走经络,宣通五脏,去腹内冷滞,心膈痰水,症瘕痃癖,气块积聚,膀胱宿水,腰膝肢体冷痛,亦疗折伤。"

(三)临床应用

用于风湿痹证

本品辛散温通,既能祛风湿,又能通经络而止痛,为治风湿痹痛要药。凡风湿痹痛,肢体麻木,筋脉拘挛,屈伸不利,无论上下皆可应用,尤宜于风邪偏盛、拘挛掣痛者。可单用为末服,即威灵仙散;治疗风寒腰背疼痛,与当归、肉桂等活血通经药同用,如神应丸。

此外,本品兼有软化鲠骨作用,治疗诸骨鲠喉,可单用或与砂糖、醋煎后慢慢咽下。尚能通经络止痛,可治疗跌打伤痛、头痛、牙痛、胃脘痛等。

(四)药理作用

威灵仙抗炎作用的主要有效成分是皂苷。复方威灵仙合剂、威灵仙水提液、威灵仙注射液和威灵仙大剂量煎剂都能减少冰醋酸引起的小鼠扭体次数,表现出显著的镇痛作用。对热刺激引起的疼痛反应,煎剂能明显提高小鼠的痛阈值,而酒制品的镇痛作用较煎剂更强而且持久。威灵仙的醇提物对小鼠的脾脏淋巴细胞的增殖无抑制作用,而对胸腺淋巴细胞的增殖有较好的抑制作用[33]。推测威灵仙抗类风湿关节炎的部分机制是抑制细胞免疫,而不影响体液免疫。COX-2在炎症反应中起重要作用,威灵仙在大剂量(10 mg/mL)时能有效抑制COX-2,因此可以发挥抗炎镇痛的作用[34]。

(五)在风湿病中的应用

威灵仙,《本草纲目》解释说:"威言其性猛也,灵仙言其功效。"其性辛散温通,性猛善走,具有祛风湿、通经络、止痹痛的功效,能"去众风,通十二经脉",调酒可治"腰脚疼痛久不瘥",是临床上用于治疗风湿痹痛、肢体麻木、关节屈伸不利及腰膝冷痛的要药。药理研究结果表明,威灵仙水提液及威灵仙总皂苷均具有显著抗炎镇痛作用,能够有效抑制风湿及类风湿引起的各类关节炎症,并对关节疼痛有较好的缓解作用。现代研究表明,威灵仙具有促进尿酸排泄的作用,从而能显著降低血中尿酸水平,而且能减轻结晶沉积,适用于痛风性关节炎、关节肿胀等。

二、豨莶草

(一)基本介绍

豨莶草为菊科植物豨莶、腺梗豨莶或毛梗豨莶的地上部分。主产于湖北、湖南、江苏等地。原植物生于山野、荒地、灌丛和林下。

《本草会元》云:"主治热匿烦满,不能食。生捣汁,服三四合,多则令人吐。"《雷公炮制药性解》云:"豨莶,味苦,性温,有小毒,入肝、肾二经。"《本经逢原》云:"豨莶苦寒,略兼微辛,故有小毒,为祛风除湿,而兼活血之要药。"

(二) 功效主治

【性味】味辛、苦,性寒。
【归经】归肝、肾经。
【功效】祛风湿、利关节、解毒。
【主治】风湿痹痛、筋骨无力、腰膝酸软、四肢麻痹、半身不遂、风疹湿疮。
【文献摘录】《本草纲目》云:"苦寒小毒,治肝肾风气,四肢麻痹,骨痛膝弱,风湿诸疮。"《本草蒙筌》云:"疗暴中风邪,口眼㖞斜者立效;治久渗湿痹,腰脚酸痛者殊功。捣生汁服之,主热闷烦满。服多则吐,惟少为宜。"《景岳全书》云:"善治中风口眼歪斜,除湿痹腰脚痿痛麻木。生者酒煎,逐破伤风危急如神。散撒麻疔恶毒,恶疮浮肿,虎伤狗咬,蜘蛛虫毒,或捣烂封之,或煎汤,或散敷并良。其扫荡功力若此,似于元气虚者非利。"《得配本草》云:"专治风湿,四肢麻痹,筋骨疼痛,腰膝软弱。"

(三) 临床应用

1. 用于风湿痹痛,中风半身不遂

本品能祛筋骨间风湿,通经络,利关节。有生泄熟补的特点,生用性寒,用于风湿热痹;酒制后寓补肝肾之功。治疗风湿痹痛、筋骨无力、腰膝酸软、四肢麻痹、中风半身不遂,可单用为丸服,即豨莶丸,或与臭梧桐叶合用,即豨桐丸;治疗中风口眼㖞斜、半身不遂者,常配蕲蛇、黄芪、当归、威灵仙等益气养血,祛风通络之品。

2. 用于风疹、湿疮、疮痈

本品味苦,性寒,又能清热解毒,化湿热,用于风疹、湿疮、疮痈。治疗风疹湿疮,可单用内服或外洗,亦可配蒺藜、地肤子、白鲜皮等祛风利湿止痒之品;治疗疮痈肿毒红肿热痛者,可配蒲公英、野菊花等清热解毒药;治疗发背、疔疮,可与五爪龙、小蓟、大蒜同用饮汁取汗。

(四) 药理作用

利用豨莶草煎剂观察其对佐剂性关节炎的影响,将动物处死断头取血后测定相关指标。实验结果显示,豨莶草可降低模型组佐剂性关节炎大鼠血黏度、ESR、细胞间黏附因子-1(ICAM-1)、IgG 和循环免疫复合物(CIC)水平,并提高 SOD 活性,初步表明豨莶草可通过控制局部关节炎症因子,减轻局部免疫反应而达到调节类风湿关节炎的效果[35]。通过角叉菜胶诱导大鼠足跖炎症、二甲苯引发小鼠耳肿胀、小鼠乙酸扭体反应、小鼠热痛反应实验进行抗炎和镇痛作用讨论。结果显示外用 4%~5%的豨莶草能显著抑制模型组小鼠足肿胀和耳肿胀的水平,能极大地降低由乙酸引起小鼠扭体的频率,并能延长热痛反应中小鼠舐后足的时间,药物的效应与剂量呈一定的相关关系。此研究表明豨莶草的局部外用有显著的抗炎、镇痛功用。

(五) 在风湿病中的应用

古方豨莶丸为宋代《证类本草》收载的单一豨莶草的嫩茎叶经用酒蒸制 9 次后制备成

的蜜丸,《南阳活人书》记载其主治:"风、寒、湿之气着而成痹,以致血脉凝涩,肢体麻木,腰膝酸痛,二便燥结,无论痛风痛痹,湿痰风热,宜于久服。"近代临床多使用其治疗风湿痹痛和肝肾不足、风湿瘀阻所致的骨关节病,既可祛风除湿、化瘀通痹以治标,又可滋补肝肾,强筋健骨,蠲除四肢麻痹、腰膝无力以治本。有研究发现,豨莶草可抑制 IL-1β、TNF-α、NF-κB 表达,显著改善尿酸钠诱导的痛风性关节炎模型小鼠炎症反应,可有效抑制痛风性关节炎局部的炎症反应。

三、徐长卿

(一) 基本介绍

徐长卿为萝藦科牛皮消属植物徐长卿的干燥根及根茎。秋季采挖,除去杂质,阴干。生长于向阳山坡及草丛中。适应性较强,喜温暖、湿润的环境,但忌积水,耐热耐寒能力强,南北各地均可栽植。但以腐殖质土或肥沃深厚、排水良好的砂质壤土生长较好。

《名医别录》云:"治鬼物百精蛊毒,疫疾邪恶气,温疟。久服强悍轻身。"《本草纲目》云:"治疫疾、邪恶气、温疟等。"

(二) 功效主治

【性味】味辛,性温。
【归经】归肝、胃经。
【功效】祛风、化湿、止痛、止痒。
【主治】风湿痹痛、胃痛胀满、牙痛、腰痛、跌仆伤痛、风疹、湿疹。
【文献摘录】《生草药性备要》云:"浸酒要药,能除风湿。"《简易草药》云:"治跌打损伤,筋骨疼痛。"《岭南采药录》云:"治小儿腹胀,青筋出现。又治癫狗咬伤。"《中国药用植物志》云:"治一切痧症和肚痛,胃气痛,食积,霍乱。"

(三) 临床应用

1. 用于风湿痹痛、腰痛、跌仆损伤疼痛、脘腹痛、牙痛等各种痛症

徐长卿有较好的祛风止痛作用,广泛地用于风湿、寒凝、气滞、血瘀所致的各种痛症。也用于手术后疼痛及癌肿疼痛,有一定的止痛作用。可单味应用,或随证配伍有关的药物。

2. 用于湿疹、风疹块、顽癣等皮肤病

徐长卿有祛风止痒作用。可单用内服或煎汤外洗,亦可配伍苦参、地肤子、白鲜皮等清利湿热的药物。

此外,徐长卿还能解蛇毒,治毒蛇咬伤。可与半边莲同用内服或外用。

(四) 药理作用

现代实验研究发现,徐长卿中的多糖成分,丹皮酚成分能对抗免疫分子,对抗炎症介质。丹皮酚可显著抑制豚鼠福斯曼(Forssman)皮肤血管反应,丹皮酚磺酸钠可抑制甲醛引起的大鼠足肿。丹皮酚对二甲苯引起的小鼠耳肿胀及绵羊红细胞、牛血清蛋白诱导的小鼠迟发型足跖肿胀有明显的抑制作用,同时也可以抑制大鼠主动和被动阿瑟氏(Arthus)型足跖肿胀与内毒素引起的腹腔毛细血管通透性升高。研究发现,徐长卿水煎液,可有效减少小鼠扭体次数,增强疼痛阈值[36]。有学者以盆腔炎小鼠为模型,发现徐长卿煎剂能显著降低血清 IL-1β、TNF-α、ICAM-1 和 VEGF 水平,降低小鼠子宫和输卵管组织中 ICAM-1 和 VEGF 的表达。

(五)在风湿病中的应用

徐长卿善于祛风,具有祛风化湿、止痛止痒之功,对于各种疼痛疗效显著,常用于治疗风湿关节疼痛,可配合虎杖等同用。丹皮酚是徐长卿主要有效成分之一,研究证实其生物活性很高,应用范围广。有实验研究表明徐长卿中丹皮酚可能通过抑制损伤软骨中 MMP-1 的表达和促进组织金属蛋白酶抑制剂-1(TIMP-1)的表达,恢复两者之间的平衡,达到修复受损软骨组织,治疗骨关节炎的作用。有实验阐明徐长卿丹皮酚可以促进 Bcl-2 蛋白的表达,抑制 Bax 蛋白的表达,从而升高 Bcl-2/Bax 的值进而抑制细胞凋亡,延缓兔膝关节炎模型的关节软骨退变和破坏。

四、透骨草

(一)基本简介

透骨草为大戟科地构叶属植物地构叶的全草。植物地构叶,分布于我国辽宁、吉林、内蒙古、河北等地。

《本草正》云:"善透骨通窍,故又名透骨草。"《滇南本草》云:"洗风寒湿痹,筋骨疼痛,暖筋透骨,熬水洗之。"《中药志》云:"辛,温。"

(二)功效主治

【性味】味辛,性温。

【归经】归肝、肾经。

【功效】祛风除湿、舒筋活血、散瘀消肿、解毒止痛。

【主治】风湿痹痛、筋骨挛缩、寒湿脚气、腰部扭伤、瘫痪、闭经、阴囊湿疹、疮疖肿毒。

【文献摘录】《本草纲目》云:"治筋骨一切风湿,疼痛挛缩,寒湿脚风。"《灵秘丹药笺》云:"疗热毒。"《山东中草药手册》云:"祛风湿,活血,止痛。"《四川常用中草药》云:"治风湿痹痛,难产。瘫痪,疮疡肿毒等症。"

(三)临床应用

1. 用于风湿痹痛

本品有祛除风湿作用,并能活血止痛,用治风湿痹痛,无论新久皆可应用,可配合五加皮、忍冬藤、油松节、威灵仙等同用。

2. 用于跌仆损伤、经闭不行等症

本品善于活血止痛,对于跌仆损伤、瘀滞疼痛,或妇女经闭,可配伍当归、桃仁、泽兰等同用。

(四) 药理作用

有学者采用二甲苯致小鼠耳肿胀、角叉菜胶致大鼠足趾肿胀的模型,观察复方透骨草溶液和地塞米松磷酸钠注射液外用涂抹的抗炎作用,并检测大鼠足趾致炎4小时后组织中的IL-1β和TNF-α的水平。实验表明其能降低二甲苯致小鼠耳郭肿胀度,对角叉菜胶致大鼠足趾肿胀有明显的减轻作用,能显著降低大鼠足趾肿胀损伤后组织中致炎因子IL-1β的表达[37]。

(五) 在风湿病中的应用

透骨草具有良好镇痛效果,具有祛风除湿、舒筋活络、活血止痛之效。临床广泛应用于风湿痹痛、筋骨挛缩、寒湿脚气等,尤其适用关节疼痛,如《本草纲目》言透骨草"治筋骨一切风湿疼痛挛缩",临床常与伸筋草合用,治肝肾不足、筋骨失养、屈伸不利、筋骨挛缩,有伸筋透骨之效;与鸡血藤合用,可补肝益肾、活血止痛,久痹属虚者最为相宜。透骨草在很多的药方中均有使用,如在《青岛中草药手册》中记载的药方透骨草9g、黄柏9g、防风9g、苍术9g、牛膝12g,用水进行煎服可以治疗风湿性关节痛。在《陕甘宁青中草药选》中记载的药方透骨草9g、制川乌3g、制草乌3g、伸筋草6g,用水煎服可以治疗风湿性关节炎、筋骨拘挛等。

五、独活

(一) 基本介绍

独活为伞形科植物重齿毛当归的干燥根。主产于湖北、四川等地。原植物生于阴湿山坡、林下草丛或稀疏灌丛间,喜阴凉潮湿气候。

《本草经集注》云:"味苦甘平,微温无毒。主治风寒所击,金疮,止痛,奔豚,痫,女子疝瘕。"《汤液本草》云:"气味与羌活同,无毒。气浓味薄,升也,苦辛。足少阴肾经行经之药。"《景岳全书》云:"味苦,气香,性微凉。升中有降,善行滞气,故入肾与膀胱两经,专理下焦风湿。"《得配本草》云:"辛、苦,微温。入足少阴经气分。"

(二) 功效主治

【性味】味辛、苦,性温。

【归经】归肾、膀胱经。

【功效】祛风除湿、通痹止痛。

【主治】风寒湿痹、腰膝疼痛、少阴伏风头痛、风寒夹湿头痛。

【文献摘录】《名医别录》云:"味甘,微温,无毒。主治诸贼风,百节痛风无久新者。"《药类法象》云:"足少阴肾行经药也。若与细辛同用,治少阴经头痛如神。一名独摇草,得风不摇,无风自摇动。"《本草求真》云:"独活专入肾。辛苦微温。比之羌活,其性稍缓。凡因风干足少阴肾经,伏而不出,发为头痛(痛在脑齿)。则能善搜而治矣。以故两足湿痹不能动履,非此莫痊。(风胜湿,故二活兼胜湿。)风毒齿痛(肾主骨,齿者骨之余)。头眩目晕,非此莫攻。"

(三) 临床应用

1. 用于风寒湿痹

本品功善祛风湿,止痹痛,为治疗风湿痹痛主药,凡风寒湿邪所致之痹证,无论新久,均可应用;主入肾经,尤以腰以下半身寒湿痹痛为宜。治疗风寒湿痹证,肌肉、腰背、手足疼痛,可配防风、附子、石楠叶等以祛风除湿、温里散寒,如独活汤;治疗痹证日久正虚,腰膝酸软,关节屈伸不利者,常配桑寄生、杜仲、人参等,以补益肝肾、养血活血、祛除风湿,如独活寄生汤。

2. 用于风寒夹湿表证

本品辛散温通苦燥,有类似羌活而较弱的发散风寒胜湿作用,可用于外感风寒夹湿所致的头痛头重,一身尽痛,配羌活、藁本等以解表散寒、祛风胜湿,如羌活胜湿汤。

(四) 药理作用

已有研究表明,独活乙醇提取物可不同程度地抑制 COX-1 和 COX-2,且其 COX-2 的抑制率大于 COX-1 而起到祛风湿作用,其能降低二甲苯诱导的炎症反应,尤其是 60% 独活乙醇提取物抗炎效果最好。据报道,独活挥发油对蛋清致大鼠足肿胀具有明显的抗炎作用,可能是独活发挥抗炎作用的主要物质基础。将独活挥发油灌胃能部分阻止兔骨关节炎关节软骨的退变,其机制可能为减少滑液中炎性介质 IL-1 的分泌、促进 TGF-β 的分泌,从而减轻滑膜炎症,缓解对软骨细胞的破坏[38]。

(五) 在风湿病中的应用

独活寄生汤最早被《备急千金要方》收录,主要由独活、桑寄生、牛膝、秦艽、防风、杜仲、肉桂心、细辛、当归、川芎、芍药、干地黄、甘草、茯苓、人参等 15 味中药材组成,该组方以独活、桑寄生共为君药,有祛除下焦及筋骨间风寒湿邪、补肝肾强筋骨之功效,是主要被用于治疗气血不足、肝肾亏虚、风寒湿邪所致痹证的经典方剂,近年来被普遍应用于临床膝骨关节炎及其他骨伤疾病的保守治疗。研究显示独活寄生汤在膝骨关节炎治疗中单独应用或者联合针刺、西药或关节腔内注射玻璃酸钠等其他方式均能取得比较满意的近远期临床治疗效果,改善关节症状,研究显示独活寄生汤可以通过对 TNF-α、IL 等进行调控,降低膝关节滑膜炎症反应程度,延缓软骨退变;可以对软骨细胞生成 MMP 过程及软骨基质降解过程产生抑制作用,影响软骨细胞 G_1 期调控因子 mRNA 表达,激活软骨细胞增殖,改善关节症状。

六、川牛膝

(一) 基本介绍

川牛膝为苋科植物川牛膝的干燥根。栽培或野生,主产于四川,生于海拔1 500 m以上的地区,喜凉爽、湿润气候,以向阳、土层深厚、富含腐殖质的壤土最宜生长。

《神农本草经》云:"味苦平,主治寒湿痿痹,四肢拘挛,膝痛不可屈伸,逐血气,伤热火烂,堕胎。"《景岳全书》云:"味苦甘,气微凉,性降而滑,阴也。忌牛肉,酒渍,咬咀。走十二经络,助一身元气。"《本草新编》云:"牛膝,味甘酸,气平,无毒。蜀产者佳。善走十二经络,宽筋骨,补中绝续,益阴壮阳,除腰膝酸疼,最能通尿管涩痛,引诸药下走。"

(二) 功效主治

【性味】味甘、微苦,性平。

【归经】归肝、肾经。

【功效】逐瘀通经、通利关节、利尿通淋。

【主治】血瘀经闭、痛经、难产、胞衣不下、产后瘀血腹痛、跌仆损伤、风湿腰膝疼痛、热淋、血淋。

【文献摘录】《证类本草》云:"治腰膝软怯,冷弱,破癥结,排脓止痛,产后,心腹痛,并血晕,落死胎,壮阳。"《神农本草经疏》云:"主寒湿痿痹,四肢拘挛,膝痛不可屈伸,逐血气,伤热火烂,堕胎。久服,轻身耐老。"

(三) 临床应用

1. 用于血瘀证

本品有活血祛瘀、通经止痛之功,常用于妇科血瘀经产诸证及跌仆损伤等症。治疗痛经、月经不调、经闭、产后腹痛、胞衣不下等,常与当归、红花、桃仁等活血祛瘀之品配伍,如血府逐瘀汤;治疗跌仆损伤瘀滞肿痛,可与续断、当归、乳香等配伍以祛瘀消肿止痛。

2. 用于风湿腰膝疼痛

本品不仅能活血通经,且能祛风除湿、疏利关节,故常用于风湿腰膝疼痛,关节不利。临床每与桑寄生、威灵仙、独活等配伍,以祛风湿,通经络,止疼痛;若湿热下注,关节红肿疼痛者,可与黄柏、苍术同用,如《医学正传》三妙丸。

3. 用于热淋、血淋

本品性降而散,既能利尿通淋,又可活血祛瘀,常用于湿热蕴结膀胱,脉络被灼之血淋、尿血,故凡热淋、血淋、尿血者,可与木通、滑石、瞿麦、蒲黄等配伍,以增强疗效,或与麝香同用,如《医学正传》牛膝膏。

(四) 药理作用

有学者研究牛膝类植物对大鼠蛋清性足肿胀及炎症的影响,发现川牛膝功效胜于怀牛膝。川牛膝多糖能增强正常小鼠迟发型变态反应和细胞活性,提高小鼠碳粒廓清速率、抗体生成细胞数量和腹腔巨噬细胞吞噬鸡红细胞百分率,且随多糖浓度增高而增强川牛膝多糖,还能显著改善白细胞数减少。但其对脾淋巴细胞转化率无促进作用。川牛膝多糖体外在 10～300 μg/mL 浓度范围内对细胞不具有直接毒性作用,能够促进 B 细胞增殖,增强小鼠 NK 细胞活性和腹腔巨噬细胞吞噬中性粒细胞活性,且随浓度增高而增强[39]。

(五) 在风湿病中的应用

三妙丸出自明代虞抟所著的《医学正传》,是由《丹溪心法》二妙丸加牛膝而成,有研究说明二妙丸、三妙丸、川牛膝具有减轻急性痛风性关节炎大鼠关节肿胀度的作用。其中三妙丸降低急性痛风性关节炎大鼠关节肿胀度的疗效尤为显著,其理论基础在于三妙丸是在二妙丸的基础上加入川牛膝而成,川牛膝除了具有化瘀通络、补益肝肾功效外,还有"引药下行"的作用,《伤寒瘟疫条辨》记载:"牛膝,生用其性下走如奔,破血症,通经闭,引诸药下行。"《本经逢原》亦云:"丹溪言牛膝能引诸药下行,筋骨痛风在下者宜之。"因此,在二妙丸中加入引经药川牛膝可以加强二妙丸的药效,在抑制踝关节肿胀度方面,二妙丸与川牛膝具有药效的协同及增效作用。二妙丸、三妙丸、川牛膝具有降低滑膜组织的 IL-6、IL-8、TNF-α 水平的作用,并且随着三妙丸中引经药川牛膝剂量的增加,其抑制细胞因子的作用增强。

七、伸筋草

(一) 基本介绍

伸筋草为石松科植物石松的带根全草。夏季采收,连根拔起,去净泥土、杂质,晒干。分布于东北、华东、华南、西南,以及内蒙古、河南等地。主产于浙江、湖北、江苏等地,湖南、四川亦产。生于疏林下荫蔽处。

《饮片新参》云:"伸筋草清香微苦。功能舒筋脉,通关节,治风痹疼痛,屈伸不利。"《本草拾遗》云:"味苦辛,温,无毒。"《本草求原》云:"甘涩,平。"《四川中药志》云:"入肝、脾、肾三经。"

(二) 功效主治

【性味】味微苦、辛,性温。
【归经】归肝、脾、肾经。
【功效】祛风除湿、舒筋活络。
【主治】风寒湿痹、关节酸痛、屈伸不利、皮肤麻木、四肢软弱、跌仆损伤、瘀肿疼痛。
【文献摘录】《滇南本草》云:"下气,消胸中痞满横膈之气,推胃中隔宿之食,去年久腹中之坚积,消水肿。其性走而不守,其用沉而不浮,得槟榔良。"《本草拾遗》云:"主久患风痹,脚膝疼冷,皮肤不仁,气力衰弱。"《生草药性备要》云:"消肿,除风湿。浸酒饮,舒筋活络。其根治气结疼痛,损伤,金疮内伤,去瘀止咳。"《浙江民间常用草药》云:"舒筋,消炎。治关节酸痛,带状疱疹。"《东北常用中草药手册》云:"舒筋活血,祛风散寒,止痛。治腰腿酸痛,风湿性关节肿痛,月经不调。"

(三) 临床应用

1. 用于风寒湿痹

本品苦燥之性较强,善祛风除湿而舒筋活络,痹痛拘挛属风湿俱盛兼寒者用之为宜。治疗风寒湿痹、关节酸痛、屈伸不利,常配羌活、独活、桂枝、白芍等;治疗肢体软弱、肌肤麻木,常配松节、寻骨风、威灵仙等。

2. 用于跌仆损伤

本品能消肿止痛,用于跌仆损伤、瘀肿疼痛,常配苏木、土鳖虫、红花、桃仁等活血通络药,内服外洗均可。

(四) 药理作用

研究发现,以伸筋草总生物碱的提取物对其采取急性、毒性实验,通过弗氏完全佐剂使得大鼠足跖肿胀及棉球肉芽肿增生实验,结果表明,伸筋草总生物碱的抗炎作用呈现出剂量依赖的特征,并以中、高剂量组的模型大鼠对佐剂性关节炎的改善程度较为显著,说明伸筋草具有较好的抗炎作用。有关研究亦在此基础上得出伸筋草的生物碱成分能够显著减轻弗氏完全佐剂诱导关节炎大鼠关节的肿胀,并可改善其滑膜病变,进一步提出其机制可能与对其 IL-1β、TNF-α 水平的干预相关,这也说明伸筋草具有较好的抗炎作用[40]。

(五) 在风湿病中的应用

伸筋草是治疗类风湿关节炎的一种传统中药,具有祛风除湿、舒筋活络等功效,伸筋草临床中主要用于风寒湿痹、关节肿痛、筋脉拘急,临床应用历史悠久,疗效确切,无副作用报道。现代药理学研究表明其具有抗炎、抗类风湿作用。有研究发现伸筋草可显著降低类风湿关节炎模型大鼠后足趾容积和血清中类风湿因子(RF)含量,亦可显著降低类风湿关节炎模型大鼠血清中 TNF-α、IL-1β 等炎症因子水平。也有研究表明,伸筋草醇提物能够有效抑制滑膜细胞炎症,改善佐剂性关节炎大鼠滑膜细胞线粒体及粗面内质网的功能状态,具有显著的抗炎修复作用。

八、羌活

(一) 基本介绍

羌活为伞形科植物羌活、宽叶羌活或川羌活的根茎及茎。主产于四川、甘肃、云南等地。原植物喜生于河边 1 500~4 500 m 的林缘及灌丛内。喜凉爽湿润气候,耐寒,稍耐荫。以土层深厚、排水良好、富含腐殖质的砂质壤土最宜生长。

《增广和剂局方药性总论》云:"味苦甘,平,微温,无毒。"《汤液本草》云:"气微温,味苦甘平。苦辛,气味俱轻,阳也,无毒。"《神农本草经疏》云:"羌活性温,辛,苦,气厚于味,浮而升,阳也。手足太阳行经风药,并入足厥阴、少阴经气分。"《医学启源》云:"羌活治肢节疼痛,手足太阳本经风药也。加川芎,治足太阳、少阴头痛,透关利节,又治风湿。"《主治秘诀》云:"其用有五:手足太阳引经一也,风湿相兼二也,去肢节痛三也,除痈疽败血四也,风湿头痛五也。"

(二) 功效主治

【性味】味辛、苦,性温。
【归经】归肾、膀胱经。
【功效】解表散寒、祛风胜湿、止痛。
【主治】风寒感冒、头痛项强、风湿痹痛、肩背酸痛。
【文献摘录】《药性论》云:"能治贼风,失音不语,多痒血癞,手足不遂,口面㖞斜,遍身顽痹。"《日华子本草》云:"治一切风并气,筋骨拳挛,四肢羸劣,头旋,明目,赤目痛,及伏梁水气,五劳七伤,虚损冷气,骨节酸疼,通利五脏。独活即是羌活母类也。"《景岳全书》云:"用此者,用其散寒定痛。能入诸经,太阳为最。散肌表之寒邪,利周身项脊之疼痛,排太阳之痈疽,除新旧之风湿。缘非柔懦之物,故能拨乱反正。惟其气雄,大能散逐,若正气虚者忌用之。"

(三) 临床应用

1. 用于风寒感冒、头痛项痛

本品辛温,气味雄烈,善散膀胱经风寒,有较强的解表散寒、祛风胜湿、止痛之功。治疗外感风寒夹湿、恶寒发热、肌表无汗、头痛项强、肢体酸痛较重者,常与防风、细辛、川芎等药同用,如九味羌活汤;治疗风湿在表、头项强痛、腰背酸重、一身尽痛者,常与独活、藁本、防风等药同用,如羌活胜湿汤。

2. 用于风寒湿痹、肩背疼痛

本品味辛祛风,味苦燥湿,性温散寒,有较强的祛风湿、止痛作用,入足太阳膀胱经,以除头项肩背之痛见长,尤善治上半身风寒湿痹、肩背肢节疼痛者。治疗上半身风寒湿痹、肩背肢节疼痛者,多与防风、姜黄、当归等药同用,如蠲痹汤;治疗风寒、风湿所致的头风痛,可与川芎、白芷、藁本等药配伍,如羌活芎藁汤。

(四) 药理作用

有研究表明,羌活对乙酸所诱发的扭体反应(指向小白鼠或大白鼠的腹腔内注射乙酸溶液或酒石酸锑钾溶液引起的一种持久性的刺激腹膜的疼痛)具有一定抑制作用。羌活水提取物对迟发型变态反应引起的肝损伤具有一定的保护作用。有学者以足趾肿胀、水肿的大鼠为研究对象,让其服用羌活水提取物。研究的结果显示,大鼠在服用羌活水提取物后其足趾肿胀、水肿等症状明显改善。这说明,羌活具有显著的抗炎、镇痛作用。用九味羌活汤对60例感冒患者进行治疗,结果显示,治疗后患者发热、头痛等症状基本消失。这说明羌活具有良好的解热、镇痛作用[41]。

(五) 在风湿病中的应用

羌活具有抗炎、镇痛、解热的作用，在骨关节疾病中广泛应用，包括关节炎、腰痛等，目前的研究主要集中于以羌活为主要组成成分的羌活胜湿汤。羌活胜湿汤具有祛风、胜湿、止痛之功效，主治风湿在表之痹证，临床常用于治疗风湿性关节炎、类风湿关节炎、骨质增生症、强直性脊柱炎等属风湿在表者，方中羌活、独活共为君药，二者皆为辛苦温燥之品，其辛散祛风，味苦燥湿，性温散寒，故皆可祛风除湿、通利关节，其中羌活善祛上部风湿，独活善祛下部风湿，两药相合，能散一身上下之风湿，通利关节而止痹痛[42]。羌活在动物实验研究中也较为充分，在弗氏完全佐剂性关节炎大鼠模型、小鼠乙酸扭体实验、热板实验、小鼠耳肿胀实验中，以羌活为主的羌活胜湿汤均展现出较好的镇痛、抗炎、解热效应，且呈现明显的剂量依赖性[43]。

参考文献

[1] 张良,邢国胜,白人骁.白花蛇舌草对类风湿关节炎滑膜细胞增殖的影响[J].江西中医药,2008,39(5):64.

[2] 张明光.糖皮质激素和小檗碱对低密度脂蛋白代谢及PCSK9作用的探讨[D].北京:北京协和医学院,2017.

[3] 胡梁深,谈荣珍,范少勇,等.四妙丸加味方联合塞来昔布治疗痛风性关节炎(湿热蕴阻型)的临床疗效观察[J].广州中医药大学学报,2021,38(8):1617-1620.

[4] 龚巧巧,张英强.张英强治疗痛风性肾病经验撷要[J].山西中医,2013,29(9):9,13.

[5] 包力,徐新玉,卓鹰,等.中西医结合治疗幼年强直性脊柱炎22例[J].中国中医药信息杂志,2009,16(4):61.

[6] 杨鑫,谢旦红,徐杰.白虎加桂枝汤联合依托考昔治疗急性痛风性关节炎临床研究[J].新中医,2022,54(21):35-38.

[7] 周光照.五味消毒饮加减治疗痛风验案举隅[J].中国民间疗法,2019,27(10):91-92.

[8] 孙思东,边祥涛.穴位贴敷辅助五味消毒饮对类风湿性关节炎患者免疫功能、Th17/Tregs平衡的影响[J].中国医院用药评价与分析,2022,22(3):293-296.

[9] 李艳丽,胡彦武.紫花地丁水提物急性毒性试验及其抗炎镇痛作用研究[J].湖北农业科学,2013,52(2):390-392.

[10] 符佳,陈加容,胡樱凡,等.紫花地丁提取物对LPS诱导RAW 264.7细胞的体外抗炎作用[J].成都大学学报(自然科学版),2020,39(2):143-147,175.

[11] 王刚,况淑娟.萆薢渗湿汤联合非布司他治疗急性痛风性关节炎的临床分析[J].中国医学创新,2019,16(28):67-70.

[12] 吕峰,黄一帆,池淑芳,等.薏苡仁多糖对小鼠抗氧化作用的研究[J].营养学报,2008,30(6):602-605.

[13] 曹云祥,刘健,黄传兵,等.新风胶囊可以调节类风湿性关节炎患者的免疫功能和改善心功能[J].细胞与分子免疫学杂志,2015,31(3):394-396,401.

[14] 文建庭,刘健,姜辉,等.佐剂性关节炎大鼠外周血单个核细胞中hsa-miRNAs的表达及新风胶囊干预研究[J].风湿病与关节炎,2022,11(10):1-6.

[15] 崔佳韵,梁建芬.不同年份新会陈皮挥发油的抗氧化活性评价[J].食品科技,2019,44(1):98-102.

[16] 周琴,刘健,张先恒,等.类风湿关节炎患者VEGF的变化及中医药干预研究[J].中医药临床杂志,

2022,34(7):1340-1345.
[17] 陈扬,宋京涛,张勇,等.鸡鸣散加味方配合中药离子导入疗法治疗膝骨关节炎疗效观察[J].现代中西医结合杂志,2021,30(19):2126-2129.
[18] 曹智君,叶志中,高建华,等.羟氯喹联合六味地黄丸治疗系统性红斑狼疮活动合并妊娠患者疗效观察[J].海南医学,2012,23(7):12-14.
[19] 蔡义思,李佳钰,陆麒瑾,等.基于定量蛋白质组学研究当归拈痛汤对风湿热痹佐剂性关节炎大鼠的作用机制[J].中国实验方剂学杂志,2022,28(13):62-70.
[20] 周晔,张玉萍.当归拈痛汤研究进展[J].广西中医药大学学报,2022,25(2):61-64.
[21] 张茜,吴梦婷,鲍善娟.半夏泻心汤联合西药治疗肝脾失调型类风湿关节炎临床研究[J].新中医,2021,53(17):22-26.
[22] 张明霞,昊海霞,盛赞,等.红花对小鼠免疫功能的影响[J].中国中医药科技,2001(1):10.
[23] 张湘东,许定舟,李金华,等.丹参多糖的免疫调节活性研究[J].中药材,2012,35(6):949-952.
[24] 赖财荣,雷升,窦志芳,等.基于网络药理学探讨桃仁-红花药对治疗膝骨性关节炎的作用机制[J].中国药物经济学,2022,17(6):63-68,73.
[25] 肖志彬,刘小雷,成日青,等.β-谷甾醇对阿司匹林副作用抵抗及抗炎作用影响的实验研究[J].内蒙古医科大学学报,2015,37(4):350-354.
[26] 黄敬群,孙文娟,王四旺,等.尿酸钠致急性痛风性关节炎模型大鼠与槲皮素的抗炎作用[J].中国组织工程研究,2012,16(15):2815-2819.
[27] 王凤龙,刘员,张来宾,等.当归抗炎镇痛作用研究进展[J].中国实验方剂学杂志,2021,27(15):197-209.
[28] 裘关关,蔡渊,方亮莲,等.温郁金乙酸乙酯提取物的抗炎镇痛作用[J].温州医科大学学报,2014,44(9):660-663.
[29] 陈少秀,余静,冯萍,等.郁金银屑片对Balb/c裸鼠银屑病模型的实验研究[J].中国中西医结合皮肤性病学杂志,2017,16(5):402-405.
[30] Jung E G, Han K I, Hwang S G, et al. Brazilin isolated from *Caesalpinia sappan* L. inhibits rheumatoid arthritis activity in a type-Ⅱ collagen induced arthritis mouse model[J]. BMC Complement Altern Med, 2015, 15(1): 124.
[31] 周小清,廖理曦,姜勇,等.苏木酮A对大鼠类风湿性关节炎的治疗作用[J].中草药,2021,52(3):744-748.
[32] 马冉,梁晓东,李茜,等.HPLC测定苏木配伍马钱子前后对巴西苏木素和原苏木素B含量的影响[J].山东中医杂志,2017,36(12):1067-1071.
[33] 夏伦祝,徐先祥,张睿.威灵仙总皂苷对小鼠免疫功能的影响[J].安徽医药,2009,13(5):496-497.
[34] 赵燕强,杨立新,张宪民,等.威灵仙的成分、药理活性和临床应用的研究进展[J].中药材,2008,31(3):465-470.
[35] 宋业朋,于清宏.豨莶草煎剂治疗佐剂型关节炎的实验研究[J].中国医学工程,2012,20(11):14-16.
[36] 许青松,张红英,李迎军,等.徐长卿水煎剂抗炎及镇痛作用的研究[J].时珍国医国药,2007,18(6):1407-1408.
[37] 羊菲,金若敏,范斌,等.复方透骨草溶液抑菌和抗炎作用的实验研究[J].上海中医药杂志,2017,51(5):82-85.
[38] 乙军,周业庭,潘武,等.独活挥发油灌胃对兔膝骨关节炎的保护作用及其机制[J].临床骨科杂志,2013,16(4):451-454.
[39] 王昭,张振凌.川牛膝现代研究进展[C]//中国药学会.第十届全国中药和天然药物学术研讨会论文集.洛阳:第十届全国中药和天然药物学术研讨会,2009:55-57.
[40] 刘静,年华,徐熠,等.伸筋草生物碱对佐剂性关节炎大鼠的抗炎作用及机制研究[J].药物评价研究,2019,42(5):869-872.

[41] 张艳侠,蒋舜媛,徐凯节,等.宽叶羌活种子的化学成分[J].中国中药杂志,2012,37(7):941-945.
[42] 李影,刘红宁,邓晓霞,等.试述羌活胜湿汤的临床应用现状[J].江西中医药大学学报,2017,29(3):113-114,124.
[43] 陈玉兴,周瑞玲,崔景朝.羌活胜湿汤单煎与合煎抗炎、镇痛作用比较研究[J].中国实验方剂学杂志,1999(1):17-19.

下 篇

刘健治痹医案

第五章

尪痹

第一节 刘健教授治疗尪痹经验初探

尪痹,以肢体筋骨、关节、肌肉等处发生疼痛、重着、酸楚、麻木,或者关节屈伸不利、僵硬、肿大、变形等症状为主要临床表现,属于现代医学类风湿关节炎的范畴,是一种以多处小关节炎症对称发病为主要临床特征的慢性、易复发的自身免疫性疾病,病因尚不明确。

一、历史沿革

中医对痹证(尪痹)的认识最早见于《黄帝内经》,《素问·痹论》指出"风、寒、湿三气杂至,合而为痹也,其风气胜者为行痹,寒气胜者为痛痹,湿气胜者为著痹也""所谓痹者,各以其时重感于风寒湿者也""不与风寒湿气合,故不为痹"。除此之外,痹证的产生又与饮食和生活环境息息相关,《素问·痹论》云:"所谓饮食居处,为其病本。"《金匮要略·中风历节病脉证并治》之"历节"就属于本病范畴,书中首创桂枝芍药知母汤和乌头汤治疗痹证,并沿用至今。《诸病源候论》云:"风湿痹病之状,或皮肤顽厚,或肌肉酸痛。风寒湿三气杂至,合而成痹。"

二、病因病机

刘健教授基于《黄帝内经》的理论知识,结合新安医家等各家言论,认为尪痹的主要病因病机不外乎内因与外因两种,内因即素体亏虚,以脾胃虚弱为主,外因责之于风寒湿热之邪。

(一) 正虚为本,脾胃虚弱为主

刘健教授认为,尪痹的发生发展主要责之于素体虚弱,以脾胃虚弱为主。《素问·太阴阳明论》云:"四肢皆禀气于胃……今脾病不能为胃行其津液……脉道不利,筋骨肌肉,皆无气以生,故不用焉。"脾主运化,主升清,脾胃虚弱,不能升清和运化水谷精微,气血生化无源,筋骨失于濡养,则发为痹证。若脾胃不能运化,则饮食不能化为精微,聚为痰饮,

凝于四肢关节，留于肌肉腠理，致全身关节疼痛，则为痹证。此外，素体亏虚，脾胃虚弱，则气血不足，营卫不和，关节易受风寒湿邪之气入侵，内湿与外湿相合，致脾胃亏虚更重。四肢为诸阳之末，由脾胃所主，脾胃虚弱，阳气难达四肢，加之外邪侵袭，则致关节肿痛。《灵枢·五变》曰："粗理而肉不坚者，善病痹。"巢元方在《诸病源候论》中提出痹证主要是由于气血亏虚，又受风湿邪气而致，"由血气虚，则受风湿而成此病"。《脾胃论》提到："故脾胃先受之，或身体沉重……或为痹……而木遏于有形中也。"叶桂认为，"中气不足……走窜周身之经络而成痹"，痹证主要责之于脾胃虚弱，阴液化生不足，内风从生而致，故脾胃虚弱与痹证的发生发展密切相关。

(二) 邪实为标，风寒湿热为主

《素问·痹论》曰："风、寒、湿三气杂至，合而为痹也。"《济生方·痹证》提到："皆因体虚，腠理空疏，受风寒湿气而成痹也。"素体脾胃虚弱，气血亏虚，而风寒湿热邪气入侵人体，留连于关节肌肉筋骨，不通则痛，致关节出现红肿热痛，病情缠绵难愈；病程日久易出现饮食失调、情志不畅，则会进一步损伤脾胃，精微难化，气血亏虚，筋骨不得濡养，不荣则痛，致关节疼痛、变形。湿为阴邪，重浊黏滞，与风寒等杂合，则致病情缠绵。正虚与邪实交错影响，临床症状更加复杂。《临证指南医案》中有"从来痹证，每以风寒湿之气杂感主治……着于腑络""痹者……皆由气血亏损，腠理疏豁，风、寒、湿三气，得以乘虚外袭"之言。汪蕴谷《杂症会心录》曰："痹者闭也……气血凝而少流动之势。"刘健教授提出，在尪痹的发生发展过程中，痰浊、瘀血起着较为关键的作用，既是致病因素，又是病理产物。本病主要是内外合邪所致，正虚为本，脾虚生湿，湿聚为痰；邪实为标，外邪侵犯血脉，阻碍气血津液运行，血滞酿久成瘀；痰瘀互结，旧病新邪交错，病程缠绵难愈；痰浊、瘀血阻于关节、筋骨，致关节疼痛、肿胀，甚至变形，所以痰浊、瘀血影响着尪痹的发生发展。

三、主要临床表现

(一) 全身症状

患者常表现为疲乏无力，低热，胃纳不佳，体重减轻，肌肉酸痛，四肢麻木，手指发凉，贫血等。

(二) 关节局部表现

本病常以侵犯小关节为主，同时也可累及全身关节，局部可表现为肿胀、疼痛、活动受限和晨僵等。

1. 晨僵

关节僵硬以晨起明显，活动后减轻，称为晨僵。晨僵虽不是类风湿关节炎的特有症状，但却是构成诊断的主要症状之一。通常起床后，受累关节僵硬疼痛，活动受限，随着时间延长，活动增加，而僵硬状态缓解。僵硬最早发生在手指关节，晨起不能握拳，若病情发展，可出现全身强直感。关节僵硬程度可作为评价病情变化及活动性的指标，晨僵时间越长,其病情越严重。

2. 疼痛

指间关节、腕关节、趾间关节、跖趾关节、踝关节首先肿痛,或单发,或多发,此起彼落,逐渐波及肘、肩、膝、髋及颞颌关节,呈对称性发病。疼痛常因病情反复或因天气变化、寒冷刺激而加重。

3. 肿胀

发病关节腔内有炎性积液,表现为关节处漫肿,或红肿,以四肢小关节为主,手指关节多呈梭形肿大,当病情缓解时,关节肿胀可以消失。

4. 活动受限

疾病早期,由于炎症疼痛和软组织肿胀常引起活动受限。随着病情发展,肌肉萎缩,骨关节内纤维组织增生,关节周围组织也变得强硬,关节不能恢复正常的功能活动。病情发展到晚期,关节强硬或呈半脱位,出现掌指侧偏,指关节呈鹅颈样、望远镜样、花束样或钩状畸形。其他关节局部常可伴见受累关节附近腱鞘炎、腕管综合征(腕部屈肌腱鞘炎,使正常神经在腕管内受压,大鱼际肌力下降、萎缩)、滑囊炎、腘窝囊肿等。

(三) 关节外表现

关节外表现为类风湿结节、血管炎、心肌炎、心内膜炎、心包炎、心脏类风湿性肉芽肿、胸膜炎、结节性肺病、肺间质纤维化等。

四、治法治则

刘健教授认为,尪痹的中医基础病机为脾虚湿聚,气血亏乏,络脉瘀闭。其病理性质为本虚邪实、痰瘀交阻。本虚以脾胃虚弱、气血虚少为主;外实以痰湿郁阻、痰瘀阻闭为主。脾胃亏虚是尪痹发生的主要内因:脾主运化,脾气虚弱,则失健运,水液内停而聚为痰湿。脾为后天之根本,生化气血之源泉。脾虚气血化生减少,则见颜面色白、乏力、神疲。湿邪郁滞肢体经络,血运失常,易致痰浊兼并瘀血,则见关节肿胀、酸痛;痰瘀胶结,停滞关节,病情缠绵易复,关节变形、活动障碍为其严重者。刘健教授根据尪痹病因病机的特点,提出"从脾治痹"的根本治疗大法,具体如下。

(一) 益气养血,扶助正气

尪痹虽成因复杂,但究其内在的原因与正气不足、气血亏虚、营卫失调有直接关系。正气亏虚致使邪气不能及时排出,反复入侵机体,久而成痹。扶助正气既可防邪内侵,又可助逐邪外出,有利于疾病痊愈。营行脉中,卫行脉外,阴阳相贯,气调血畅,濡养四肢百骸、脏腑经络。营卫和调,卫外御邪,营卫不和,邪气乘虚而入。营卫与气血在生理功能上相互依赖,营卫之气的濡养、调节、卫外固表、抵御外邪的功能只有在气血充沛、正常循行的前提下才能充分发挥。所以气血不足是本病发病的内在原因,营卫失调则是本病的直接原因。

《金匮要略·中风历节病脉证并治》云:"荣气不通,卫不独行,荣卫俱微,三焦无所御,四属断绝,身体羸瘦,独足肿大,黄汗出,胫冷,假令发热,便为历节也。"从病因上看,素体气血亏虚,或大病重病之后气血虚弱,或劳倦思虑过度,均可导致风寒之邪乘虚而入,流注筋骨血脉,搏结于关节而发关节痹痛。从病程上看,本病迁延日久,气血日渐衰少,正虚邪恋,肌肤失充,筋骨失养,可致关节疼痛无力,或肢体麻木、肌肉萎缩等。从临床表现上看,气虚可见少气乏力,心悸自汗;血虚可见头晕目眩、面黄少华;舌淡苔薄白,脉细弱也是本病的常见脉象。所以,气血不足不仅是本病致病的重要原因,还是本病中晚期的重要临床表现。

鉴于气血亏虚在尪痹的发生发展过程中所起的重要的作用,刘健教授在临床实践中特别注重益气养血,扶助正气,以益气固表为主,兼以养血活血,使气机旺盛,筋脉畅达。常用黄芪、党参、白术、黄精、玉竹、白扁豆、山药、鸡血藤等补益气血,补而不腻。常重用黄芪以益气固表,配当归为当归养血汤之意,二药合用,益气补血,正气旺则外邪除;用党参、茯苓、甘草、熟地黄、川芎、白芍寓八珍汤之意,益气补血以扶正;亦常用桂枝、生姜、大枣调和营卫,丹参、川芎等行气活血,促气血旺盛。

(二) 健脾补肾,脾肾并重

脾为后天之本,气血生化之源,主运化和升清,主肌肉。《素问·至真要大论》曰:"诸湿肿满,皆属于脾。"《三因极一病证方论》云:"内外所感,皆由脾气虚弱而湿邪乘而袭之。"脾气不足,脾失健运,则易致水液停留,内湿阻滞,易引外湿,进而遇寒为饮,遇热为痰,流注于关节筋骨,致气血运行不畅,日久发为尪痹。《素问·痿论》云:"脾主身之肌肉。"《灵枢·本神》云:"脾气虚,则四肢不用。"脾主肌肉,且脾为气血生化之源,若脾虚则气血生化无源,肌肉、关节、筋骨甚则脏腑失其濡养,进而出现关节疼痛、肌肉萎缩等局部症状,甚则出现形体消瘦、肢体麻木、心悸气短乏力等全身症状。《素问·痹论》曰:"荣者,水谷之精气也……卫者,水谷之悍气也……逆其气则病,从其气则愈,不与风寒湿气合,故不为痹。"《类证治裁·痹证》云:"诸痹……良由营卫先虚,腠理不密,风寒湿乘虚内袭。"营卫之气同出一源,皆来自脾运化水谷精微之气,若脾虚,则营卫不充,致使卫外不固,腠理不密,风寒湿热等外邪乘机侵袭,流注经络关节,使气血痹阻,从而引发尪痹。"后天失养"是痹证发生的重要内在基础,若脾胃运化正常,则气机升降有序,从而生机不尽,营卫得充,外邪不能内侵,痹不能生。湿痰既是致病因素,也是病理产物,胶着黏滞,缠绵难愈。治以燥湿化痰为主,多掺以健脾益气之剂,盖脾旺能胜湿,气足无顽麻矣。且脾气一旺,则气血生化有源,肌肉充实,卫外有力,邪气不易入侵,有病也容易康复。

肾者,先天之本也。《素问·六节藏象论》云"肾者,主蛰,封藏之本,精之处也,其充在骨",阐述了肾为先天之本,主骨、藏精、生髓的生理功能。《中西汇通医经精义》云"髓者,肾精所生,精足则髓足,髓在骨内,髓足则骨强",说明肾与骨之间有着密切联系。《景岳全书·风痹论》曰:"五脏之伤,穷必及肾。"《证治准绳杂病》云"痹病有风、有湿、有寒、有热……皆标也;肾虚,其本也",表明尪痹其根本原因为肾虚,复感外邪而发病。《素问·长刺节论》曰:"骨髓酸痛,寒气至,名曰骨痹。"《素问·逆调论》曰:"肾者水也,而生于骨,肾不生则髓不能满,故寒甚至骨也……病名曰骨痹,是人当挛节也。"其强调了肾在尪痹中的重要地位,说明正气不足,肾精亏虚,骨失所养是发病的重要内因。骨的生长发育健实与肾有着密切联系,人体肾气充足,先天之精充沛,骨则得其充养,生长健壮;同时,肾精充盈,正气不虚,则风湿寒热等外邪不可内扰。反之,若肾精亏虚,则精血不足,骨弱髓衰,导致筋骨失养,外邪则乘虚而入,滞于关节、筋脉,致气血运行不畅而成瘀,瘀血痹阻经络,日久可见关节肿大、屈伸不利、肤色紫暗,甚则关节畸形。

"先天生后天,后天养先天",肾为先天之本,脾为后天之本,气血生化之源,先天与后天相互滋生,脾主运化,有赖于命火的温煦,肾主藏精,需脾脏运化之水谷精微来充养。《素问•刺法论》云:"正气存内,邪不可干。"脾肾之精充沛,则正气存于内,外邪不可内扰。因此,脾肾亏虚在尪痹发病过程中起关键作用,补益脾肾是治疗重点。刘健教授据此运用健脾补肾的治疗方法,脾肾并重,用黄芪、党参、茯苓、白术、山药、白扁豆、薏苡仁、甘草等药物健脾和胃以养后天,促进气血生成;配以杜仲、牛膝、桑寄生、骨碎补、狗脊、千年健等壮筋骨以养先天;阳气虚佐以桂枝、肉桂、附子、干姜等,阴血虚助以熟地黄、白芍、黄精等。

(三)化痰祛瘀,解毒除痹

痰湿、瘀血既是机体在病邪作用下的病理产物,又是机体致病的原因。风寒湿热之邪内犯人体均可造成气血经脉运行不畅,而成瘀血,加之痹证日久,五脏气机烦乱,升降无序,气血逆乱,亦成瘀血。痰浊与瘀血,相互影响,相互作用,相互加重,恶性循环,使痰瘀互结。痰瘀流注关节日久,形成顽痰败血,聚而成毒,腐蚀关节,造成关节肿大变形,顽固难愈。正如《医级•杂病》云:"痹非三气,患在痰瘀。"

《类证治裁•痹证》云:"痹久必有痰湿败血瘀滞经络。"又云:"诸痹……良由营卫先虚,腠理不密,风寒湿乘虚内袭,正气为邪气所阻,不能宣行,因而留滞,气血凝滞,久而成痹。"何梦瑶《医碥》云:"外感寒湿能痹,岂内生之寒湿独不痹乎?"因此,尪痹可生痰生瘀,而痰瘀亦可壅滞经络而成痹。痰瘀既是病理结果,又是关键的致病因素。痰瘀互结,与外邪相合,闭阻经络,深入骨骱,可胶结缠绵,难以清解。同时,痰瘀互结,血行不畅,郁而化热,会出现关节局部红肿热痛,活动不利,得冷则症状减轻等症状。

故针对痰瘀,刘健教授采取化痰祛瘀,解毒除痹的治则。临床常用山药、茯苓、陈皮、厚朴、薏苡仁、白扁豆、白术、半夏、胆南星等药物化痰祛湿;丹参、桃仁、红花、鸡血藤等药物活血化瘀。对于湿热偏重者,加蒲公英、白花蛇舌草、紫花地丁、半枝莲、土茯苓、黄芩、黄柏清热解毒;阴虚内热偏盛者,加青蒿、地骨皮、黄精、麦冬、银柴胡、生地黄等滋营阴清透虚热。

(四)理气疏肝,调畅情志

尪痹病程较长,患者长期受疼痛困扰,病情反复迁延,对患者的精神与情志造成巨大的折磨,因此患者除有关节症状之外,还常常伴有焦虑抑郁、失眠等症状,属于中医郁证范畴。《素问•刺禁论》提到"肝升于左,肺降于右""凡十一脏取决于胆也"。肝郁日久,肝火内生,肝火上扰可导致失眠及焦虑抑郁等。焦虑抑郁及长期的睡眠障碍会使得患者极易过度关注病情,对疾病的治疗产生不利影响。《丹溪心法》云:"气血冲和,万病不生。一有怫郁,诸病生焉。"可见情志因素对本病的发生及缓解都有重要影响。

肝主疏泄,肝调节气机的生理功能失常导致机体津液气血运行失序,气滞血凝、瘀血、痰浊遂而形成,经络筋骨因而痹阻;另外,由于机体气机疏泄调节的生理功能失常,情志不畅,终致尪痹、郁证共病。由此可见,"肝主疏泄"是人体产生气郁、痰浊、瘀血的关键因素,同时也是痹证和郁证共病的重要病机。肝气不疏、肝郁脾虚是尪痹患者发生焦虑抑郁的重要病因病机。肝不疏则气滞不行,气不行则血凝滞,血凝滞而瘀血遂成;同时肝郁脾虚,脾虚中焦枢机失运,导致水湿内生,加之肝气不疏,气不行水,湿聚成痰,痰瘀留滞关节,导致僵硬、疼痛、肿胀。气郁为"六郁"之先,气郁先成,诸郁乃成,一身之气机不畅,痰凝血瘀、痰浊及瘀血等病理产物继而生成,而作为病理产物的痰瘀阻滞机体,又成为机体的致病因素,滞而不畅,进一步加重气机郁塞,又因肝主一身之气机,故尤以肝气机不畅为要。由此可知,痰瘀留滞机体可致肝气郁结不畅,疏泄失司。又因肝体阴而用阳,尪痹患者久病气血两虚,阴血亏虚以至于不足以涵养肝气,肝气不调致情志不畅。情绪障碍可归属于"郁证",气滞为郁证的核心证素,肝气失疏为郁证的关键病机,肝气失疏可认为是尪痹与郁证共病时的核心病机。

刘健教授认为,除了以上治法之外,调畅情志也是治疗尪痹的关键,有效控制患者情绪,对尪痹患者的治疗有积极的影响。故刘健教授常在治疗尪痹的代表方中加用酸枣仁、郁金、石菖蒲、柴胡、白芍、绿萼梅、茯神、合欢花、合欢皮等药物,有疏肝理气、解郁安神、调畅情志之效。

(五) 顾护胃气,诸可无虑

"胃气"的概念源自《黄帝内经》,首见于《灵枢·口问》,其云:"谷入于胃,胃气上注于肺。"《灵枢·营卫生会》曰:"人受气于谷,谷入于胃,以传与肺,五脏六腑,皆以受气。"《灵枢·五味》曰:"胃者,五脏六腑之海也,水谷皆入于胃,五脏六腑,皆禀气于胃。"《素问·平人气象论》曰:"胃者,平人之常气也,人无胃气曰逆,逆者死。"胃气是决定人体脏腑是否得到气血滋养的重要物质基础,胃气灌溉五脏六腑之气,在人体全身广泛分布,"凡胃气之关于人者,无所不至,即脏腑、声色、脉候、形体,无不皆有胃气"。《素问·平人气象论》明确提出:"人以水谷为本,故人绝水谷则死,脉无胃气亦死。"胃气的盛衰决定着脉气的存亡,而脉气的变化亦反映着胃气的状态。张景岳提出,"盖人之所赖以生者,惟在胃气""胃气者,实平人之常气,有不可以一刻无者,无则为逆,逆则死矣",认为胃气对人体的健康与否有决定性作用。

"凡欲治病,必须先藉胃气以为行药之主,若胃气实者,攻之则去,而疾常易愈,此以胃气强而药力易行也。胃气虚者,攻亦不去,此非药不去病也,以胃虚本弱,攻之则益弱,而药力愈不能行也。若久攻之,非惟药不能行,必致元气愈伤,病必愈甚,尽去其能,必于死矣。"刘健教授认为,尪痹病程漫长,尪痹患者长期服药,其中补益药多滋腻,有碍胃之弊;虫类药、动物药味多腥臭,易伤胃气,患者胃气损伤,多为拒药;清热药多苦寒败胃,一方面燥湿力强,过服易伤胃阴,另一方面清热力大,过服易伤中阳。故在尪痹的治疗上需顾护脾胃,常加焦山楂、神曲、炒谷芽、炒麦芽等健脾益气,和胃消食,脾胃旺盛,则生化有源,气血津液化生充足,有利于病情康复。

五、临证用药

(一) 风寒湿痹

1. 行痹

症状:肢体关节、肌肉疼痛酸楚游走不定,关节屈伸不利,或有恶风、发热等表证。舌苔薄白,脉浮或浮缓。

治法:祛风通络,散寒除湿。

代表方:防风汤加减。

常用药:防风9 g、麻黄9 g、桂枝9 g、葛根10 g、茯苓10 g、生姜9 g、大枣3枚、甘草6 g。

加减:腰背酸痛为主者,多与肾气不足有关,加杜仲、桑寄生、淫羊藿、巴戟天、续断等温补肾气。若见关节肿大,苔薄黄,邪有化热之象者,宜寒热并用,投桂枝芍药知母汤加减。

2. 痛痹

症状:肢体关节疼痛,痛势较剧,部位固定,遇寒则痛甚,得热则痛缓,关节屈伸不利,局部皮肤或有寒冷感。舌质淡,苔薄白,脉弦紧。

治法:散寒通络,祛风除湿。

代表方:乌头汤加减。

常用药:制川乌6 g、黄芪10 g、麻黄6 g、白芍9 g、甘草6 g、蜂蜜9 g。

加减:若寒湿甚者,制川乌可改用生川乌或生草乌;关节发凉,疼痛剧烈,遇冷更甚,加附子、细辛、桂枝、干姜温经散寒,通脉止痛。

3. 着痹

症状:肢体关节肌肉酸楚、重着、疼痛,肿胀散漫,关节活动不利,肌肤麻木不仁。舌质淡,舌苔白腻,脉濡缓。

治法:除湿通络,祛风散寒。

代表方:薏苡仁汤加减。

常用药:薏苡仁20 g、苍术10 g、羌活10 g、独活10 g、防风9 g、桂枝9 g、制川乌6 g、当归9 g、川芎9 g、甘草6 g、麻黄6 g。

加减:若关节肿胀甚者,加萆薢、木通以利水通络;若肌肤麻木不仁甚者,加海桐皮、豨莶草以祛风通络;若小便不利、浮肿,加茯苓、泽泻、车前子以利水祛湿;若痰湿盛者,加半夏、天南星;若湿热盛者,加黄柏、苍术,取二妙之功以除湿热。久痹风寒湿痹偏盛不明显者,可选用蠲痹汤作为治疗风寒湿痹基本代表方,该方具有益气和营、祛风胜湿、通络止痛之功效,临证可根据感受外邪偏盛情况随证加减。

(二) 风湿热痹

症状:关节疼痛,局部灼热红肿,痛不可触,得冷则舒,关节活动不便,可有皮下结节或红斑,常伴有发热、恶风、汗出、口渴、烦躁不安等全身症状。舌质红,苔黄或黄腻,脉滑数或浮数。

治法:清热通络,祛风除湿。

代表方:白虎加桂枝汤合宣痹汤加减。

常用药:生石膏20 g、薏苡仁15 g、滑石10 g、赤小豆15 g、蚕沙10、知母9 g、黄柏6 g、连翘9 g、桂枝9 g、防己9 g、杏仁9 g。

加减:若皮肤有红斑者,加牡丹皮、赤芍、生地黄、紫草以清热凉血,活血化瘀;若发热、恶风、咽痛者,加荆芥、薄荷、牛蒡子、桔梗疏风清热,解毒利咽;若热盛伤阴,症见口渴心烦者,加玄参、麦冬、生地黄以清热滋阴生津。如热毒炽盛,化火伤津,深入骨节,而见关节红肿、触之灼热、疼痛剧烈如刀割、筋脉拘挛、入夜尤甚、壮热烦渴、舌红少津、脉弦数,宜清热解毒、凉血止痛,可选用五味消毒饮合犀黄丸。

(三) 痰瘀痹阻

症状:关节肿大、僵硬、变形、刺痛,关节肌肤紫暗、肿胀,按之较硬,肢体顽麻或重着,屈伸不利,或有硬结、瘀斑,面色暗黧,眼睑浮肿,或胸闷痰多。舌质紫暗或有瘀斑,苔白腻,脉弦涩。

治法:化痰行瘀,蠲痹通络。

代表方:双合汤加减。

常用药:桃仁12 g、红花10 g、当归10 g、川芎10 g、白芍10 g、茯苓10 g、半夏10 g、陈皮9 g、白芥子9 g、竹沥10 g、姜汁9 g。

加减:痰浊滞留,皮下有结节者,加胆南星、天竺黄;痰瘀不散,疼痛不已者,加全蝎、蜈蚣、地龙搜剔络道;有痰瘀化热之象者,加黄柏、牡丹皮;瘀血痹阻,关节疼痛,甚至肿大、强直、畸形,活动不利,舌质紫暗,脉涩,可选桃红饮。

(四) 肝肾两虚

症状:尪痹日久不愈,肌肉瘦削,腰膝酸软,关节屈伸不利,或畏寒肢冷,阳痿、遗精,或骨蒸劳热,心烦口干。舌质淡红,苔薄白或少津,脉沉细弱或细数。

治法:培补肝肾,舒筋止痛。

代表方:补血荣筋丸加减。

常用药:熟地黄12 g、肉苁蓉10 g、菟丝子12 g、牛膝12 g、杜仲10 g、桑寄生12 g、天麻10 g、木瓜10 g、五味子9 g、鹿茸9 g。

加减:肾气虚,腰膝酸软乏力较著,加鹿角霜、续断、狗脊;阳虚畏寒肢冷,关节疼痛拘急,加附子、干姜、巴戟天或合用阳和汤加减;肝肾阴亏,腰膝疼痛,低热心烦,或午后潮热,加龟甲、熟地黄、女贞子或合用河车大造丸加减。

各型尪痹日久迁延不愈,正虚邪恋,气血不足,肝肾亏损,见面色苍白,少气懒言,自汗疲乏,肌肉萎缩,腰腿酸软,头晕耳鸣,可选用独活寄生汤以益肝肾、补气血、祛风除湿、蠲痹和络。

刘健教授根据对尪痹中医证候学调查和多年临床经验总结出:尪痹的病机特点是正虚邪实、虚实夹杂、脾虚湿盛、痰瘀互结。依据尪痹从脾论治的原则,提出"从脾论治"的治疗大法,创立了中药制剂"新风胶囊""黄芩清热除痹胶囊""五味温通除痹胶囊",应用临床,疗效显著。

第二节 刘健教授治疗尪痹临证医案

● **【案 1】** 健脾化湿、清热通络法治疗类风湿关节炎高凝状态

王某,女,67 岁,2020 年 3 月 1 日初诊。27 年前诊断为"类风湿关节炎",具体服药史不详。

主诉:反复四肢大小关节肿痛 27 年,加重 1 个月。

刻下症:双手小关节尺偏畸形,双足小关节屈曲畸形,颈部、双手足小关节、双肘、双肩疼痛,左膝肿痛,口干口苦,耳鸣,头昏,纳寐可,二便调,舌红,苔黄腻,脉滑数。查类风湿因子(RF)307 U/mL,抗环瓜氨酸肽抗体(抗 CCP 抗体)39 U/mL,C 反应蛋白(CRP)13.54 mg/L,红细胞沉降率(ESR)33 mm/h,D-二聚体 4.34 mg/L,纤维蛋白原降解产物 10.0 μg/mL。

中医诊断:尪痹,湿热瘀阻证;西医诊断:类风湿关节炎高凝状态。

治法:健脾化湿,清热通络。

处方:薏苡仁 20 g、怀山药 20 g、陈皮 15 g、车前草 20 g、猪苓 15 g、茯苓 15 g、泽泻 15 g、川厚朴 15 g、天麻 15 g、钩藤 15 g、川芎 15 g、桃仁 15 g、红花 15 g、威灵仙 20 g、白芷 15 g、甘草 5 g。14 剂,水煎服,每日 1 剂,早晚分服(餐后服)。同时配合消瘀接骨散外敷。

二诊:2020 年 3 月 15 日,患者小关节肿痛、颈痛较前好转,仍有耳鸣,原方加藁本 15 g。14 剂。煎服方法同前,外用药物同前。

三诊:2020 年 3 月 29 日,患者四肢大小关节肿痛不适较前明显改善,在二诊方基础上加蒲公英 20 g、黄芩 20 g 清利湿热,14 剂。煎服方法同前,外用药物同前。

四诊:2020 年 10 月 25 日,四肢关节无明显肿痛,无口干口苦、耳鸣、头昏等症状。复查 RF 186.8 U/L,抗 CCP 抗体 16 U/mL,CRP 6.23 mg/L,ESR 16 mm/h,D-二聚体 3.07 mg/L,纤维蛋白原降解产物 4.7 μg/mL。处方随病情变化加减,肢体关节疼痛明显,加丹参、路路通;疲劳乏力明显,加黄芪、太子参;纳差,加神曲、炒麦芽、炒谷芽;寐差,加酸枣仁、首乌藤等。

患者坚持门诊复诊,遵医嘱,日常生活中注意防寒保暖,疼痛症状逐渐改善,生活质量明显提升。

● **按语**

类风湿关节炎是一种慢性、进展性、自身免疫性疾病,以免疫细胞浸润、滑膜成纤维细胞样细胞过度增殖为特征,伴有炎症反应、滑膜增生、血管新生、血管翳形成、关节软骨和骨损坏等病理表现。临床常见关节晨僵、肿胀、疼痛等症状,严重者可导致关节畸形和功能丧失。本病预后不良,严重者常影响患者的健康及生存质量。

刘健教授认为,尪痹为内外双重因素协同作用所致。其中本虚又以脾胃虚弱、内生

湿浊为发病的关键,《金匮要略》曰:"四季脾旺不受邪。"脾主运化水谷精微,在体合肌肉主四肢。若脾气充健,则外界邪气不易侵袭。若脾气虚乏,则其运化功能失职,水谷精微难以化生气血,则易致营卫失和,筋骨血脉失养,外邪着于筋骨而为痹。《脾胃论》曰:"脾病,体重即痛,为痛痹,为寒痹,为诸湿痹。"《医宗金鉴·痹证总括》曰:"脾虚谓气虚之人病诸痹也。"可见脾虚在痹证的发展过程中占据重要地位。脾虚易致气血生化乏源,运化水液失职,则致内生湿邪,湿邪进一步凝聚则为痰饮,阻滞于血脉影响气血在体内正常的生化运行,血停气滞而成瘀阻之态。故脾虚湿盛、气血不足为尪痹发展之根本内因。

● 【案2】 养阴益气、活血通络法治疗类风湿关节炎继发干燥综合征

徐某,女,75岁,2020年12月10日初诊。类风湿关节炎病史17年,继发干燥综合征病史9年。曾接受抗炎止痛、免疫调节、改善循环等综合治疗和中药汤剂治疗,症状改善均不明显。

主诉:反复全身多关节疼痛17年,伴口干口苦9年。

刻下症:四肢大小关节肿胀疼痛,乏力,口干口苦,盗汗,心中烦热,伴有胃脘胀满疼痛,舌红苔少,脉细数。实验室检查:ESR 73 mm/h,肌酐 38.8 μmol/L,IgA 5.38 g/L,RF 408 U/mL,hs-CRP 6.00 mg/L,抗SSA抗体(+),抗SSB抗体(+),抗Ro-52抗体(+),抗核抗体(+)。

中医诊断:尪痹,燥痹,气阴两虚证;西医诊断:类风湿关节炎继发干燥综合征。

治法:养阴益气,活血通络。

处方:太子参10 g、玄参10 g、麦冬10 g、五味子10 g、当归10 g、炒谷芽15 g、炒麦芽15 g、神曲15 g、焦山楂15 g、瓜蒌皮15 g、薤白15 g、陈皮15 g、蒲公英20 g、厚朴8 g、甘草5 g。14剂,水煎服,每日1剂,早晚分两次服用。

二诊:2021年1月7日,自觉关节疼痛缓解,仍有乏力、口干口苦、盗汗、心中烦热症状改善,胃脘胀满疼痛减轻,但稍有目赤、瘙痒,守上方去当归、麦冬,加夏枯草15 g、野菊花8 g、白花蛇舌草15 g、大腹皮10 g继服。14剂,水煎服,服药方法同前。

三诊:2021年1月21日,患者诉疼痛减轻,口干口苦症状改善,方药加减半年余。盗汗甚时加青蒿、地骨皮清虚热、除骨蒸;瘀血阻络筋脉不通、疼痛明显时,加用川芎、威灵仙、鸡血藤等祛风除湿,活血通络;下肢疲劳无力时加杜仲、枸杞子等滋补肝肾。

四诊:2021年9月16日,实验室检查:ESR 30 mm/h,RF 87 U/mL,肌酐 15.6 μmol/L,IgA 5.38 g/L,hs-CRP 3.23 mg/L。刻下症:四肢大小关节疼痛明显改善,唯有盗汗、大便难解、舌红苔薄黄。刘健教授重拟新方:太子参10 g、玄参10 g、五味子10 g、炒谷芽15 g、炒麦芽15 g、蒲公英20 g、厚朴8 g、甘草5 g、夏枯草15 g、野菊花8 g、白花蛇舌草15 g、大腹皮10 g、生地黄10 g、熟地黄10 g、青蒿20 g、枸杞子10 g、川芎15 g、银柴胡20 g、生大黄5 g。1剂,继服,以达泻热通便、敛阴止汗之效。

五诊:2021年9月30日,患者关节症状、口干基本改善,盗汗、便秘较前明显缓解,舌质淡红,苔薄白,全身状态良好。

患者此后定期于刘健教授门诊复查指标,处方随患者证候变化而加减。

- **按语**

本案患者病程较长,痹证日久,邪气化燥,伤阴耗气,气少血运失畅,血液凝滞结瘀;又阴液亏耗,血脉必然失于濡养,血行痹阻,致血络瘀痹,燥生百骸而继发燥痹。患者首诊表现为四肢大小关节肿胀疼痛,乏力,口干口苦,盗汗,心中烦热,伴有胃脘胀满疼痛,舌红苔少,脉细数。因痹久伤阴耗气,故方中太子参为君药,扶助正气,配伍臣药五味子共奏益气生津之效,且五味子可以收敛固涩,治以酸甘化阴生津;臣药当归补血活血;臣药玄参滋阴降火,祛邪而不伤正;臣药麦冬养胃阴、清胃热。佐以炒谷芽、炒麦芽、焦山楂增强消食健胃的功效;瓜蒌皮清热化痰、理气宽胸,配伍薤白、陈皮加强行气通痹之效。现代研究表明,太子参具有抗炎和免疫调节的作用;玄参具有舒张血管、降血糖、抗炎、抗菌、抗癌等作用;当归主要化学成分有抗血栓、镇痛抗炎等作用;麦冬可以保护消化系统、抗炎、改善微循环,并且有很好的增强免疫的作用等。综上,太子参、玄参、当归、麦冬等均有抗炎、调节免疫的作用。故上药合用,则正气充足,祛邪外出,五脏自调,诸症自消。

刘健教授认为类风湿关节炎继发干燥综合征阴虚为本,燥热为标,故认为治疗时应滋阴与清热兼顾,既能滋润久旱之筋脉、腠理、孔窍,又能清久积阴分之虚火伏热,以防热灼津液致使阴液愈亏、脉道干涸而无所补,从而濡养筋骨、关节、肌肉,便于气阴得复、虚火得祛。因此,围绕气阴两虚、燥热瘀阻制订了养阴益气、清热通络的治则,擅用太子参、五味子、当归、鸡血藤、玄参、麦冬、青蒿、蒲公英、杜仲、枸杞子等,以太子参配五味子,益气生津而培其本;当归配鸡血藤,活血祛瘀而补血生新;蒲公英配白花蛇舌草,清热解毒而消肿;杜仲配枸杞子滋补肾阴等。刘健教授应用养阴益气清热通络法治疗类风湿关节炎继发干燥综合征的经验,对于本病的临床诊治大有裨益,可供临床医生参考借鉴。

- **【案3】 类风湿关节炎合并间质性肺病**

陈某,男,54岁,2021年9月1日初诊。患者于4年前于外院诊断为"类风湿关节炎",近3个月来患者无明显诱因下出现双手掌指关节疼痛,伴咳嗽、咳痰。

主诉:反复多关节肿胀疼痛4年余,伴咳嗽咳痰3月余,加重7日。

刻下症:双手掌指关节疼痛,咳嗽,咳痰,大便稀溏,小便正常,夜寐尚可,舌暗,苔腻,脉弦涩。实验室检查:RF 217.2 U/mL、ESR 40 mm/h、CRP 104.31 mg/L。双手 X 线片显示关节间隙狭窄,软组织肿胀,骨质疏松。胸部 CT 示间质性改变。

中医诊断:尪痹、肺痹,痰瘀互结证;西医诊断:类风湿关节炎合并间质性肺病。

治法:祛痰化瘀,通络止痛,辅以化痰止咳。

处方:半夏 15 g、陈皮 15 g、丹参 15 g、鸡血藤 15 g、桃仁 15 g、红花 15 g、川芎 10 g、路路通 10 g、威灵仙 10 g、紫菀 15 g、款冬花 15 g、雷公藤 6 g、甘草 6 g。14 剂,水煎服,每日 1 剂,早晚分两次服用。

二诊:2021年9月15日,患者诉双手掌指关节疼痛较前明显缓解,咳嗽咳痰改善,但近日腹胀明显,纳食差,大便稀溏,遂去丹参、川芎,加薏苡仁 20 g、山药 20 g、茯苓 15 g、厚朴 10 g、大腹皮 10 g。14 剂,服用方法同前。

三诊:2021年9月29日,患者诉咳嗽咳痰较前明显改善,关节肿痛基本缓解,腹胀较前明显缓解,继服上方14剂。

四诊:2021年10月13日,患者关节症状全无,无咳嗽咳痰,纳食可,二便调。复查实验室指标:RF 62.5 U/mL、ESR 13 mm/h、CRP 40.25 mg/L。处方随病情变化加减,若夜寐差,加珍珠母、酸枣仁等;小便不利加车前草、泽泻;燥热出汗加青蒿、地骨皮、银柴胡等;大便不通,加大黄、火麻仁等。

● **按语**

本案患者类风湿关节炎病程长,近来累及肺脏,出现咳嗽咳痰,观其舌脉,四诊合参,乃痰瘀互结之象,属本虚标实,脾虚失健,水谷精微不化,聚湿生痰,日久痰可阻血成瘀,瘀化水,痰瘀水湿互结,旧病新邪胶着,深入骨骱经络,而致病程缠绵,出现关节疼痛。刘健教授治以扶正祛邪为原则,培土生金,祛痰化瘀通络。整体治疗过程中,注重培补后天,以培土生金,脾旺则肺实。威灵仙、路路通合用,宣通十二经络,大通十二经穴,舒筋活络止痹痛。湿痰瘀浊胶固,经络闭塞,草木之品无以轻宣,配以桃仁、红花用于久痹入络,邪瘀混处者。陈皮理肺气,半夏燥脾湿,茯苓健脾渗湿,标本兼顾,利湿下行,三药合用使水行、气下、湿去、土燥,痰斯殄矣,脾斯健矣。紫菀、款冬花配伍止咳化痰。紫菀又专通肺气,散痰浊聚肺之势,使水湿从小便而去。甘草益气补中,祛痰止咳,调和诸药。

脾虚邪侵阻络致类风湿关节炎的发生,其病势缠绵、病程长、反复发作,日久不愈导致脾虚愈重。间质性肺病由类风湿关节炎累及肺脏而来,是常见且严重的并发症。刘健教授认为治疗类风湿关节炎合并间质性肺病应从培土生金、补脾益肺论治,"虚则补其母",脾胃培则肺气实,待脾气充实,运化功能强健,则土自生金,肺虚之候自愈。诚如《石室秘录》所记载:"治肺之法,正治甚难,当转以治脾,脾气有养,则土自生金。"目前类风湿关节炎合并间质性肺病病因较为繁杂,发病机制尚不清晰,很难做到对因治疗,应综合临床指标及具体情况进行对症治疗,中医的辨证论治及整体观念的治疗思想则与其不谋而合,具有巨大的潜力和优势。对症治疗的同时也应嘱咐患者加强锻炼肺功能,保护关节,避免过度劳累,调养得当。

● **【案4】 健脾化湿、补气生血法治疗类风湿关节炎合并中度贫血**

何某,女,51岁,2018年8月12日初诊。患者于外院行相关检查,诊断为"类风湿关节炎",平素胃肠功能差,每服用西药即出现胃脘部不适。

主诉:四肢大小关节肿痛20余年,头晕乏力3日。

刻下症:双手近端指间关节、双腕关节肿痛为主,活动功能受限,伴头晕乏力,气短声低,精神疲软,倦怠乏力,面色及口唇、爪甲颜色淡白,食欲减退,偶有腹泻,夜寐尚可,舌质淡,苔薄白,边有齿痕,脉细。血常规:白细胞 $5.6×10^9/L$,血小板 $125×10^9/L$,血红蛋白 63 g/L。

中医诊断:尪痹,脾胃虚弱、气血不足证;西医诊断:类风湿关节炎合并中度贫血。

治法:健脾化湿、补气生血,佐以通络。

处方:黄芪20 g,党参20 g,白术20 g,山药20 g,法半夏15 g,青皮、陈皮各15 g,猪苓、茯苓各15 g,薏苡仁20 g,藿香、佩兰各15 g,鸡血藤20 g,丹参15 g,甘草6 g。14剂,水煎服,每日1剂,早晚分服(饭后服),同时嘱患者加强营养摄入。

二诊:2018年8月26日,患者诉双手小关节、双腕关节肿痛症状缓解,贫血貌有所改善,怕冷,食欲仍减退,并伴有胃脘部隐痛。拟前方山药增至30 g,加用桂枝10 g,炒麦芽、炒谷芽各15 g,以益气健脾养血、行气消食,共14剂,服药方法同前。

三诊:2018年9月9日,患者诉双手小关节疼痛症状明显好转,关节活动功能尚可,贫血貌明显改善,无咽痛,二便正常,胃脘部疼痛症状明显改善,偶有腹胀。拟前方去藿香、佩兰,加用威灵仙20 g,海桐皮20 g,厚朴15 g,并将鸡血藤增至30 g以活血通经止痛,降气除满,共7剂。

四诊:2018年9月16日,患者诸关节肿痛渐消,关节活动功能可,面色红润、口唇及爪甲颜色淡红,无胃脘部不适,纳可,二便正常。复查血常规:白细胞6.7×10^9/L,血小板153×10^9/L,血红蛋白110 g/L。

● 按语

刘健教授认为类风湿关节炎合并贫血患者仍以脾胃亏虚为发病基础,痰浊瘀血阻络是发病关键,食积药邪为发病的诱导因素。本案患者病程长,且因长期大量服用非甾体抗炎药、免疫抑制剂及激素导致胃肠功能减弱,本案患者主要以脾胃虚弱、气血不足为主要表现,并出现一派气血亏虚之象。刘健教授认为脾胃功能的健全与否,在类风湿关节炎的发生发展及转归中往往起决定作用,类风湿关节炎患者常常需要长期服药,品种繁多,尤其是苦寒克伐有毒之品,易损伤脾胃,且难以服用,使得筋骨肌肉不得濡养,影响患者病情恢复,所以益气健脾对于患者疾病的治疗尤为重要,故在治疗中非常注重扶助正气。黄芪为补气第一要药,其味甘,性微温,归脾、肺经,能够补气健脾,益卫固表,行滞通痹;党参味甘,性平,补而不腻,既能补益脾胃,又能生津养血,对于久痹气血不足者,黄芪、党参尤为适宜,两者补气行血,扶正祛邪,既能顾护患者脾胃功能,又可以改善其贫血症状。白术,味甘、苦,性温,归脾、胃经,具有燥湿健脾、行气利水的作用;山药始载于《神农本草经》,其曰:"补虚羸,除寒热邪气,补中益气力,长肌肉。"本案患者脾胃气血亏虚明显,关节症状相对而言较轻,故拟方时重用益气健脾养血之品,鲜用祛风湿通络之品,结合本案患者病史及病情,上述药物合而用之,能够起到脾胃兼顾、气血同治、阴阳并调的作用,全方共奏益气健脾、养血通络之效。

第六章

骨 痹

第一节 刘健教授治疗骨痹经验初探

骨痹，是以肢体关节沉重、僵硬、疼痛，甚则畸形强直、拘挛屈曲为主要表现的风湿病。多由外邪侵扰、经脉气血闭阻、筋骨关节失养所致，属于现代医学骨关节炎的范畴，是一种以关节软骨损害为主，并累及整个关节组织的最常见的关节疾病，最终发生关节软骨退变、纤维化、断裂、缺损及整个关节面的损害。

一、历史沿革

骨痹之名，首见于《黄帝内经》。《素问·逆调论》曰："是人者，素肾气胜，以水为事，太阳气衰，肾脂枯不长，一水不能胜两火。肾者水也，而生于骨，肾不生则髓不能满，故寒甚至骨也。所以不冻栗者，肝一阳也，心二阳也，肾孤脏也，一水不能胜二火，故不能冻栗者，病名曰骨痹，是人当挛节也。"《灵枢·寿夭刚柔》曰："病在阳曰风，病在阴曰痹。故痹也，风寒湿杂至，犯其经络之阴，合而为痹。痹者闭也，三气杂至，壅闭经络，血气不行，故名为痹。"痹之形成，多由正虚于内，阳虚于外，营卫虚于经络，风借寒之肃杀之力，寒借风之疏泄之能，湿得风寒之助，参揉其中，得以侵犯机体。初犯经络，继入筋骨，波及血脉，流注关节。经气不畅，络血不行，阳气不达，则邪气肆虐，而生疼痛。唐代孙思邈、王焘等在其著作中均提到"骨极"，与骨痹关系密切。李中梓在《医宗必读》中提出"骨痹即寒痹痛痹"的观点。

二、病因病机

（一）肝肾亏虚为本

《素问·上古天真论》中有"肝气衰，筋不能动""肾脏衰，形体皆极"等描述，《素问·痹论》曰："风寒湿三气杂至，合而为痹也。"《中藏经·五痹》曰："骨痹者，乃嗜欲不节，伤于肾也……则邪气妄入。"均说明肝肾亏虚是自然产生的生理性衰退，致使筋骨不健，是导致骨痹的根本因素。

(二) 外邪侵袭为标

《素问·痹论》提出:"逆其气则病,……不与风寒湿气合,故不为痹。"此说明营卫之气如果不与风寒湿邪相结合,就不会产生骨痹。在"三气合邪学说"基础上,《金匮要略》对骨痹的病因病机的理解进一步发展。《金匮要略·痉湿暍病脉证治》中有"风湿相搏,身体疼烦,不能自转侧""风湿相搏,骨节疼烦,掣痛不得屈伸"之言,说明导致骨痹的外来邪气并非单一的,而是多种外来邪气共同作用所致,其中湿邪处于主导地位。

(三) 正虚痰瘀是主要病理机制

《金匮要略·痰饮咳嗽病脉证》记载:"四肢历节痛,……有留饮。"认为痰饮流注四肢关节,滞留经络,泛溢肌肤,亦可发生肢体肿胀疼痛。《类证治裁》记载:"痹久必有湿痰败血,瘀滞经络。"《医林改错》提出了"痹有血瘀"的理论。痰浊瘀血既是骨痹病因,又是骨痹中晚期的病理产物。正气亏虚,运化失司,水液无以运化,则久聚成痰;气虚不运,则血液滞留不畅,而成瘀血。另外,意外跌倒、劳损、饮食失衡、情志不调等方面亦可产生痰瘀。痰浊瘀血留滞,经络关节闭阻,则发生骨痹。综上,骨痹的发生和发展过程中,因正气亏虚,导致痰瘀交结,再加上外邪侵袭,留连错杂,而形成恶性循环,导致顽痹的病机。

三、主要临床表现

(一) 疼痛

疼痛是本病的主要症状,也是导致功能障碍的主要原因。最常见的表现是关节局部的疼痛和压痛。负重关节及双手最易受累,关节局部可有压痛,在伴有关节肿胀时尤为明显。特点为隐匿起病、一般早期为轻度或中度间断性隐痛,多发生于活动后,或活动后加重,休息可以缓解。随病情进展可出现持续性疼痛,关节活动可因疼痛而受限,甚至休息时也可发生疼痛。睡眠时因关节周围肌肉受损,对关节保护功能降低,不能和清醒时一样限制引起疼痛的活动,患者可能疼醒。

(二) 关节肿胀

早期为关节周围的局限性肿胀,但随病情进展可有关节弥漫性肿胀、滑囊增厚或伴关节积液。后期可在关节周围触及骨赘。

(三) 晨僵

晨僵提示滑膜炎的存在,但和类风湿关节炎不同,时间比较短暂,数分钟至十几分钟,一般不超过30分钟,稍活动即可缓解。上述情况多见于老年人、下肢关节。

(四) 关节摩擦音(活动弹响)

关节摩擦音主要见于膝关节的骨关节炎,由于软骨破坏,关节表面粗糙,出现关节活动时骨摩擦音(感)，或伴有关节局部疼痛。

(五) 其他

随着病情进展，可出现关节挛曲、不稳定、休息痛、负重时疼痛加重。关节表面吻合性差、肌肉痉挛和收缩、关节囊收缩及骨赘等可引起机械性闭锁，发生功能障碍。

四、治法治则

骨痹的病位主要在骨，可涉及筋、肉、关节，与肝、脾、肾等脏腑关系密切。筋骨有赖于肝肾中精血的充养，又赖于督肾中阳气之温煦，肾虚则先天之本不固，百病滋生。肾中元阳乃人身诸阳之本，风寒湿痹多表现为疼痛、酸楚、重着，得阳气之振奋时能化解。肾中元阴为人身诸阴之本，风湿热痹多化热伤阴，得阴精滋润、濡养始能缓解。故本病与肝肾亏虚、筋骨失养、风寒湿邪侵袭、痰瘀凝滞等因素有关，属本虚标实之证。刘健教授根据骨痹病因病机的特点，以益气健脾、补益肝肾、清热解毒、理气活血为治疗骨痹的基本大法。

(一) 益气健脾，滋补后天

《素问·厥论》云："脾主为胃行其津液者也。"脾主运化水液，为生痰之源，脾气虚则运化失常，内生湿邪，易困脾气。外感寒湿侵袭机体，湿蕴日久则亦致脾气亏虚，脾虚与湿邪两者互相影响，缠绵难愈。脾气虚则水湿无以为化，或脾为生痰之源，或湿阻气滞，或易感外湿；湿聚困脾，日久脾必亏虚。脾虚湿困是痹证重要的病机特点，也是痹证发病过程中的重要环节。脾虚湿盛，痰湿内阻，骨关节炎患者临床常见肢体疼痛、关节肿胀。《医学心悟》言："土旺则能胜湿，而气足自无顽麻也。"

刘健教授认为骨痹患者多为脾气亏虚，脾虚则气血不足，或痰湿内蕴。临证上多用白术、山药、黄芪等益气健脾，补中焦益气扶正，治痰湿之本。除了运用白术、山药益气健脾治痰湿之本，还善用茯苓、薏苡仁、猪苓等渗湿健脾除痹，治痰湿之标，亦可调补脾胃、顾护后天之本。

(二) 补益肝肾，治病求本

《黄帝内经》认为"腰为肾之府"，肾主骨生髓，肾精充足，髓化有源，骨骼得养，则坚固有力；肾精不足，易致腰失所养，骨质增生或骨折等。骨痹患者大多为中老年人，《素问·上古天真论》曰："女子……五七，阳明脉衰……丈夫……五八，肾气衰。"步入中年后，肾气日渐亏耗，精血亏虚，则筋骨经脉失荣。《张氏医通·诸痛门·膝痛》云："膝者筋之府……膝痛无有不因肝肾虚者。"《寿世保元》云："此症乃筋与骨症，患者乃外淫浸入日久，及年近衰者，不善养而得，盖筋属肝血，骨属肾水，内损所致耳。"此提出了肝肾不足、精血不足以濡养骨骼，二者共同作用成为发病的根本原因。"乙癸同源"，肾虚水不涵木，肝血生化不足，导致肝血亏虚，肝肾亏损，肾精虚则无力主骨生髓，肝血虚则无法荣养筋骨而通利肢节，筋骨不能通利则造成疼痛的出现，因此肝肾不足是导致骨痹的根本原因。

刘健教授认为在骨痹的治疗上需要重视补益肝肾,使得肝肾之精充,筋骨得养。故在临证时常配用杜仲、牛膝、桑寄生、狗脊、千年健等补肝肾强筋骨之药,意在肾骨相生,同类相求,滋骨髓生化之源,强筋健骨,固本培正气。

(三) 清热解毒,燥湿除痹

素体阳盛或阴虚有热的患者感受外邪,不能及时治愈,外邪从阳化热,或者寒湿邪痹阻日久,郁而化热,热与湿合,湿热内生,痹阻经脉。临床常见肢体关节疼痛,痛处焮红灼热,得冷则舒,口干,舌红苔黄,脉滑数等。

刘健教授常用白花蛇舌草、蒲公英、紫花地丁、豨莶草、黄芩等清热解毒之品,清热除痹。

(四) 理气活血,化滞散瘀

骨痹因邪气阻络,气血运行不畅,形成痰湿、瘀血等病理产物,瘀积于周身多骨关节,慢性病程逐渐形成气滞血瘀、不通则痛的状态。寒湿或湿热痹阻经脉,未能及时治疗,经久不愈,气血运行不通畅,久则瘀血痹阻,不通则痛。"血和则经脉流行,营复阴阳,筋骨劲强,关节清利也。"

刘教授认为瘀血致痹,痹久必有瘀血,瘀血既是病因又是病理产物,瘀血气滞常相互影响,临证必配陈皮、丹参、桃仁、红花、威灵仙等理气活血药顺气导滞,调畅气机。

五、 临证用药

(一) 风寒湿痹

症状:肢体骨节冷痛、肿胀、沉重,关节屈伸不利,昼轻夜重,怕冷,阴雨天加重。舌质淡红,苔薄白或白腻,脉弦紧。

治法:祛风散寒,除湿通络。

代表方:乌头汤加减。

常用药:制川乌 6 g、白芍 15 g、蜂蜜 15 g、黄芪 12 g、麻黄 6 g、甘草 6 g。

加减:若关节肿胀或有积液者,加茯苓、泽泻、车前草;上肢痛甚者,加桑枝、姜黄;下肢痛甚者,加松节、钻地风;服药后有咽干、咽痛者,加麦冬、生地黄、玄参。

(二) 湿热痹阻

症状:肢体骨节红肿热痛、沉重,关节屈伸不利,有积液,或肢体酸胀,身热不扬,汗出烦心,口苦黏腻,小便黄赤。舌红,苔黄腻,脉滑数。

治法:清热解毒,利湿通络。

代表方:四妙丸加减。

常用药:蒲公英 30 g、薏苡仁 20 g、虎杖 15 g、苍术 10 g、黄柏 10 g、川牛膝 10 g。

加减:若发热、关节红肿明显者加板蓝根;关节积液明显者加车前草、泽泻;关节僵硬者加全蝎、白花蛇。

（三）瘀血阻络

症状：疼痛剧烈，针刺、刀割样疼痛，痛处固定，常在夜间加剧，关节活动不利。舌质紫暗或有瘀斑瘀点，苔白，脉细涩。

治法：活血化瘀，理气止痛。

代表方：身痛逐瘀汤加减。

常用药：独活12 g、羌活12 g、桂枝9 g、秦艽10 g、威灵仙10 g、当归10 g、赤芍10 g、乳香10 g、没药10 g、香附10 g、郁金10 g、五灵脂10 g、泽泻10 g、制川乌6 g、麻黄6 g、甘草6 g。

加减：若关节红肿疼痛或有低热者加金银花、板蓝根、虎杖；关节冷痛，得热痛减者加花椒。

（四）肝肾亏虚

症状：疼痛绵绵不断，腰膝疼痛、酸软，肢节屈伸不利。偏阳虚者，则畏寒肢冷，遇寒痛剧，得温痛减，舌淡，苔薄，脉沉细；偏阴虚者，则五心烦热，失眠多梦，咽干口燥，舌红少苔，脉细数。

治法：补益肝肾，通络止痛。

代表方：独活寄生汤加减。

常用药：独活15 g、桑寄生15 g、秦艽15 g、防风15 g、川芎10 g、当归10 g、熟地黄20 g、党参30 g、白芍18 g、茯苓25 g、杜仲12 g、牛膝12 g、续断16 g、骨碎补16 g、枸杞子16 g、肉桂6 g、甘草8 g。

加减：若骨蒸潮热，自汗盗汗，腰髋灼痛者，加金银花、牡丹皮、知母，熟地黄改用生地黄；若恶寒、肢冷，得热痛减者，加桂枝、花椒、熟附子。

（五）气阴两虚

症状：绵绵隐痛，以肝肾亏虚之象为主，腰膝酸软疼痛，肢体乏力，关节不利。舌质淡嫩，脉细弱。

治法：培补肝肾，益气活血，佐以通络。

代表方：十全大补汤加减。

常用药：党参30 g、黄芪30 g、白术30 g、白芍30 g、当归12 g、川芎12 g、生地黄20 g、熟地黄20 g、桑寄生18 g、续断18 g、牛膝18 g、山药18 g、枸杞子18 g、秦艽10 g、威灵仙10 g。

加减：关节触热加知母、络石藤；腰痛耳鸣者加山茱萸、枸杞子；纳呆食少者加焦三仙（焦山楂、焦麦芽、焦神曲）、木香、砂仁、豆蔻等。

第二节 刘健教授治疗骨痹临证医案

● **【案1】** 散寒化湿通络、益气健脾养血法治疗急性活动期膝骨关节炎

姚某,女,53岁,2021年7月15日初诊。3个月前感受风寒,双膝关节疼痛,左侧内侧关节间隙处压痛明显痛甚,下蹲困难,上下楼梯时疼痛明显加剧。7日前关节肿痛加重,自服止痛药及外敷膏药后治疗效果不明显,遂就诊于安徽省中医院风湿免疫科门诊。

主诉:双膝关节疼痛3个月,加重7日。

刻下症:双膝关节肿痛剧烈,自觉关节有冷感,遇寒湿天气加重,得热则安,关节无明显畸形,活动时步态欠稳,脘腹纳少,食后胀满,体倦乏力,面色淡白,大便时有泄泻,小便调,夜寐不安。舌淡,苔薄白,边有齿痕,脉沉细。

查体:体温36.4℃、脉搏76次/分、呼吸18次/分、血压130/75 mmHg。双膝关节屈曲活动受限,左侧膝关节稍肿胀、压痛(+),左侧膝关节被动活动时可触及骨摩擦感,舌淡,苔薄白,边有齿痕,脉沉细。

辅助检查:X线片检查示双膝关节退行性变,关节间隙变窄,关节骨端边缘有骨赘形成。

中医诊断:骨痹,寒湿阻络、脾气血亏证;西医诊断:急性活动期膝骨关节炎。

治法:散寒化湿通络,益气健脾养血。

处方:独活15 g、防风15 g、威灵仙10 g、木瓜10 g、黄芪20 g、白术15 g、山药15 g、当归10 g、鸡血藤10 g、酸枣仁10 g、甘草6 g。14剂,水煎服,每日1剂,早晚温服(餐后服)。同时配合芙蓉膏、消瘀接骨散外敷。嘱患者膝部注意保暖,避免感寒。

二诊:2021年7月30日,患者诉双膝关节肿痛改善,关节活动较前有所灵活,可独自步入诊室,食欲振进,面色稍红,精神好转,其间因天气寒冷变化出现头痛,夜寐一般,仍稍有腹胀,舌淡红,苔腻,脉濡细。拟前方加天麻10 g、神曲10 g、麦芽10 g,将酸枣仁增至15 g。14剂,水煎服,每日1剂,早晚温服(餐后服)。嘱患者膝部注意保暖,避免感寒。

三诊:2021年8月13日,患者诉关节症状平稳,临床症状均有好转,嘱其避风寒、慎起居、调情志、合理饮食、规范服药。

● **按语**

患者因先天禀赋不足,气血乏源,正气亏虚,卫外不固,风寒湿邪乘虚袭入,而致寒湿凝滞,注于肌腠经络,滞留关节筋骨,发为骨痹。方用独活、防风、威灵仙、木瓜散寒化湿,祛邪通络。《本草正》曰:"独活专力下焦风湿,两足痛痹,湿痒拘挛。"引药下行,下焦风寒湿痹更为适合。防风散头目中滞气,经络中留湿,又行脾胃二经,祛风胜湿之要药。威灵仙宣通十二经络,大通十二经穴,舒筋活络止痹痛。木瓜温能通肌肉之滞,酸能敛濡满之湿,舒筋活络,和胃化湿。清代郑寿全《医法圆通》曰:"阳明为五脏六腑之海,生精生血,化气行水之源也。"气血不足的根本病因是脾虚不能化生气血。补益脾气方面常用黄芪、白

术、山药、甘草等,黄芪甘微温,补益脾气之佳品,又可通过补气达到间接生血的作用。白术质多脂液,味甘,性温,主治风寒湿痹,补益脾土,土气运行,则肌肉之气外通皮肤,内通经脉,故风寒湿之痹证皆可治也。山药味甘,性平,平补气阴,不温不燥,补而不腻。甘草味甘,性平,《本草汇言》誉:"甘草,和中益气,补虚解毒之药也。"补脾气又缓和药物毒性。脾为中州而统气血,脾旺则气血不饥,正气足,卫外固,顾护正气,扶正祛邪。补血养血方面常用当归、鸡血藤等。当归味甘而重,专能补血,补中有动,行中有补。鸡血藤活血补血,调经止痛,且现代药理研究发现,鸡血藤等活血化瘀药能明显改善微循环障碍、促进造血,提高患者免疫力。二诊时因天气变化出现头痛症状,加天麻祛风止痛,针对腹胀,加神曲、麦芽消食和胃,缓解腹胀,消补兼施,且现代药理学研究麦芽可以增进食欲,维持机体正常消化。夜寐一般则酸枣仁加量,宁心安神,诸药合用,共奏散寒化湿通络、益气健脾养血之效,病邪渐消,诸症皆除。骨痹急性期患者正虚于内,单纯使用祛邪药物可能导致邪去而复来,须祛邪与扶正并重,方能增强祛邪药物的功效。

- **【案 2】** 清热利湿、宣痹通络法治疗全身性骨关节炎

王某,男,52岁,2021年11月18日初诊。患者于4年前无明确诱因下出现双手近指关节肿痛,左肩关节疼痛伴抬举活动受限。平素喜食辛辣,恣食厚味,又偏好饮酒,2个月前双手近指间关节肿痛,自服止痛药及外敷膏药后治疗效果不明显,遂就诊于安徽省中医院风湿免疫科门诊。

主诉:反复双手近指间关节肿痛4年余,加重2个月。

刻下症:关节红肿热痛,活动不便,局部皮肤灼热红肿,得冷则舒,得温则剧,口渴喜饮,烦闷不安,偶有咳嗽,夜寐不佳,小便黄赤。

查体:体温36.5℃、脉搏76次/分、呼吸19次/分、血压125/79 mmHg。右手第3、4近指间关节肿胀、压痛(+),左手第3、4近指间关节压痛(+),活动受限,舌质红,苔黄腻,脉濡数或滑数。

辅助检查:双手正位X线片示右手部分腕骨囊变并右侧腕关节及部分腕骨间隙变窄,关节面毛糙。左侧肩关节MRI示左侧肩袖损伤,左侧肱骨头少许慢性骨损伤,左肩关节退变,关节腔及邻近滑膜囊积液。

中医诊断:骨痹,湿热痹阻证;西医诊断:全身性骨关节炎。

治法:清热利湿,宣痹通络。

处方:蒲公英15 g、黄芩15 g、车前草10 g、泽泻10 g、秦艽15 g、威灵仙15 g、豨莶草15 g、薏苡仁20 g、茯苓15 g、山药15 g、芦根15 g、瓜蒌皮15 g、苦杏仁10 g、首乌藤15 g、甘草10 g。14剂,水煎服,每日1剂,早晚温服(餐后服)。同时配合芙蓉膏、消瘀接骨散外敷。

二诊:2021年12月2日,患者诉关节红肿热痛改善,口渴烦躁缓解,咳嗽消失,夜寐好转,小便仍稍有黄赤,食后略有腹胀,舌质稍红,苔腻,脉濡数。拟前方去瓜蒌皮、苦杏仁、芦根,加麦芽15 g。14剂,水煎服,每日1剂,早晚温服(餐后服)。同时配合芙蓉膏、消瘀接骨散外敷。

三诊:2021年12月16日,患者诉关节红肿热痛加剧,小便黄赤明显,大便干结,夜间

出汗,局部皮肤有瘀斑,舌质暗紫,苔腻,脉弦涩。问诊可知,患者服药期间饮食失宜,大量饮酒,恣食辛辣,加重病情。遂拟初诊方去瓜蒌皮、苦杏仁、芦根,加青蒿15 g、大黄15 g、鸡血藤15 g、桃仁10 g。14剂,水煎服,每日1剂,早晚温服(餐后服)。同时配合芙蓉膏、消瘀接骨散外敷。

四诊:2021年12月30日,患者诉关节红肿热痛改善,二便调,汗止,皮肤瘀斑渐消,临床症状均有好转。嘱其节饮食、规范服药。

● **按语**

患者喜食辛辣,恣食肥甘厚味,又偏好饮酒。素嗜酒之人,饮酒过量,心神被昧,四肢失用,醉卧当风,醒时酒虽去,然湿热、寒邪蓄于关节、筋骨;而油腻肥甘之物,其性黏腻,阻滞气机,影响脾胃运化,积湿生痰,病程日久,邪去不留,郁而化热,湿热蕴结,也易搏结于关节,滞留关节筋骨,均可发为骨痹。症见关节红肿疼痛,局部灼热,痛不可触,方用蒲公英清热解毒除火热之邪,湿性黏滞,缠绵不爽,只用清热药物,恐热邪难清,遂联合黄芩苦寒清肃之品共除湿热之邪。车前草、泽泻清热利尿,导湿热下行从小便而出,为治小便黄赤之佳品。秦艽、豨莶草、威灵仙合用祛风湿,清湿热,宣痹止痛,共治久渗湿热之痹。气血不足、脾虚湿盛是导致痹证发生的重要病因,脾主运化,为气血生化之源,故究其根本又是脾虚为致痹之本。茯苓、薏苡仁共用渗湿健脾,舒筋缓急,以杜生痰之源;山药补脾生津养胃,补而不腻。三药合用健脾除湿,扶正治本。芦根泻火除烦止渴,药到口渴烦躁止。湿热蕴结,肺气不宣,上逆为咳,故用瓜蒌皮、苦杏仁清热润燥,止咳平喘。首乌藤养血安神,诸藤以舒筋,取象类比,祛风舒筋活络。甘草补脾益气,调和诸药。二诊时出现食后略有腹胀之象,加麦芽消食和胃,一般情况尚可。三诊时患者酒食肆虐,湿热之邪阻滞气机,影响血运,瘀血自生。遂用鸡血藤、桃仁活血舒筋,通络止痛。患者夜间出汗,方用青蒿清透阴分伏热,养阴除蒸。湿热伤津,肠道津液枯燥,失于濡润,故大便干结。大黄泻下攻积,荡涤肠胃,推陈致新。桃仁质润多脂,可润肠通便。二药合用,肠中积滞可除。诸药合用,共奏健脾利湿、清热养血、宣痹通络之效,标本同治,病邪渐消,诸症皆除。

● **【案3】 益气养血、活血化瘀法治疗全身性骨关节炎**

宋某,女,62岁,2017年5月28日初诊。患者5年前无明显诱因出现指间关节肿痛、麻木,握拳不固,前臂酸痛伴有肩背部疼痛,不能抬举,有晨僵,活动2~3分钟后缓解,左膝关节疼痛,活动时加重,休息后缓解。就诊于外院,予口服药物(具体不详)治疗后缓解。后症状反复发作,10个月前上述症状再发加重,自行口服药物(具体不详)治疗后,症状未见明显好转,遂就诊于安徽省中医院风湿免疫科门诊。

主诉:反复多关节疼痛5年余,再发加重10个月。

刻下症:右手指间关节酸胀、疼痛,右手麻木,握拳不固,右侧前臂酸痛,不能抬举,伴有肩背部疼痛,左膝关节疼痛,活动时加重,休息后缓解。饮食正常,夜寐欠安,大便略干,小便调。

查体:体温36.3℃、脉搏86次/分、呼吸18次/分、血压120/75 mmHg。形体肥胖,右手第2指指间关节肿胀、压痛(+),握拳不固;肩背部压痛(±),右侧前臂肌肉压痛(±),

抬举不利；左膝关节肿胀、压痛(＋)，被动活动可触及骨摩擦感。舌质暗淡或有瘀斑瘀点，苔薄白，脉弦细。

辅助检查：双侧手掌正位X线片示双手退行性变，双侧部分腕骨内小囊性灶，右侧第2远指间关节间隙变窄，双侧部分指间关节周围软组织肿胀；双侧膝关节正侧位X线片示双膝关节退行性变，双侧髌上囊积液。

中医诊断：骨痹，气虚血瘀证；西医诊断：全身性骨关节炎。

治法：益气养血，活血化瘀，辅以通络止痛。

处方：生黄芪30 g、当归15 g、白芍15 g、川芎10 g、桃仁10 g、红花10 g、威灵仙10 g、羌活10 g、独活10 g、甘草10 g。14剂，水煎服，每日1剂，早晚温服(餐后服)。嘱患者注意休息，尽量走平路，避免负重劳累。

二诊：2017年6月11日，关节疼痛明显减轻，夜寐改善，大便亦通，舌质暗淡略胖，苔薄白，脉弦细。继服14剂，水煎服，每日1剂，早晚温服(餐后服)。嘱患者注意休息，尽量走平路，避免负重劳累。

三诊：2017年6月25日，关节已无明显疼痛，夜寐佳，二便调，舌质淡红，苔薄白，脉细。继服14剂，嘱患者注意休息，尽量走平路，避免负重劳累。

2个月后随访，病情稳定未复发。

● **按语**

本案患者为老年女性，素体脾气亏虚，脾胃居于中焦，为气血生化之源。脾气健运，乃能营养脏腑经络、四肢百骸和筋脉关节。《脾胃论》曰："百病皆由脾胃衰而生也。"若脾失健运，则无力生成和转输水谷精微，使脏腑经络、筋脉关节无法得到濡养，功能废而不用，正气无力御邪外出则骨痹始生。同时，脾气虚衰日久，气虚难以行血，血行滞涩，瘀血则成，局部筋骨关节血行有碍，瘀阻成痹。而又形体肥胖，年过半百，内分泌代谢失调，绝经后雌激素水平明显下降，导致骨质丢失和软骨损害，加重病情。生黄芪味甘，性微温，长于补气健脾，气能生血，气旺则血行，通过补气间接达到养血和通畅血行的作用；当归味甘、辛，性温，补血、活血通络，又润肠通便以除肠中积滞。二者合用，甘温补气，阳生阴长以生血，补而不滞，生化有源。白芍味苦、酸，养血敛阴；川芎味辛，性温，其性走而不守，血中之气药，既能活血又能行气。二者与当归合用滋阴补血之力更显，行血之力益彰，补血而不滞血。桃仁、红花合用活血化瘀止痛，为通瘀活血之要药。羌活、独活均能通痹止痛，羌活以除肩背肢节疼痛见长，独活善治腰膝、腿足关节下部疼痛者，两者联用治全身关节疼痛。合以善走而不守，宣通十二经络，通痹止痛之威灵仙加强通络止痛之效。诸药合用，补益气血，瘀血得消，气血调和，筋骨得养。

第七章

燥痹

第一节 刘健教授治疗燥痹经验初探

燥痹以口干、眼干为主要临床表现,属于现代医学干燥综合征的范畴,是侵犯外分泌腺为主的,以口、眼干燥为常见表现的一种系统性结缔组织病。临床除有涎腺和泪腺受损,功能下降而出现口干、眼干外,尚有其他外分泌腺及腺体外其他脏器受累而出现多系统损害的症状。

一、历史沿革

古代文献关于燥痹的病因病机阐述甚多。《素问·至真要大论》云:"燥淫所胜,则霿雾清瞑……燥胜则干。"《素问玄机原病式》云:"诸涩枯涸,干劲皴揭,皆属于燥。"《医学入门》云:"明外因,时值阳明燥令……令人狂惑,皮肤干枯屑起。"此说明外邪致燥是燥痹的病因病机之一。《景岳全书》中"肾水亏,则肝失所滋而血燥生",认为肾虚也可导致燥痹的发生。《临证指南医案》云:"燥为干涩不通之疾。"《金匮翼》指出:"凝阴固结,阳气不行,津液不通。"《金匮要略》记载:"病人胸满,唇痿舌青,口燥,但欲漱水不欲咽,无寒热,脉微大来迟,腹不满,其人言我满,为有瘀血。"此说明水湿痰饮凝聚或瘀血内停,导致气机受阻、水津不布也是燥痹的病因病机。

二、病因病机

本病起于先天禀赋不足、素体阴虚或感染邪毒而致津液化生不足,清窍、关节失其濡养而出现口、眼干燥等临床表现。燥邪损伤气血津液而致阴液亏虚,日久阴虚化热,热蕴血瘀成毒,此为证治机要。

(一) 禀赋不足,阴液亏虚

古今医家对本病病因病机认识不尽相同,但多认为其与禀赋不足、阴液亏虚密切相关。例如,《临证指南医案》云:"燥为干涩不通之疾。"《杂病源流犀烛》云:"燥之为病,皆阳实阴虚,血液衰耗所致。"《景岳全书》曰:"盖燥胜则阴虚,阴虚则血少。"《证治准绳》指出:"阴中伏火,日渐煎熬,血液衰耗,使燥热转甚为诸病,在外则皮肤皱揭,在上则咽鼻焦干,在中则水液衰少而烦渴,在下则肠胃枯涸,津不润而便难,在手足则痿弱无力。"通过对燥痹患者的临床观察,发现该类患者虽然常有感受风寒湿等邪气病史,但病因绝非仅限于风寒湿邪气,多数燥痹患者不同程度上具有先天禀赋不足、阴液亏虚的特点。

(二) 燥、毒、瘀等互结

本病虚实夹杂,尤以阴虚为本,燥热为标。初期燥、毒、瘀互结不甚,仅表现为一派阴液不足之象,如口眼干燥、口鼻皱揭、皮毛焦枯等;久则邪毒蕴伏于五脏六腑,耗伤阴津,而致脉道不充,血行涩滞,瘀血内生,发为瘀斑、瘀点、红疹、瘰疬、结节、痰核、瘿瘤等;痹阻关节导致关节肿胀疼痛、活动受限;阴虚燥热,久则燥瘀搏结,继而燥胜成毒,燥、瘀、毒互结为患,阻于经络关节,则关节肿痛,甚或变形、僵硬。燥、毒、瘀互结则又阻碍津液敷布,进一步加重病情。

三、主要临床表现

(一) 皮肤

本病常见皮肤干燥。可伴有出汗减少,可能汗腺有慢性炎症。并可有皮脂腺的完全缺失与严重汗腺萎缩。外生殖器分泌腺常受累,可有外阴皮肤、阴道黏膜干燥和萎缩,有时伴烧灼感,易继发阴道白念珠菌感染。亦有紫癜和皮肤溃疡,脂肪营养不良,皮肤毛细血管扩张、网状青斑、慢性荨麻疹和全身瘙痒等皮肤病变,阴道黏膜亦可干燥和萎缩。

(二) 口腔

轻度病变常被患者忽视,较重时唾液少,食物刺激和咀嚼不能相应增加唾液分泌,舌红、干裂或溃疡,活动不便,舌系带底部无唾液积聚,咀嚼和吞咽困难。龋齿和齿龈炎常见,牙齿呈粉末状或小块破碎掉落,唇和口角干燥皲裂,有口臭。约半数患者反复发生间歇性交替性腮腺肿痛,重度时形成松鼠样脸,颌下腺亦可肿大。腺体肿大可持续存在或反复发作,很少继发感染。如腺体硬呈结节状,应警惕恶性变。

(三) 眼

本病常见干燥性角结膜炎,眼角干燥、痒痛,可有异物或烧灼感,视力模糊,似有幕状物,畏光,角膜可混浊,有糜烂或溃疡,小血管增生,严重时可穿孔。可合并虹膜脉络膜炎;结膜发炎,球结膜血管扩张;泪液少,少数泪腺肿大,易并发细菌、真菌和病毒感染。偶见以突眼为首发症状者。

(四) 呼吸道

本病鼻黏膜腺体受侵,引起鼻腔干燥,鼻痂形成,常有鼻衄和鼻中隔炎,咽鼓管堵塞可发生浆液性中耳炎、传导性耳聋;咽喉干燥,声音嘶哑,痰液黏稠,可并发气管炎、支气管炎、胸膜炎、间质性肺炎和肺不张。

(五) 消化道

咽和食管干燥可导致吞咽困难,胃酸分泌功能低下,胃酸缺乏,胰腺外分泌功能低下,可见萎缩性胃炎、慢性胰腺炎、小肠吸收不良、肝大等。

(六) 其他

可见肌肉酸痛、无力、关节肿痛、局部或全身淋巴结肿大等。

四、治法治则

刘健教授认为,燥痹的本质为阴虚内热,燥、毒、瘀为病理性质。故在本病治疗中,滋阴益气之法当贯穿全程,其中又以滋阴为第一要则。根据阴虚偏重的脏腑不同,又有润肺生津、滋养心阴、濡养脾胃、滋柔肝肾之不同。若属燥毒炽盛者,当急以清热解毒,润燥护阴;若以阴虚血瘀为主者,治当活血化瘀通络;若肝气郁结者,当理气疏肝;若肝阴不足,肝火炽盛者,当清泻肝热。如此虚实兼顾,脏腑气血并调,使津液复,燥痹竭。

(一) 滋阴清热,养阴生津

燥痹总的病机在于阴虚燥热,轻则肺胃阴伤,重则肝肾阴虚,《素问·阴阳应象大论》云:"燥胜则干,津之为液,润肤充身泽毛,若雾露之溉,故津充则润,津亏则燥。"治疗重点当滋阴救液、清燥生津,故滋阴药当属改善病理的首选药物,如生地黄、玉竹、南沙参、北沙参、天花粉、天冬、麦冬、葛根等,通过滋阴增加体内津液的来源,以纠正体内阴阳失衡状态,改善口鼻眼腺体的分泌。

燥痹的主要病理基础是阴阳偏衰,即人体阴精亏虚,阴精阳气之间相对平衡状态被打破,而形成阴虚阳亢的虚热证,《景岳全书》云:"阴中有火者,大忌辛温,盖恐阳旺则阴愈消,热增则水益涸耳。"且阴虚阳亢者,病情易从热化,因此适当配合清热药,如知母、玄参、黄柏、生地黄、牡丹皮、白薇、地骨皮等防止补药之温燥,不宜使用黄连、龙胆草等大苦大寒之品,以免败胃。本病热象实因阴虚,故滋阴仍为第一要义,滋阴则阳自潜,因此方中清热药之比例当慎重以权衡,不可喧宾夺主,否则反有掣肘之虞。

(二) 疏肝健脾,行气解郁

燥痹多见于中老年女性,盖女子以肝为先天,肝主疏泄,具有疏泄气机,调畅情志,保持全身气机疏通畅达,通而不滞,散而不郁的作用,故女子为病则易于怫郁,再者,本病缺乏特异性诊断,就诊时病程较长,患者临床多有不同程度的肝气郁结症状,如性情急躁或淡漠寡言,以及月经不调、闭经、脉弦细涩等。同时,肝主疏泄在津液精血的循行中发挥重要作用。津液精血发挥正常濡润功能的前提是其输布正常,疏畅肝气有助于促进津液、精血等正常循行,津液精血分布到五脏六腑四肢百骸,则五脏六腑四肢百骸均得其濡润,自无燥气。疲劳、疼痛也跟气机不畅有密切关系,气机畅通、津血畅达而濡养形体,则无相应症状;反之,肝气疏泄功能受阻,津液与精血输布随之受阻,导致"气不行血""气不行津",则部分形体官窍不能受濡润而干燥、疲劳、疼痛。《脾胃论》云:"气少作燥,甚则口中无涎。泪亦津液,赖气之升提敷布,使能达其所,溢其窍。则泪液少也,口眼干燥之症作矣。"

故刘健教授在治疗上多遣用柴胡、郁金、香附、陈皮、厚朴、合欢皮、玫瑰花等,以行气解郁、养肝柔肝,使肝气通于目,促进津液上承,以增加泪液分泌作用。另外,通过疏肝理气,气郁得以疏散,情志随之舒畅;气行则血行津通,使筋得肝阴津血滋养,筋膜强壮,则肌肉、关节疼痛症状减轻。另结合茯苓、山药、太子参、陈皮、薏苡仁、炒麦芽等健脾化湿的中药,增强脾胃运化功能,使脾运生津,脾居中央以运四方,中土运而四方安。

(三)养血活血,化瘀通络

《血证论》曰:"有瘀血,则气为血阻,不得上升,水津因而不得随气上升……瘀血在里则口渴……内有瘀血,故气不得通,不能载水津上升,是以发渴,名曰血渴。"此明确指出瘀血致燥的病机是瘀血内停、气机受阻、水津不能输布。《医学入门》亦阐述了瘀血致燥的病机,其曰:"盖燥则血涩而气液为之凝滞,润则血旺而气液为之宣通。"《医林改错》云:"血受热则煎熬成块。"

刘健教授认为津与血同源,互生互化,阴虚尤其是心阴虚和肝阴虚,常伴有血虚,血虚者亦可发展致阴虚。阴津不足,燥热炽盛,使血脉干涩,停而为瘀,或津液亏虚,脉道枯涩,血涩难行而成瘀。而瘀血形成以后,一者闭塞经脉,脉络不畅,再者阻碍气机升降,气滞血瘀,形成恶性循环。此时治燥,若不活血则津不得升,若不祛瘀则阴不得复。故活血化瘀法应该贯穿整个干燥综合征治疗过程。但活血化瘀法不是活血化瘀药物的机械堆砌,而应当审证求因,秉持"治病必求于本"的用药理念。因热毒迫血妄行,血液离经而为瘀者,加生地黄、牡丹皮、赤芍清泻血分热毒;因真阴暗耗,血液不充,行而缓迟,或热毒之邪煎灼津液,津亏不能载血以行而成瘀者,加生地黄、麦冬、玄参,意取增液汤以增液行舟;因痹证日久而为瘀血者,加桃仁、红花、鸡血藤活血化瘀,通络止痛;瘀热蕴结日久成血瘀者,非一般活血药所能胜任,加鳖甲、全蝎、蜈蚣等有情之品,缓消癥块;因郁而为瘀者,加香附子、佛手、郁金、延胡索疏肝解郁,行气活血。

(四)补益肺脾,培土生金

《素问·经脉别论》曰:"饮入于胃,游溢精气,上输于脾,脾气散精,上归于肺,通调水道,下输膀胱,水津四布,五经并行。"《素问·太阴阳明论》云:"脾主为胃行其津液。"脾胃为后天之本,在运化水湿、津液上承、阴血化生等方面都发挥着核心作用;肺主皮毛,具有通调水液灌溉四旁的生理特性。肺为华盖,为易受邪之地,若卫外不固,秋冬季节燥邪入侵,最易损伤肺阴,外邪乘虚入内,阴虚津枯。脾为肺之母,若久病咳喘,肺气虚弱,必损伤及脾,致肺脾两虚,易出现口鼻干燥、咽干口渴、皮肤干涩等临床表现。《黄帝内经》言"虚则补其母""母能令子实",肺脾在五行中为母子相生关系,尤其在水湿代谢中相互协调,关系密切。

刘健教授在燥痹的治疗过程中,重视滋养肺胃之阴、补脾益气,通过补脾健脾达到补肺气或脾肺同补的目的。临床上常用参苓白术散、麦门冬汤、六君子汤等补益肺脾,培土生金,使脾胃升清降浊、肺通调水道功能恢复,气血津液输布全身,五脏六腑得以濡养。选药多用白术、黄芪、太子参、西洋参、茯苓、山药等益气健脾的中药,有"虚则补其母"之意,并选用南沙参、生地黄、麦冬、石斛、乌梅、玉竹等滋阴养肺之品,顾护于肺。

五、临证用药

(一) 燥邪犯肺

症状:口鼻干燥,干咳无痰或痰少黏稠,不易咯出,常伴有胸痛、发热头痛,周身不爽等。舌红苔薄黄而干,或舌干苔薄白,脉细数或浮数。

治法:清燥润肺止咳。

代表方:清燥救肺汤。

常用药:桑叶 10 g、石膏 20 g、甘草 6 g、人参须 10 g、火麻仁 15 g、阿胶 10 g、麦冬 20 g、杏仁 10 g、枇杷叶 10 g、茯苓 20 g、南沙参 10 g、北沙参 10 g。

加减:兼有风热表证者,宜疏风润肺,方用桑杏汤。

(二) 阴虚内燥

症状:口干咽燥,目涩而干,腮部胀痛,头昏且痛,耳鸣耳聋,形弱瘦消,五心烦热,颧红盗汗,腰膝关节疼痛,男子遗精,女子月经不调。舌红少苔或光剥质干,脉细数。

治法:滋阴润燥,补肝益肾。

代表方:一贯煎合杞菊地黄汤加减。

常用药:生地黄 15 g、沙参 12 g、麦冬 12 g、枸杞子 12 g、川楝子 10 g、当归 15 g、山药 12 g、山茱萸 12 g、牡丹皮 12 g、泽泻 10 g、茯苓 12 g。

加减:若关节痛者可加秦艽、独活、寄生以祛风胜湿,舒筋活络。

(三) 气阴两虚

症状:口唇干燥,声音嘶哑,双目干痒,视物模糊,鼻干不适,香臭难辨,面色无华,少气乏力,午后低热或手足心热。舌淡红苔少质干,脉细数。

治法:益气养阴。

代表方:六味地黄汤合四君子汤。

常用药:熟地黄 24 g、山药 12 g、山茱萸 12 g、牡丹皮 10 g、泽泻 10 g、茯苓 10 g、党参 15 g、白术 12 g、甘草 10 g。

加减:若症见低热持续不退,可加银柴胡、鳖甲、青蒿、胡黄连、地骨皮等以清退虚热。

(四) 阴阳两虚

症状:口眼干燥,神疲乏力,腰膝酸软,五心烦热或四肢欠温,小便频数,夜尿频多,大便稀溏,男子阳痿或滑精早泄,女子不孕。舌淡红苔薄,脉沉细无力。

治法:滋补肝肾,调补阴阳。

代表方:金匮肾气丸。

常用药:熟地黄 24 g、山药 12 g、山茱萸 12 g、牡丹皮 10 g、泽泻 10 g、茯苓 10 g、附子 10 g、肉桂 10 g。

加减:如阳虚明显者,加鹿角胶、补骨脂、肉苁蓉以填精壮阳。

(五) 湿热内蕴

症状:口苦黏而干,双目微燥,目眵较多,腮部肿胀发酸,牙龈肿痛,胸中烦热,纳呆食少,口臭,渴不多饮,小便热赤,大便或坚或溏,四肢关节红肿痛重。舌红苔黄腻,脉滑数。

治法:清热利湿,健脾和胃。

代表方:甘露消毒丹。

常用药:滑石 12 g、茵陈 12 g、黄芩 10 g、石菖蒲 10 g、豆蔻 10 g、藿香 10 g、射干 10 g、连翘 12 g、川贝母 6 g、木通 6 g、薄荷 6 g。

加减:如咽干明显加北沙参、麦冬以养阴润肺;便秘加全瓜蒌以润肠通便;关节肿痛加桑寄生、狗脊以强筋壮骨。

(六) 气滞血瘀

症状:口干舌燥,双目异物感,腮部肿胀难消,刺痛阵发,面色晦暗,皮肤可见紫红色斑丘疹,按之不褪色,关节疼痛麻木,腹中可扪及癥积包块,痛有定处。舌质紫或有瘀斑瘀点,脉细涩。

治法:行气活血,润燥通络。

代表方:生血润肤饮加减。

常用药:当归 12 g、生地黄 12 g、熟地黄 12 g、天冬 12 g、麦冬 12 g、五味子 12 g、黄芩 10 g、瓜蒌仁 12 g、西红花 10 g、桃仁 10 g、升麻 10 g、延胡索 12 g、香附 12 g。

加减:小关节疼痛明显者加威灵仙。关节畸形,皮肤瘀斑且粗糙者,酌加水蛭。

(七) 痰浊内结

症状:口、眼微干不适,腮部肿胀,颈部颌下见串珠状瘰疬,推之难移,常伴咳嗽、胸闷、痰多。舌淡苔白腻,脉弦滑。

治法:化痰软坚,养阴润燥。

代表方:海藻玉壶汤加减。

常用药:海藻 10 g、海带 12 g、昆布 10 g、青皮 10 g、浙贝母 10 g、陈皮 12 g、半夏 12 g、当归 12 g、川芎 10 g、连翘 12 g、独活 12 g、甘草 6 g、沙参 12 g、麦冬 12 g。

加减:若见胸闷不舒加郁金、瓜蒌以解郁化痰;结块坚硬加黄药子、莪术、丹参、山慈菇等逐瘀散结。

第二节 刘健教授治疗燥痹临证医案

● **【案1】 健脾运湿、行气化瘀法治疗干燥综合征合并类风湿关节炎**

陈某,女,56岁,2021年8月25日初诊。患者反复口眼干伴有多关节肿痛5年余,1年前上述症状加重,逐渐累及全身多关节肿痛,同时出现口干、眼干等症,就诊于安徽省中医院门诊,拟"结缔组织病、干燥综合征"收治入院,住院期间予以"羟氯喹、白芍总苷胶囊"等综合治疗,症状明显改善后出院,后在家间断服药,关节疼痛时轻时重,遂入住我科。

主诉:反复口眼干燥5年余,加重1年。

刻下症:左手第5近指间关节肿痛,活动度受限,右手第3、4近指间关节肿痛,左足轻度肿痛,腰背部疼痛,伴有口干、眼干,头晕昏沉,胸脘痞满,腹痛腹泻,尿频急痛,纳呆,面色萎黄,口唇青紫,二便调。

查体:体温36.1℃、脉搏76次/分、呼吸19次/分、血压107/74 mmHg。舌质紫红,苔白腻,有齿痕,脉滑腻。

辅助检查:抗中性粒细胞胞质抗体(ANCA)谱:p-ANCA(甲醛敏感性)(±),SSA(++),SSB(+)。

中医诊断:燥痹,痰瘀互阻证;西医诊断:干燥综合征合并类风湿关节炎。

治法:健脾运湿,行气化瘀。

处方:薏苡仁15 g、陈皮10 g、山药10 g、茯苓10 g、厚朴6 g、半夏9 g、大腹皮15 g、丹参10 g、鸡血藤15 g、桃仁10 g、红花5 g、川芎10 g、甘草3 g。7剂,水煎服,每日1剂,早晚分服(餐后服)。

二诊:2021年8月底,患者自诉服药后无明显不适,口干、眼干症状有稍许减轻,手指关节疼痛好转,痞满症状消失,仍觉便溏、食欲不振。拟初诊方加麦冬10 g滋阴润燥,缓解眼干口干,加白术10 g健脾化湿,缓解脾虚食欲不振症状,再加威灵仙10 g祛风通络减轻手指关节疼痛。7剂继服。

三诊:2022年9月,服药后无不良反应,口干、眼干明显好转,便溏、食欲不振消失,手指关节疼痛渐轻,拟二诊方去白术、陈皮、鸡血藤,加南沙参15 g、石斛10 g滋阴润燥,缓解口舌干燥。7剂继服。

四诊:2022年2月,患者自觉服药后无不适症状,口干、眼干、关节疼痛明显好转。脾虚症状消失,后随症辨治,若手指关节疼痛明显,加威灵仙、路路通;若见口眼干涩,加麦冬、石斛;若食欲减退,痞满便溏,加山药、茯苓。

根据病情调整药物,现病情稳定。

● **按语**

干燥综合征多分为原发与继发两种,后者常伴随结缔组织病共存,常见的有类风湿关节炎。因口眼干燥具有主观性,患者常不易察觉,就诊时主诉多为关节红肿疼痛,口腔溃疮,腮腺肿大。病情常被延误,久病导致体质虚弱。

本案患者胸脘痞满,纳呆,口唇青紫,口眼干燥明显。可见病程较长,早期未予重视或未积极治疗。本病为脾虚无力运化水湿,痰饮停聚,痰瘀互结,煎灼日久生热,耗伤津液引起口眼干燥。脾虚湿盛是基本病机,本虚标实为主要特征。刘健教授认为此时应扶正与祛邪并举,标本同治。先施健脾化湿法以扶正,正胜邪自去。脾主运化水湿,脾气健旺,水湿得运。肌肤孔窍受到濡养,口眼干燥缓解。君药使用薏苡仁、茯苓、山药,健脾化湿以扶正。再配伍半夏、厚朴,降气化痰,更用佐药丹参、红花、桃仁、鸡血藤,活血化瘀治其标。二诊患者逐渐脾气健运,食欲恢复,脸色好转,说明扶正初见成效。口眼干燥只有稍许减轻,再加麦冬以滋阴润燥,威灵仙祛风通络缓解手指关节疼痛,提高患者生活质量,舒缓心情。三诊病情已明显好转,二诊方去白术、陈皮、鸡血藤,防燥湿太过耗伤津液,行气太过耗伤气血,山药、茯苓继续使用以扶元固本,培土生金,肺主宣发肃降可通调水道布散津液,肌肤孔窍有所濡养,口眼干燥可缓解。加沙参、石斛滋阴润肺,巩固治疗,稳定病情。

● **【案2】 健脾滋阴、清热解毒法治疗燥毒痹阻型干燥综合征**

丁某,女,56岁,2021年4月5日初诊。患者自诉3年前无明显诱因出现双手遇冷变白、变紫、变红,伴口干、眼干、四肢大小关节疼痛,一直未予重视及诊治。2020年4月患者上述症状加重,伴颈项、肩胛部、双手、双腕关节疼痛,遂就诊于安徽省立医院,查自身抗体:抗核抗体(++),抗RNP抗体(++),抗SSA抗体(++)。唇腺活检:唇腺腺泡萎缩,小叶内纤维组织增生,伴淋巴细胞、浆细胞灶性浸润(7灶,>50个炎细胞)。诊断为干燥综合征。予"甲泼尼龙、硫酸羟氯喹片、白芍总苷胶囊、阿法骨化醇软胶囊、维D钙咀嚼片"口服治疗后好转,后因胃脘部不适自行停药,每于症状反复时,自行予上述药物口服,现患者停甲泼尼龙片1月余。2021年4月3日患者至风湿免疫科门诊查:RF 206 U/mL,ESR 40 mm/L,抗CCP抗体(一)、血常规未见明显异常。现为求进一步诊治入住风湿免疫科。

主诉:反复口眼干燥3年,四肢大小关节疼痛,加重1周。

刻下症:双手遇冷变白、变紫、变红,伴乏力、口干、眼干、颈项、肩胛部疼痛,胸口散在皮疹,偶有头痛、胸闷、干咳,无发热、光过敏、脱发、口腔溃疡,无头晕、心慌、恶心、呕吐、腹痛腹泻、尿频急痛等不适,纳差,夜寐可,小便黄,大便干结。

查体:体温36.4℃,脉搏69次/分,呼吸17次/分,血压116/77 mmHg。舌红,苔黄腻,有齿痕,脉洪数。

中医诊断:燥痹,燥毒痹阻证;西医诊断:干燥综合征。

治法:健脾滋阴,清热解毒。

处方:薏苡仁20 g、茯苓25 g、北沙参20 g、山药15 g、路路通15 g、秦艽8 g、防风8 g、鸡血藤10 g、桃仁10 g、红花10 g、葛根15 g、金银花10 g、蒲公英10 g、白花蛇舌草15 g、黄芩10 g、豨莶草10 g、地肤子15 g、白鲜皮15 g。7剂,水煎服,一日一剂,早晚分服(餐后服)。同时配合芙蓉膏外敷。

二诊:2021年4月10日,患者自诉服药后无不适症状,颈项部疼痛减轻,肩胛部疼痛感仍在。口眼干燥有些许减轻。胸口皮疹仍在。拟初诊方加桑枝10 g缓解上肢肩胛部疼痛,减轻患者痛苦,缓解情绪紧张。加蝉蜕8 g、紫草8 g透疹清热。7剂继服。

三诊:2021年4月17日,患者自诉服药后无任何不良反应,肩胛、颈项部疼痛有明显好转,心情舒畅。胸口处皮疹渐退,仍觉明显口眼干燥。拟二诊方去桃仁、红花、鸡血藤,以防活血行气太过耗伤津液,去地肤子、白鲜皮,加石斛15 g、麦冬15 g滋阴生津缓解患者口眼干燥症状。15剂继服。

四诊:2021年5月3日,自诉服药后无明显不适,初诊时大部分主诉已明显好转,心情舒畅,生活质量提高。肩颈疼痛消失,皮疹消退。二便正常。口眼干燥明显好转。拟三诊方去紫草、蝉蜕、桑枝、葛根。同时去黄芩、金银花,以防清热太过,苦寒伤胃。加西洋参8 g、黄芪10 g益气生津。7剂继服。

随后患者复诊时后随证加减,若四肢关节疼痛明显,加海风藤、络石藤祛风湿通络止痛。若出现皮疹则加蝉蜕、紫草透疹消斑。若口干舌苦,小便黄,加黄连、金银花清热解毒。

根据病情调整药物,现病情稳定。疼痛基本缓解,夜寐安,纳食可,二便自调。

● **按语**

燥邪有内生外源之分,外源包括六淫邪气及自然界中其他一切可致病的因素。燥邪侵袭、阴虚、瘀血,都是造成燥痹的重要原因。所谓正气存内邪不可干,邪之所凑其气必虚。本案患者纳差,脾胃虚弱,脏腑功能失调运化失司水液停聚,燥邪内生。内有蕴热,又受燥毒侵袭入里化热。煎灼津液引发燥痹。刘健教授初诊方先用薏苡仁、茯苓、山药健脾运湿治其本,水液运行则口眼干燥可缓。脾为后天之本,脾气旺则水谷津液可化,脏腑受之濡养阴阳平衡,身强体壮,可御外邪。《景岳全书》言:"燥从阳化,营气不足而伤乎内者也,治当以养营补阴为主。"提出治疗燥邪应以濡润之法为原则。再加北沙参以滋阴治其标。燥毒内伏,外邪侵袭,二者合而化热,出现苔黄、小便黄、大便干。加黄芩、金银花、蒲公英、白花蛇舌草清热解毒,患者主诉颈肩疼痛、活动受限,《素问·举痛论》云:"通则不痛,痛则不通。"再加以鸡血藤、桃仁、红花活血通络止痛。从患者角度出发减轻患者疼痛,缓解患者紧张情绪,对患者进一步治疗有一定的帮助。患者初诊时胸口散在皮疹,加地肤子、白鲜皮宣发透疹,双手遇冷变白、变紫、变红,加秦艽、防风、路路通祛风湿通络止痛。再加用芙蓉膏外敷,清热止痛,解毒散结。初诊方多方兼顾,双管齐下,效果显著。

● **【案3】 健脾润肺、滋阴生津法治疗津液亏耗型干燥综合征**

朱某,女,67岁,2022年8月3日初诊。患者诉眼干口干20余年,于2015年因猖獗龋就诊于某医院,完善检查(具体不详)后,诊断为干燥综合征,予以口服硫酸羟氯喹0.1 g、一日2次,白芍总苷0.9 g、一日2次,左氧氟沙星滴眼液、玻璃酸钠滴眼液滴眼治疗,症状控制不理想,为求中医治疗,遂于2019年就诊于风湿免疫科门诊,予以羟氯喹、白芍总苷及中药汤剂口服,后症状明显缓解。后定期于门诊随诊,病情控制可。

主诉:反复眼干、口干20余年。

刻下症:眼干口干,右眼视物时有黑点,右手第3、4指指间关节疼痛,胃部偶有胀闷不舒,矢气多,小便清长,大便稀软,舌红苔少,有瘀斑,脉细数。

查体:体温36.3℃,脉搏67次/分,呼吸17次/分,血压138/69 mmHg。口唇干燥,局部皮肤干燥,无脱屑;四肢肌力肌张力正常。舌质红,苔少,脉细。

辅助检查:晨僵明显(每日>1 h),RF(+),X线片示骨质疏松或骨关节间隙狭窄。抗着丝点抗体(CENPB)(++),抗RO-52抗体(++)。尿常规:细菌>10 000 μL↑。

中医诊断:燥痹,津液亏耗型;西医诊断:干燥综合征。

治法:健脾润肺,滋阴生津。

处方:山药15 g、山茱萸15 g、天冬15 g、生地黄10 g、麦冬15 g、炒白芍10 g、石斛15 g、丹参15 g、佛手10 g、炒白术15 g、南沙参15 g、桃仁10 g、红花10 g、鸡血藤15 g、当归10 g、甘草6 g。

二诊:2022年8月10日,患者自诉服药后无明显不适,关节疼痛稍有减轻。拟初诊方加党参15 g、白芍10 g、熟地黄10 g、麦冬9 g、黄芪9 g健脾益肺补气,去桃仁、红花、鸡血藤,加威灵仙20 g、桑寄生25 g,再服7剂,服完随后复诊。

三诊:2022年8月17日,患者关节疼痛减轻明显,活动自如,口眼干燥感仍有出现,加玉竹12 g、黄精15 g滋阴生津。视物模糊无明显改善,二诊方加蝉蜕10 g、决明子10 g、枸杞子15 g、菊花9 g明目眼翳,清肝明目,患者自诉胃脘不舒,加薏苡仁10 g健脾益气,营卫之气出中焦,之所以能熏肤充身泽毛,必赖脾胃之气以滋生。嘱患者继服2周,随后复诊,用法同前。

四诊:2022年9月2日,自诉服药后诸症缓解,不适症状均有减轻,心情愉悦,生活质量提高,要求继服药物以巩固治疗。拟三诊方去当归活血行气,防血行太过化燥伤阴,去熟地黄、炒白术、炒白芍、黄精,加陈皮8 g、茯苓10 g。10剂,用法同前。

● **按语**

患者反复口眼干燥20余年,病程较长,早期未进行积极正规治疗,前来就诊时已出现脾胃虚弱,脘腹胀满,故刘健教授用健脾润肺之法治其根本,用山药、麦冬、生地黄健脾滋阴,治疗患者脾胃虚弱之症。脾居中央以灌四旁,脾气健运,津液得以化生,患者口眼干燥可解。再用石斛、天冬滋阴治其标。山茱萸酸温质润,温而不燥,补而不峻,补益肝肾,长于益精,为平补阴阳之要药。一方面病程日久肝肾亏虚,补肝肾可固本培元;另一方面肝主筋,肾主骨,补肝肾可缓解患者指间关节疼痛。患者出现关节疼痛、肿胀,加之病程日久,外邪侵犯关节、筋骨,不通则痛,不荣则痛,复诊时加威灵仙、桑寄生通筋活络止痛。现代药理研究发现,威灵仙、桑寄生等祛风湿止痛药具有镇痛、抗炎作用,能抑制免疫反应和炎症反应。

第八章 大偻

第一节 刘健教授治疗大偻经验初探

大偻是以腰脊疼痛,继则僵硬不舒、屈伸不利,晚期可见脊背僵直如柱、俯仰不能为主要表现的风湿痹病。大偻相当于西医学强直性脊柱炎,属于慢性炎症性疾病,主要侵犯骶髂关节、脊柱骨突、脊柱旁软组织及外周关节,并可伴发关节外表现,可累及眼、心脏、肺、神经系统等,严重者可发生脊柱畸形和强直。大偻以青年男性多发,20岁左右是发病的高峰年龄,不同程度地伴有韧带、肌肉、骨骼的病变,也有自身免疫功能的紊乱。疾病的表现形式多种多样,极易误诊,若延误治疗或治疗不当,可造成终身残疾。

一、历史沿革

"大偻"之名,首见于《素问·生气通天论》,其曰:"阳气者,精则养神,柔则养筋,开阖不得,寒气从之,乃生大偻。"《素问·脉要精微论》云:"背者胸中之府,背曲肩随,府将坏矣,腰者肾之府,转摇不能,肾将惫矣;膝者,筋之府,屈伸不能,行则偻附,筋将惫矣。"大偻,王冰注解:"身体俯屈,不能直立"。《简明中医辞典》注解说:"指屈背俯身的症状。"《证治准绳》又云:"若因伤于寒湿,流注经络,结滞骨节,气血不和,而致腰胯脊疼痛。"

《灵枢·贼风》云:"此皆尝有所伤于湿气,藏于血脉之中,分肉之间,久留不去,若有所堕坠,恶血在内而不去,其开而遇风寒,则血气凝结,与故邪相袭则为寒痹。"《难经·二十九难》云:"督脉为病,脊强而厥。"《素问·平人气象论》云:"脉涩曰痹。"四字概括了大偻病因病机的真谛。医家对此病机众说纷纭,但总体不外乎内因和外因两个方面,即肾虚督空,肝肾不足,脾失健运,风寒湿热等外邪乘虚而入,正虚邪恋,日久不愈,痰瘀内生,流注肌肉关节,终致筋挛骨损,脊背强直废用。

二、病因病机

刘健教授认为,本病的病因多为先天脾肾亏虚,而致痰瘀痹阻,加之后天受风、寒、湿、热之邪或由外伤及劳累过度而诱发。基本病因病机为先天脾肾亏虚为本,后天感受外邪为标。

(一) 脾肾亏虚为其本

《素问·痹论》指出："淫气肌绝,痹聚在脾。"脾为后天之本,气血生化之源。脾气虚弱,正气亏虚,外邪乘机侵袭人体,寒凝经脉,经脉痹阻,血行不畅,形成血瘀。脾虚则气血生化乏源,气血亏虚更甚。《医宗金鉴·痹证总括》曰："脾虚谓气虚之人病诸痹也。"脾虚则正气不足,卫外不固,外邪易乘虚侵袭,主要以风、寒、湿、热之邪为主,而风又为百病之长,善行数变,寒性收引,湿性黏滞,从而导致本病缠绵难愈。日久内舍于脏,脾肾亏虚更甚。脾主运化水湿,脾虚则水湿运化失常,聚为痰浊,痰浊内阻,阻遏气机,血行不畅亦致瘀。

清代尤怡《金匮翼·腰痛》云："风虚腰痛者,肾虚而风冷乘之也。其迟脉虚浮,而痛多抽掣,或拘急且酸,而上连脊背。"指出了肾虚复感风冷为本病病机。肾为先天之本,肾藏精。所谓"精血同源"指的是肾精充足,气血化生有源,津血充盛,脉道通利,血行畅达;肾精化生元气,元气充足助血行有力,血液正常循行于全身。肾精亏虚,气血生化乏源,血虚气弱,血虚则血液运行缓慢,气弱则血行无力,形成血瘀。肾为一身阴阳之本,肾虚则一身阴阳俱虚。肾精亏损,不能濡养督脉,不荣则痛,督脉空虚,风、寒、湿邪乘虚而入,壅阻经络久而变生痰瘀,深入经髓骨骱而不通则痛。

(二) 风、寒、湿等外邪为其标

《素问·痹论》曰："风寒湿三气杂至,合而为痹也。"《诸病源候论》载："若虚则受风,风寒搏于脊膂之筋,冷则挛急,故令背偻。"《类证治裁》曰："多因先天肾气衰薄,阴寒凝聚于腰膝。"《医学心悟》指出："腰痛有风、有寒、有湿、有热、有瘀血、有气滞、有痰饮,皆标也,肾虚其本也。"故风、寒、湿、热等邪是大偻发生的外因,风、寒、热等外感时邪,侵袭人体,大偻日久,郁而化热,风湿与热搏结于内,湿热蕴结,闭阻经络,每发为痹。

(三) 痰瘀痹阻为其病理产物

《杂病源流犀烛·腰脐病源流》云："腰痛,精气虚而邪客病也……风寒湿热痰饮,气滞血瘀闪挫其标也。"刘健教授在本病中重视"痰""瘀"。久病多因"瘀"作祟。人一身之气离不开气血,气血之治,贵在调和。若久病不愈,缠绵迁延,必然影响气血运行而导致气滞血瘀。《医林改错》曰："久病入络,即瘀血。"血液运行不畅或迟缓,壅于经脉之内;或血行于脉外,不能及时自行吸收或排出体外,而瘀积于脏腑、筋脉和肌腠之中,统称为血瘀。亦可致津液流行不畅,渗出脉外,遂生水邪,如《血证论》云："血积既久,亦能化为痰水。"

总的来说,本病病因病机特点为脾肾亏虚为本,风、寒、湿、瘀等外邪为标,基本病机为脾肾亏虚,痰瘀痹阻,其中脾肾亏虚贯穿于大偻发生、发展的整个过程。

三、主要临床表现

本病常见于16～30岁青年人,男性多见,40岁以后首次发病者少见。本病起病隐袭,进展缓慢,全身症状较轻。早期常有下背痛和晨起僵硬,活动后减轻,并可伴有低热、乏力、食欲减退、消瘦等症状。开始时疼痛为间歇性,数月或数年后发展为持续性,以后炎性疼痛消失,脊柱由下而上部分或全部强直,出现驼背畸形。女性患者周围关节受侵犯较常见,进展较缓慢,脊柱畸形较轻。

(一) 关节病变表现

大偻患者多有关节病变,且绝大多数首先侵犯骶髂关节,以后上行发展至颈椎。少数患者先由颈椎或几个脊柱段同时受侵犯,也可侵犯周围关节,早期病变处关节有炎性疼痛,伴有关节周围肌肉痉挛,有僵硬感,晨起明显;也可表现为夜间疼,经活动或服止痛剂缓解。随着病情发展,关节疼痛减轻,而各脊柱段及关节活动受限和畸形,晚期整个脊柱和下肢变成强硬的弓形,向前屈曲。

1. 骶髂关节炎

约90%患者最先表现为骶髂关节炎。以后上行发展至颈椎,表现为反复发作的腰痛,腰骶部僵硬感,间歇性或两侧交替出现腰痛和两侧臀部疼痛,可放射至大腿,无阳性体征,伸直抬腿试验阴性。但直接按压或伸展骶髂关节可引起疼痛,所以不同于坐骨神经痛。有些患者无骶髂关节炎症状,仅X线检查发现有异常改变。

2. 腰椎病变

腰椎脊柱受累时,多数表现为下背前和腰部活动受限。腰部前屈、扣挺、侧弯和转动均可受限。体检可发现腰椎脊突压痛,腰椎旁肌肉痉挛;后期可有腰肌萎缩。

3. 胸椎病变

胸椎受累时,表现为背痛、前胸和侧胸痛,驼背畸形。例如,肋椎关节、胸骨柄体关节、胸锁关节及肋软骨间关节受累时,则呈束带状胸痛,胸廓扩张受限,吸气咳嗽或打喷嚏时胸痛加重。严重者胸廓保持在呼气状态,胸廓扩张度较正常人降低50%以上,需靠腹式呼吸辅助。

4. 颈椎病变

少数患者首先表现为颈椎炎,先有颈椎疼痛,沿颈部向头部臂部放射。颈部肌肉开始时痉挛,以后萎缩,病变进展可发展至颈胸椎后凸畸形。头部活动明显受限,常固定于前屈位,不能上仰、侧弯或转动。严重者仅能看到自己足尖前方的小块地面,不能抬头平视。

5. 周围关节病变

约半数患者有短暂的急性周围关节炎,约25%有永久性周围关节损害。一般多发生于大关节,下肢多于上肢。髋、肩、膝常受累,极少累及手、腕、足。肩关节受累时,关节活动受限疼痛更为明显,梳头、抬手等活动均受限。侵犯膝关节时则关节呈代偿性弯曲,使行走、坐立等日常生活更为困难。

(二) 关节外表现

大偻的关节外病变,大多出现在脊柱炎后,偶有骨骼肌肉症状之前数月或数年发生关节外症状。可侵犯全身多个系统,并伴发多种疾病。

1. 心脏病变

心脏受累在临床上可无症状,亦可有明显表现。累及心脏病变的患者一般年龄较大,病史较长,脊柱炎及外周关节病变较多,全身症状较明显。

2. 眼部病变

约25%患者有结膜炎、虹膜炎、眼色素层炎或葡萄膜炎,后者偶可并发自发性眼前房积血。虹膜炎易复发,病情越长发生率愈高,但与脊柱炎的严重程度无关,有周围关节病者常见,少数可先于脊柱炎发生。眼部疾病常为自限性。

3. 肺部病变

少数患者后期可并发上肺叶斑点状不规则的纤维化病变,表现为咳痰、气喘,甚至咯血,并可能伴有反复发作的肺炎或胸膜炎。

4. 神经系统病变

由于脊柱强直及骨质疏松,易使颈椎脱位和发生脊柱骨折,而引起脊髓压迫症;如发生椎间盘炎则引起剧烈疼痛;后期可侵犯马尾,发生马尾综合征,而导致下肢或臀部神经根性疼痛;骶神经分布区感染丧失,跟腱反射减弱及膀胱和直肠等运动功能障碍。

四、治法治则

刘健教授认为大偻的发生与脾关系密切。脾胃虚弱、气血不足,脾失健运、湿浊内生,脾气虚弱、痰瘀互结,出现麻痹等症状。脾在大偻发生、发展、转归中贯穿始末。因此,治疗大偻应当重视对脾的调治。

(一)健脾化湿

脾胃身处中焦,传化水谷精微,如有饮食不节、情志不畅、病程日久或素体脾气不足,皆可导致脾失健运,津液输布失常,易聚而化为痰湿。正如《素问·至真要大论》所谓:"诸湿肿满,皆属于脾。"肢体关节活动不便、肿胀是湿邪作祟,治湿必须从脾着眼,且能良好地改善患者免疫功能。脾主四肢,但除了四肢肌肉以外,包括脊柱在内的四肢百骸的濡养,同样依赖于脾之运化。脾气恢复,水谷精微得以化生,脏腑经络的生理功能得到保证,则肢体关节屈伸有力、活动顺畅,肌肉、骨骼关节形态功能正常。刘健教授临证常用薏苡仁、山药、茯苓、陈皮、半夏、甘草等,尤其善用薏苡仁、山药药对,山药善补肺、脾、肾三脏之气;薏苡仁性凉利湿,有助于保存脾脏津液,一阳药一阴药相互配合,既防薏苡仁性凉伤脾,又善补肺、脾、肾之阳气。茯苓、陈皮、半夏、甘草乃二陈汤去生姜、乌梅,共奏健脾化湿之效,脾胃强则水湿之患自除。

(二)温肾暖脾

张机在《金匮要略》中提出:"病痰饮者,当以温药和之。"刘健教授常言,大偻患者关节疼痛肿胀,常见舌淡苔白厚,说明有寒湿在内。寒湿为阴邪,须加阳药以助运化。肾中藏一身之元阴元阳,且肾是水脏,主津液化蒸,肾阳充足有利于津液输布,并可温煦脾土,以助运化,而且还有祛寒之效。张锡纯在《医学衷中参西录》中云:"凡人之腰痛,皆脊梁处作痛,此实督脉主之……肾虚者,其督脉必虚,是以腰疼。"肾虚督脉失养,而脾胃因水湿所困,无以化生精气又导致肾虚;另外,肾者,胃之关也,关门不利,故聚水而从其类,水湿蕴结关节则见肿胀。刘健教授治疗大偻临床常用药物有桂枝、附片、杜仲、桑寄生等。桂枝性温,功善走经络、利关节,大偻属脊柱关节病变,加入桂枝不仅可温寒邪止痛,又可以辅助健脾化湿药,增加运化痰湿的作用。附片、杜仲、桑寄生温煦肾阳,杜仲、桑寄生还具有祛风湿、强筋骨之功。

(三) 清热健脾

大偻亦多伴关节红肿热痛、大便不成形、小便黄、舌红、脉数,多有火热之象。火性原本上炎,但阳郁湿滞日久,囿于中焦,胃热则消谷善饥、浊阴不降,脾热则腹胀不适、清阳不升,清浊相干,气机郁闭,导致机体功能亢进,出现"热胜则肿"等一系列症状。探究此类患者病因根源,素体阴虚湿重;或寒湿之邪久郁,从阳化热;或原为肾虚督寒,经久服温补肾督、辛热祛寒之中药,阳气骤旺;或近期外感热邪,邪郁化热,而以热邪偏亢为主要病机。刘健教授临床常用药物有蒲公英、白花蛇舌草、黄芩、败酱草等。蒲公英性寒而不伤胃,白花蛇舌草清热而不碍脾。薏苡仁、败酱草,一健脾利肠胃,一清积热活血化瘀。

(四) 破瘀畅脾

《神农本草经》记载:"(大黄)下瘀血,血闭,寒热,破癥瘕,积聚,留饮,宿食,荡涤肠胃,推陈致新,通利水谷,调中化食,安和五脏。"《伤寒论》太阴病提纲:"太阴之为病,腹满而吐,食不下,自利益甚,时腹自痛。"太阴病之腹满,是脾不运化的表现。大偻患者常常也会出现腹满、纳差的表现,与太阴病相似;足太阴脾经布胃中,经气不利,气机失畅,故而导致无形之满,借鉴《伤寒论》中太阴病治法有利于缓解病情。刘健教授临证善用大黄,亦遵守中病即止的原则,常询问患者服药后是否有便溏。若有便溏,即去大黄,符合《伤寒论》太阴病篇中"太阴为病脉弱,其人续自便利,设当行大黄芍药者,宜减之,以其人胃气弱"的宗旨。

五、临证用药

刘健教授根据其多年的临床实践经验,围绕脾虚制订了健脾利湿、温肾暖脾、清热健脾等治则,善用薏苡仁、陈皮、黄芪、当归、蒲公英等,以当归配黄芪,益气健脾而培其本;桃仁配红花,活血化瘀而祛痰瘀;狗脊配杜仲,温阳补肾而祛湿;蒲公英配白花蛇舌草,清热解毒而消肿。刘健教授将大偻分为以下四证。

(一) 脾虚湿滞

症状:双髋、骶髂关节疼痛,脊柱强直,休息不缓解,痛剧时翻身困难,劳累时加重,易出汗,纳差,食后腹胀,大便稀溏。舌淡胖,苔白腻,脉濡。

治法:健脾化湿,通络除痹。

代表方:参苓白术散加减。

常用药:白扁豆15 g、白术20 g、茯苓25 g、甘草6 g、桔梗12 g、莲子18 g、人参12 g、砂仁15 g、山药20 g、薏苡仁18 g、黄芪10 g。

（二）脾肾虚寒

症状：腰骶、脊背疼痛，痛连颈项，背冷恶寒，肢节游走性疼痛，酸楚重着，或晨起腰骶、项背僵痛，或僵硬弯曲，活动不利，得温痛减。舌苔薄或白，脉沉弦或细迟。

治法：补脾暖肾，温督散寒。

代表方：补肾强督治旭汤加减。

常用药：续断15 g、狗脊40 g、淫羊藿10 g、杜仲15 g、制附片12 g、桂枝10 g、骨碎补20 g、熟地黄12 g、生地黄12 g、赤芍10 g、白芍10 g、薏苡仁30 g、伸筋草30 g、僵蚕12 g、地鳖虫10 g、牛膝18 g。

（三）脾虚湿热

症状：腰背、髋关节疼痛，夜间加重，晨僵明显，或伴膝关节、踝关节等红肿热痛，脊柱强直变形，食欲差，腹胀，五心烦热，小便黄，大便干。舌苔黄腻，脉弦细。

治法：补脾利湿，清热通络。

代表方：四妙丸加减。

常用药：黄柏10 g、苍术12 g、牛膝10 g、薏苡仁12 g、川芎10 g、红花10 g、茯苓18 g、山药10 g、党参12 g、泽泻15 g、黄芪6 g、蒲公英15 g、白花蛇舌草20 g、甘草6 g。

（四）痰瘀互结

症状：腰骶疼痛，或刺痛，下肢稍肿胀，入夜明显，动后缓解，晨僵，纳食不馨，二便尚调。舌质暗红边有瘀点，苔白腻，脉沉。

治法：祛痰化瘀，活血通络。

代表方：双合汤加减。

常用药：桃仁12 g、红花10 g、当归15 g、黄芪10 g、半夏15 g、川芎6 g、白芍10 g、茯苓20 g、陈皮12 g、白芥子10 g、竹沥10 g、蒲公英15 g。

第二节　刘健教授治疗大偻临证医案

【案1】　清热通络、补肾健脾法治疗强直性脊柱炎

刘某，男，33岁，2021年3月7日初诊。患者7年前无明显诱因下出现腰部疼痛，晨僵，活动后稍缓，就诊于当地某医院，查X线提示双侧骶髂关节轻微炎症表现，诊断为强直性脊柱炎，予以非甾体抗炎药治疗后，疼痛缓解，后疼痛常发，且累及上背部，每于服用甲泼尼龙、塞来昔布等药后症状可以缓解。患者半个月前劳后受寒，腰背部疼痛再发

主诉：腰背疼痛7年，加重半个月。

刻下症：腰背部疼痛，痛可及项，夜间为甚，晨僵，面紫，纳寐差，便干。

查体：体温36.5℃、脉搏80次/分、呼吸19次/分、血压113/71 mmHg。指地距

20 cm,枕墙距 0 cm。腰椎棘突及椎旁压痛(+)。舌暗红,苔黄腻,脉濡数。

辅助检查:ESR 33 mm/h,CRP 17.24 mg/L,血小板 415×10^9/L。

中医诊断:大偻,湿热瘀阻证;西医诊断:强直性脊柱炎。

治法:清热通络,补肾健脾。

处方:蒲公英 25 g、白花蛇舌草 25 g、法半夏 15 g、桃仁 15 g、红花 15 g、鸡血藤 20 g、牛膝 15 g、杜仲 15 g、炒山药 15 g、陈皮 15 g、薏苡仁 20 g、茯苓 15 g、炒白扁豆 20 g、大黄 6 g、威灵仙 20 g、甘草 5 g。7 剂,水煎服,每日 1 剂,分两次服,同时予消瘀接骨散夜间外敷痛处,并嘱患者禁食辛辣油腻,多食蔬果等素食,少劳多休,多衣避寒,适时寤寐。

二诊:2021 年 3 月 14 日,患者诉腰背疼痛较前改善,纳可,夜寐稍安,但晨僵犹在,便干,视舌苔仍黄腻,拟上方大黄增至 8 g,蒲公英、威灵仙各增至 30 g,14 剂,服药方法同前,外敷药同前。

三诊:2021 年 3 月 28 日,患者腰背疼痛基本消失,晨僵感较前明显改善,纳寐可,二便调。拟二诊方去大黄、炒白扁豆,蒲公英、白花蛇舌草均减至 15 g,继服 14 剂。

四诊:2021 年 4 月 15 日,腰背已无疼痛,偶有晨僵,面色明润,舌稍白腻,脉沉缓。复查 ESR 19 mm/h,CRP 8 mg/L,血小板 367×10^9/L。拟新方:陈皮 15 g、山药 20 g、薏苡仁 15 g、桃仁 15 g、茯苓 15 g、菟丝子 15 g、红花 15 g、威灵仙 20 g、甘草 5 g,14 剂,水煎服,两日 1 剂。嘱咐饮食清淡,常避风寒,适当锻炼,避免劳累。

五诊:2021 年 4 月 29 日,患者腰背症状基本消失,舌淡红,脉缓,此后患者长期于刘健教授门诊复诊,处方随患者证候变化加减。

● **按语**

强直性脊柱炎属中医学"大偻",是因为人体正气亏虚,普遍观点认为与肾督两者密切相关。肾督易于正气不足,外邪(尤其是寒湿偏重者)侵袭骨督,督脉行于背后总领一身的阳气,受外邪侵袭不易于开阖;肾受邪入侵,则骨失淖泽,母病及子不能养肝,肝失养则血海不充,冲任失调,筋骨失于濡养;肾督两虚,腰背脊胯的阳失布化,刘健教授广探新安医学理论,结合长期临床实践,提出治疗强直性脊柱炎需从脾论治。脾为后天之本,脾失健运,无力运化水湿,聚湿化痰,痰流注筋骨、关节等处,则可见关节肿胀、疼痛等症状,不通则痛,发为大偻。链球菌感染属中医外邪(热邪)入侵,仅侵犯皮毛腠理者,出现恶寒发热,头身疼痛。

患者为男性,病程日久,体内痰湿瘀阻日甚,虽每次发作均以抗炎镇痛药、免疫抑制剂等得以缓解,但急症虽缓,其根仍在。患者此次因感受风寒而致疼痛再次发作,来诊时腰背疼痛较甚,累及颈项,伴有晨僵明显,面紫,便干,舌暗红,苔黄腻,脉濡数。此为湿热互结、脉络瘀阻之证,治疗上应以补肾健脾、清热通络为基本原则,故以大剂量蒲公英、白花蛇舌草解毒清热而利湿,鸡血藤、红花、桃仁、威灵仙活血化瘀而通络,法半夏、炒白扁豆增强祛痰利湿之功,大黄通脏腑、破痰实以助热清,薏苡仁、陈皮、山药、茯苓益气健脾而化湿,且以先天资后天,使病本得顾而无虞。二诊时疼痛虽缓,但邪仍在,故加大蒲公英、威灵仙、大黄之量,速破顽邪。三诊时诸症基本已调,故去大黄而减蒲公英、白花蛇舌草用量,继服 14 剂,以防邪去而复来。四诊时,诸症已解,此时应固本培元,着重顾护先后两天,使肾督充盈,脾脏得养,正气满布,以防邪伤。

● **【案2】 健脾益肾、清热通络法治疗强直性脊柱炎继发链球菌感染**

周某,男,40岁,2018年5月13日初诊。患者患强直性脊柱炎2年余、腰部疼痛7年有余,阴雨天、劳累加重,夜间疼痛明显,3日前出现发热头痛、咽喉肿痛症状明显。

主诉:反复腰部疼痛7年余,伴发热头痛3日。

刻下症:腰活动度受限,伴僵直感,椎旁肌肉压痛,伴见口干喜热饮,疲劳乏力,关节肌肤紫暗,有瘀斑。

查体:体温36.5℃,脉搏83次/分,呼吸21次/分,血压131/95 mmHg。双侧"4"字试验(+),腰椎椎体及椎旁压痛(±)。舌紫暗,苔白,脉弦数,尺部无力。

辅助检查:ESR 50 mm/h,hs-CRP 45.56 mg/L,抗链球菌溶血素397 U/mL,HLA-B27(+);骶髂关节CT示双侧骶髂关节炎。

中医诊断:大偻,脾肾亏虚型兼外感风热;西医诊断:强直性脊柱炎继发链球菌感染。

治法:健脾益肾、清热通络,辅以活血止痛。

处方:薏苡仁25 g、怀山药25 g、杜仲10 g、桃仁15 g、红花15 g、鸡血藤15 g、川芎15 g、当归10 g、陈皮15 g、茯苓15 g、厚朴15 g、白扁豆25 g、白芷15 g、瓜蒌皮15 g、威灵仙20 g、甘草5 g、蒲公英20 g、白花蛇舌草15 g。7剂,每日1剂,水煎服,分早晚两次饭后服用。佐以新风胶囊、新癀片、黄芩清热除痹胶囊、腰痛活血胶囊口服,芙蓉膏外敷对症治疗。多覆衣被,外避风寒,饮食清淡,少食油腻,规律作息。

二诊:2018年7月8日,复查ESR 25 mm/h,hs-CRP 12 mg/L,链球菌溶血素192 U/mL,四肢怕冷、疼痛症状减轻,胃脘胀满疼痛,因进食肥甘厚味,舌苔白腻,增强行气除胀之力,守上方,加法半夏15 g、枳实15 g、炒麦芽、炒谷芽各15 g、威灵仙25 g、大腹皮15 g、生大黄20 g。

三诊:2018年7月22日,患者头昏缓解,天气寒冷腰酸明显,予二诊方去川芎、白芷,加狗脊10 g。患者经刘健教授辨证治疗后,关节疼痛、肿胀症状好转,关节无变形趋势发展,随访至今,再无复发。

● **按语**

强直性脊柱炎是一种主要侵犯骶髂关节、脊柱和外周关节的慢性进行性疾病,其特征性的病理变化为肌腱、韧带附着点炎症,常引起纤维性和骨性强直。本病中医名为"肾痹""大偻"等。脾肾亏虚型痹证临床可因体虚外感邪毒,可表现出邪实体虚的特点,病情错综复杂,治疗颇为棘手。本案患者首诊大偻继发链球菌感染,故见以咽喉疼痛,全身发热为主等急性症状,扶正寓以清热,而非一般见热清热;后因感受患病2年有余,病情迁延,体质逾虚,因患者脾胃虚弱,继续健脾扶正。脾气虚弱,运血无力,血滞为瘀,故见关节皮肤紫暗,伴有瘀斑,腰部夜间疼痛明显等症状。

刘健教授根据其多年临床经验,经过阅读大量古籍和现代医学书籍之后,提出了针对大偻"健脾益肾"的中医治法,在临床上取得了良好的疗效。目前现代医学对强直性脊柱炎的发病机制尚未完全阐明,且无特效药可以根治,而中医药疗法在防治本病中具有明显的优势,在临床应用中前景广阔。刘健教授治疗大偻从脾肾论治,善用杜仲、狗脊、黄芪、当归等,在患病期感染外邪时,治疗选用金银花、连翘及鱼腥草等具有清热解毒之品,引邪从上焦而解,善用蒲公英清热解毒而不伤正的经验特色既遵经典,又多有发散,值得后学多加研究,这对现代中医临床大偻的诊治大有裨益,并有利于丰富和发展祖国医学。

●【案3】 健脾化湿、温经通络法治疗强直性脊柱炎

孙某,男,35岁,2019年4月15日初诊。患者自诉2016年无明显诱因出现双足跟疼痛,尤以左足底疼痛明显,当时未予以重视及正规治疗。2017年11月渐出现腰骶部、双髋、双膝及双足跟疼痛,畏寒易冷,晨起腰部僵硬明显,活动后好转,于外院检查,诊断为强直性脊柱炎。

刻下症:骶部、双髋、双膝及双足跟疼痛,腰膝酸软,睡眠差,易醒。

查体:体温36.4℃、脉搏80次/分、呼吸18次/分、血压132/76 mmHg。腰椎后仰及左侧弯活动受限,腰椎棘突旁压痛(±),双髋关节压痛(+),指地距15 cm,枕墙距5 cm,双膝关节压痛(+)。舌淡苔白厚,脉弱尺沉。

辅助检查:ESR 34 mm/h,RF 1.0 U/mL,α_1-酸性糖蛋白146 mg/dL、CRP 45.65 mg/L,HLA-B27(+),骶髂关节CT示双侧骶髂关节炎。

中医诊断:大偻,脾虚湿盛证;西医诊断:强直性脊柱炎。

治法:健脾化湿,温经通络。

处方:薏苡仁20 g、山药25 g、陈皮15 g、茯苓15 g、黄芪15 g、桂枝10 g、制附片8 g、生大黄15 g、厚朴10 g、首乌藤25 g、桃仁10 g、红花10 g、威灵仙25 g、甘草5 g。14剂,每日1剂,水煎煮400 mL,分早晚两次饭后温服。

二诊:2019年5月1日,患者因腰酸、腹胀、便溏,去大黄,加杜仲10 g、枳实10 g、法半夏10 g、白扁豆15 g等,余药不变。14剂,每日1剂,服法同前,以求固本培元、健脾除湿。

三诊:2019年7月1日,辅助检查ESR 13 mm/h,RF 0.5 U/mL,α_1-酸性糖蛋白79 mg/dL、CRP 19.30 mg/L。刻下症:关节疼痛加剧,舌红苔黄,脉数,大便不成形,混有不消化食物。重新拟方:蒲公英20 g、白花蛇舌草20 g、黄芩20 g、败酱草15 g、法半夏15 g、陈皮15 g、茯苓15 g、薏苡仁20 g、山药20 g、川朴15 g、炒麦芽15 g、神曲15 g、桃仁15 g、红花15 g、鸡血藤25 g、威灵仙25 g、甘草5 g。14剂,每日1剂,服法同前。

四诊:2019年7月16日,患者舌红苔白,脉缓,逐渐调整用方,加黄芪、川芎、远志、白扁豆等从本论治。经治疗,患者诉腰骶部及足跟疼痛减轻,睡眠翻身困难改善,偶有腹胀,无口干、口苦,无发热、皮疹,无口腔及外阴溃疡,无双手小关节肿痛,纳食、夜寐一般,二便正常。

五诊:2019年8月30日,复查ESR 6 mm/h,RF 0.9 U/mL,α_1-酸性糖蛋白50 mg/dL、CRP 12 mg/L。患者症状基本消失,纳寐可,二便调,全身状态良好。

● 按语

湿邪为患常多变幻,易虚易实,本案患者表现尤为典型。强直性脊柱炎患者中医病理特点以虚性证素为主,首诊表现畏寒易冷、舌淡苔白,一派脾阳虚亏损症状,刘健教授在健

脾药中加入黄芪、桂枝、制附片等温阳益气之药;但苔白厚具有湿邪特征,健脾化湿之药必不可免,且习以生大黄为除湿要药,故加入生大黄。至2019年7月复诊,因天气暑热,江淮地区雨量丰富,湿热结于脊柱关节及四肢,关节疼痛加剧,则重新组方,从清热舒脾论治,以蒲公英、白花蛇舌草、败酱草等清热通络,缓解患者症状,抑制病情的发展;且首诊后即有便溏现象,故去大黄。首诊时ESR、CRP等炎症指标升高,但患者出现腰膝酸软,舌淡苔白厚、脉弱尺沉等症状与体征,符中医学中脾肾两虚证候;三诊时虽然两项炎症指标也升高,但出现大便不成形、舌红苔黄、脉数等症状与体征,属湿热证,两者治法不同。

  刘健教授博古通今,根据多年临床经验,从脾虚湿盛论治强直性脊柱炎,在临床上取得了良好的疗效。刘健教授围绕脾虚制订了健脾利湿、温肾暖脾、清热健脾等治则,善用薏苡仁、陈皮、黄芪、当归等,以当归配黄芪,益气健脾而培其本;桃仁配红花,活血化瘀而祛痰瘀;狗脊配杜仲,温阳补肾而祛湿;蒲公英配白花蛇舌草,清热解毒而消肿。刘健教授从脾虚湿盛论治强直性脊柱炎的经验,对于强直性脊柱炎的临床诊治大有裨益,值得后学者多加研究。

第九章

阴 阳 毒

第一节　刘健教授治疗阴阳毒经验初探

阴阳毒是以皮疹、关节痛、发热、头痛、纳差等为主要表现的风湿痹病。阴阳毒相当于现代医学的系统性红斑狼疮，涉及骨骼肌肉关节、肾脏、血液、心血管等多系统病变，病程迁延反复，病情缓解和加重相互交替。本病多发于青年女性，目前西医多使用免疫抑制剂或对症治疗，尚缺乏高效而副作用小的方法。病因不清、发病机制不明、诊断困难、治疗复杂、不良反应大等诸多因素使得本病成为医学界的难题之一。刘健教授在长期的临床实践中，形成了中医药治疗阴阳毒独特的优势。

一、历史沿革

《金匮要略》云："阳毒之为病，面赤斑斑如锦纹，咽喉痛，唾脓血。五日可治，七日不可治，升麻鳖甲汤主之。阴毒之为病，面目青，身痛如被杖，咽喉痛。五日可治，七日不可治，升麻鳖甲汤去雄黄、蜀椒主之。"其中阳毒与系统性红斑狼疮急性发作期高热、红斑、口腔溃疡、咽痛等症状类似；而关于"阴毒"中"面目青、身痛如被杖的描述"与狼疮的另一种特征性损害——红斑狼疮脂膜炎相似，为伴或不伴有表面皮肤损害的硬结样病变。隋代巢元方的《诸病源候论》及元代朱丹溪的《丹溪心镜》对阴阳毒进行了补充，认为阴阳毒伴有发热、手足指冷等症状，其更接近了系统性红斑狼疮。

二、病因病机

（一）发病基础是禀赋不足

《灵枢·百病始生》曰："风雨寒热不得虚，邪不能独伤人……此必因虚邪之风，与其身形，两虚相得，乃客其形。"刘健教授认为本病起于先天禀赋不足，脾肾亏虚，在情志内伤、劳倦过度、六淫侵袭、阳光暴晒等诱发因素的作用下，导致热毒内盛或瘀血阻络，内侵脏腑而成。刘健教授在临床观察到本病起病虽然常有感受风寒湿邪气病史，但病因绝非仅限于风、寒、湿邪气,多数患者不同程度上具有先天禀赋不足、脾肾亏虚的特点,因此亦认为本病的发生与先天禀赋不足、脾肾亏虚密切相关。《医宗金鉴·痹病总括》云:"脾虚谓气虚之人病诸痹也。"《素问·四时刺逆从论》亦有"厥阴有余病阴痹,不足病生热痹"的论述。这些都说明本病发病与体质羸弱有关。对于本病而言,"虚"主要指卫气虚。脾为卫之主,肾为卫之根,卫气虽源于脾胃,而实根于肾。脾肾亏虚,则气血不足,卫外不固,易感受外邪侵袭;脾肾亏虚,则津液运行输布失常,湿聚成痰,血凝为瘀,痰瘀互结;脾肾亏虚,湿浊内生,与风、寒、湿、热等邪气夹杂,使病情繁复难愈。

(二) 病理关键是痰瘀阻络

明代陈实功《外科正宗》关于本病有"葡萄疫其患……郁于皮肤不散,结成大小青紫斑点,色若葡萄,发在遍体头面"的描述。历代医家所述之阴阳毒,其基本病因病机均为感受六淫之毒,外溢肌表,内侵五脏,邪热久羁,无由以泄,血为热搏,留于经络败为紫血。刘健教授据临床实践体会,认为本病即曰斑,曰疮,曰毒,曰丹,其为热毒也,其定性主要为毒(热)邪,其定位主要在血分。"痹者,闭也",之所以罹患本病,在于患者禀赋不足,脾肾亏虚,抑或是外感风寒湿热之邪所致的痰浊、瘀血等病理产物痹阻脉络,阻碍气血的运行。热毒痰瘀闭阻于血络,则出现皮肤斑疹、溃疡等;流注于肌肉筋骨,则见肌肉、关节酸痛或肿胀;痹合于五脏,轻则气短乏力、纳少便溏、身发寒热,重则心悸胸痹、气短干咳、腰痛、水肿、腹满胁痛、夜寐多惊等,而热毒、痰瘀留连不去,更加损伤正气,正气亏损,更加重痰浊、瘀血等病理产物的产生,使疾病缠绵难愈。总之本病的病机为本虚标实,以脾肾亏为本,以痰瘀阻络、热毒炽盛为病理关键。

三、主要临床表现

(一) 发热

约80%的患者可有发热,大多数为高热,约12%的患者表现为低热。有一部分患者的首发症状就是不明原因的发热。要引起注意的是,一个年轻女性出现较长时期不明原因的发热,伴有关节酸痛和肿胀,以及出现皮疹,要高度怀疑有没有患本病的可能。发热往往说明病情在活动,要采取措施及时治疗,以免使病情发展。

(二) 红斑皮疹

80%以上的患者有皮肤损害,红斑、皮疹多样。颧部蝴蝶状红斑和甲周、指端水肿性红斑为系统性红斑狼疮特征性皮肤表现。蝶形红斑不超过鼻唇沟,而鼻梁、额、耳郭亦可有不规则形红斑。在上臂肘背、掌背、指节、趾节背面、手掌、足底部等部位亦可有不同形状的红斑。形状有盘状红斑、环形红斑、水肿性红斑、多形红斑等。皮疹有红色丘疹、斑丘疹,一般不痒或稍痒,在身体各个部位都能发生,以面部、颈部、四肢为多见。少数人有水疱、血疱。红斑、水疱消退后,可出现表皮萎缩,色素沉着和角化。

光敏感,约有1/3患者一晒太阳光即出现整个面部发红。主要是对紫外线敏感,夏季在屋荫下,由于辐射面部亦会发红,有些患者紫外线辐射后出现阳光过敏性皮疹。

(三) 黏膜溃疡和脱发

约1/5患者有黏膜损害,累及口唇、舌、颊、鼻、腔等,出现无痛性黏膜溃疡。如有继发感染可有疼痛。系统性红斑狼疮患者脱发有两种形式:一种为弥漫性脱发,残留的头发稀疏,失去光泽或枯黄,毛发干细,且容易折断,形成稀发或斑秃;另一种脱发集中在前额部,即平时所说的"流海"处,头发稀疏、枯黄、容易折断,头发长短参差不齐,形成"狼疮发"。

(四) 关节疼痛

90%以上的患者有关节痛,各个病期都可能发生。关节痛有的于发病前数年已经出现,有的关节周围软组织肿胀,触痛和积液,呈急性关节炎表现。受累部位多为近端指关节、掌指关节、腕、肘、膝、趾节等,常有对称性。部分患者有晨僵。有些患者关节病程较长,也有患者只有短时出现,甚至为一过性关节痛。

(五) 血管炎

本病患者双手双足可出现大量瘀点,为免疫复合物聚积成大分子堵塞微小血管引起的栓塞性小血管炎和末梢坏死性小血管炎,并能引起指端、趾尖凹陷、溃疡、坏死。极少数能引起足背动脉闭塞性脉管炎,有剧烈疼痛。双腿可出现网状青斑和片状青紫斑,以大腿内侧最为多见,小腿内侧、躯干、上肢、手背亦可见到网状青斑。

(六) 系统损害

1. 心脏损害
约1/4的患者有心包炎,轻症可无症状,明显的才有心前区疼痛、胸闷,有一过性心包摩擦音。

2. 肺脏损害
许多患者胸部X线片示两下肺基底段点状小结节影和条索或网状阴影,为间质性改变,大多没有症状。

3. 肾脏损害
本病肾损害的症状可隐匿也可急骤,病程一般较长,有或无自觉症状,或肾损害为唯一的临床表现。水肿是常见的临床表现之一,也往往是患者就诊的主要原因。夜尿增多是早期症状之一,常反映尿浓缩功能障碍。

4. 神经损害
本病神经系统损害有多种多样表现。精神病变表现为精神分裂症反应,各种精神障碍如烦躁、失眠、幻觉、猜疑、妄想、强迫观念等。神经损害常见于本病终末期或急性发作的重症病例。

5. 淋巴系统损害
约50%的患者有局部或全身淋巴结肿大,以颈、颌下、腋下肿大为多见,质软,活动大小不一,一般无压痛。许多患者有扁桃体肿大、疼痛,常提示本病发作。约1/3患者有肝大,但一般没有特殊的肝脏病变,极少引起黄疸和肝硬化。约 20％的患者有脾大,极少数患者有巨脾症。

6. 消化道损害

常见的消化道症状有食欲减退,许多患者出现便秘、腹胀。部分患者出现恶心,脐周腹痛,大便次数增多。

四、治法治则

本病病情纷繁复杂,临床表现变化多端,辨证分型复杂,目前尚未统一,临床较常见的有热毒炽盛、阴虚内热、瘀热痹阻、风湿热痹等证型。刘健教授在临床当中,善于抓住疾病的主要矛盾,据"急则治标,缓则治本"的原则,将本病分为急性发作期和慢性缓解期,并强调活血化瘀药的应用,注重保护脾胃及平时的护理调摄,执简驭繁,纲举目张,取得了理想的疗效。

(一)急性发作期以清热解毒为主,兼顾健脾化湿

本病急性发作期以壮热不退、皮肤斑疹鲜红,烦渴面赤,口舌生疮,口咽干燥,偶有关节肌肉酸痛,局部肤温高,甚或谵语神昏,小便黄赤,大便秘结,舌质红绛,苔黄或燥,脉滑数或弦数等症状为主要特征。刘健教授结合以上临床表现,治以清热解毒为主。此期患者多为新病急性发作,病情较为单一,治之较易,若病程日久,只恐热与湿相合,胶结难分。湿为阴邪,其性重浊黏腻,热为阳邪,其性炎上,易伤津耗气。二邪相合,无形之热以有形之湿为依附,湿郁则热愈炽,热蒸则湿愈动,遂弥漫于内外表里,充斥于三焦上下。刘健教授从《金匮要略》"见肝之病,知肝传脾,当先实脾"中得到启示,每于此期患者酌加一两味健脾化湿药物,如白术、茯苓、薏苡仁、藿香、佩兰、白扁豆等,以截断病势,防止湿邪与热毒相合,致使疾病迁延难愈。

(二)慢性缓解期以养阴清热为主,注重顾护脾胃

本病慢性缓解期主要表现为低热持续,盗汗,面颧潮红烘热,局部斑疹暗褐,口干咽燥,腰膝酸软,脱发,眼睛干涩或视物模糊,月经不调或闭经,舌质暗红,苔少或光剥,脉细数。刘健教授据此提出"清热养阴"的治疗大方。常用知母、黄柏、山药、山茱萸、熟地黄、泽泻、牡丹皮、茯苓等,并在此基础上,依据患者的具体证候、舌脉表现,加减用药。此期患者多为病久体弱者,而且临床治疗过程中所使用的多种免疫抑制药物,如环磷酰胺等,常常会引起胃肠道反应,出现湿浊内阻、胃气衰败之象,表现为食欲下降、胃脘痞闷、嗳气连连,甚至呕恶不断、腹泻频频,舌苔厚腻。《景岳全书》曰:"人之自生至老,凡先天之有不足者,但得后天培养之力,则补先天之功,亦可居其强半,此脾胃之气所关乎人生者不小。"因此在治疗当中,刘健教授不忘顾护脾胃的调理,常于方中配伍使用白术、茯苓、山楂、谷芽、麦芽、神曲、山药、白扁豆、陈皮、薏苡仁、甘草等,补后天以充养先天,使先天资生有源。

(三)强调活血化瘀药物的应用

刘健教授认为本病患者无论是在急性发作期还是在慢性缓解期,都存在血瘀因素,

雷诺现象、发斑、皮疹、关节疼痛、舌质暗红或有瘀斑、舌下络脉曲张等皆为瘀血痹阻经脉的具体表现。因此,活血化瘀法应该贯穿整个治疗过程。但活血化瘀法不是简单的活血化瘀药物的机械堆砌,而应当审证求因,秉持"治病必求于本"的用药理念。因热毒迫血妄行,血液离经而为瘀者,加生地黄、牡丹皮、赤芍清泻血分热毒;因真阴暗耗,血液不充,行而缓迟,或热毒之邪煎灼津液,津亏不能载血以行而成瘀者,加生地黄、麦冬、玄参,意取增液汤以增液行舟;因痹证日久而为瘀血者,加桃仁、红花、鸡血藤活血化瘀,通络止痛;瘀热蕴结日久者,非一般活血药所能胜任,加鳖甲、全蝎、蜈蚣等血肉有情之品,缓消癥块,即所谓"虫以动血"之意;因郁而为瘀者,加香附子、佛手、郁金、延胡索疏肝解郁,行气活血。

五、临证用药

刘健教授在辨病及辨证的基础上,在疾病的发展过程中,强调随证加减的重要性,以健脾化湿为大法,擅融益肾、祛痰、清热、活血多法于一方,依据患者的具体证候、舌脉表现,加减用药,巩固疗效。本病属本虚标实之证,初起约有90%的患者伴有发热,此系邪热嚣张之势,病程进一步发展则伴随着脏腑虚损和气血失调。其中脾、肾二脏与本病的关系极为密切,故在临证中尤应重视脾肾。

(一)急性期

1. 风湿热痹

症状:关节游走性疼痛,肌肉疼痛,或伴局部关节红肿热痛,屈伸不利,或见低热,口渴,烦躁,红斑隐显。舌红,苔黄腻,脉多滑数。

治法:祛风化湿,清热和营。

代表方:独活寄生汤、四妙散合白虎桂枝汤加减。

常用药:独活20 g、桑寄生30 g、苍术12 g、黄柏12 g、薏苡仁30 g、川牛膝20 g、生石膏30 g、知母12 g、桂枝10 g、秦艽12 g、土茯苓30 g、川芎12 g。

2. 毒热炽盛

症状:壮热稽留或弛张,面部燔红,胸腹等处均见红斑,颜色鲜红,灼热,关节疼痛较甚,头痛目赤,口干咽痛,溲赤便秘,烦躁不安,甚则谵妄,四肢抽搐或癫痫样发作,或吐、衄、尿血。舌红少津,苔黄糙,脉多弦数或洪数。

治法:清热解毒,凉血护阴。

代表方:犀角地黄汤合五味消毒饮加减。

常用药:生地黄30 g、牡丹皮10 g、玄参10 g、知母10 g、生石膏30 g、金银花10 g、黄芩10 g、赤芍10 g、白鲜皮10 g、紫草10 g、重楼10 g、水牛角粉3 g(冲服)。

(二)缓解期

1. 阴虚内热

症状:低热缠绵或稍事活动后即热度升高,精神不振或不耐烦劳,两颧易于升火,皮疹暗褐,尤多见于面颊及手掌指尖,活动或情绪激动后斑色增红,关节酸楚,头晕耳鸣,腰膝疼痛,头发稀少或焦枯,月经不调或见闭经,小便短少,大便偏干。舌红少津或见裂纹,苔少,脉来细数。兼有阴虚内热时,可见午后潮热、五心烦热、口舌干燥、盗汗等症。

治法:养阴清热,解毒透邪。

代表方:青蒿鳖甲汤加减。

常用药:青蒿 15 g、鳖甲 15 g、生地黄 30 g、知母 12 g、牡丹皮 20 g、女贞子 15 g、墨旱莲 20 g、玄参 20 g、麦冬 20 g、银柴胡 15 g、白薇 15 g、地骨皮 15 g、白花蛇舌草 30 g、忍冬藤 30 g。

2. **脾肾阳虚**

症状:面色㿠白少华,颜面下肢浮肿,两颧隐红,胸腹胀满,心悸气短,精神萎靡,周身无力,足底跟痛,形寒肢冷,小便不利,大便溏薄。舌淡体胖大,苔色白润,脉沉细弱。

治法:温肾健脾,化气行水。

代表方:附子理中汤合济生肾气丸加减。

常用药:熟附子 12 g、党参 20 g、黄芪 30 g、白术 12 g、熟地黄 20 g、山茱萸 12 g、山药 15 g、茯苓 20 g、泽泻 20 g、车前子 20 g、肉桂 6 g、川牛膝 20 g。

3. **气滞血瘀**

症状:胁肋疼痛,腹胀纳呆,或见黄疸,头晕失眠,月经不调,肝脾肿大,淋巴结肿大,皮肤红斑色暗,或有紫癜,或有雷诺现象,可见衄血。舌红少苔,舌质紫暗,或有瘀点,脉来细弦。

治法:活血化瘀,柔肝理气。

代表方:柴胡疏肝散合膈下逐瘀汤加减。

常用药:当归 15 g、赤芍 15 g、牡丹皮 10 g、桃仁 10 g、红花 10 g、香附 10 g、青皮 6 g、陈皮 6 g、延胡索 10 g、枳壳 10 g、鸡血藤 10 g、牡蛎 20 g、女贞子 10 g、枸杞子 10 g。

第二节 刘健教授治疗阴阳毒临证医案

● **【案 1】 健脾益肾、清热解毒法治疗系统性红斑狼疮缓解期**

黄某,女,34 岁,汉族,2021 年 7 月 20 日初诊。患者 11 年前在家劳作后浑身乏力疲劳,伴发热,就诊于安徽省中医院风湿免疫科,予以抗炎镇痛、免疫抑制等综合治疗好转后出院。后自觉无明显不适擅自停药,上述症状加重,再次来安徽省中医院风湿免疫科就诊,近 1 周,患者双手指间关节疼痛加重,伴浑身乏力,晨僵>0.5 h,病程中双手指间关节疼痛,伴口干、口腔溃疡,偶有头晕、心慌,饮食睡眠可,大小便正常。

主诉:反复指间关节疼痛 11 年余,再发加重 1 周。

刻下症:近 1 周,患者双手指间关节疼痛加重,伴浑身乏力,晨僵>0.5 h,伴口干、口腔溃疡,偶有头晕、心慌,饮食睡眠可,大小便正常。

查体:体温 36.5 ℃,脉搏 80 次/分,呼吸 20 次/分,血压 123/79 mmHg。面部颧骨散在淡红色斑点。舌质淡红,苔薄白,脉沉细。

辅助检查:双手中指近指间关节压痛(+)。RF 10 IU/mL,ESR 15 mm/h,CRP 1.9 mg/L。

中医诊断:阴阳毒,脾虚热毒内蕴证;西医诊断:系统性红斑狼疮缓解期。

治法:健脾益肾,清热解毒。

处方:山药15 g、炒白术10 g、茯苓10 g、石膏10 g、穿心莲20 g、鱼腥草15 g、紫花地丁15 g、菊花10 g、猪苓10 g、炒白芍10 g、炒白扁豆15 g、川芎6 g、陈皮6 g、威灵仙10 g、独活10 g、制杜仲10 g、巴戟天10 g、仙茅12 g、秦艽10 g、怀牛膝10 g。14剂,每日1剂,水煎煮400 mL,分早晚两次饭后温服。

二诊:2021年8月4日,患者自诉服药后无明显不适,双手指间关节疼痛稍有减轻,浑身乏力感仍在,口干、口腔溃疡症状仍未消失,纳可,寐可,二便调。拟初诊方去炒白芍、炒白扁豆,加黄精15 g、玉竹10 g、黄芪10 g、金银花15 g、蒲公英20 g,10剂继服,用法同前。

三诊:2021年8月14日,服后复诊,患者自诉关节疼痛感明显消失,减威灵仙、独活、秦艽至6 g,患者患病日久,心情不舒,食欲不振,加合欢皮、合欢花、佩兰悦心安神,醒脾和胃。口腔溃疡好转,去二诊方中金银花、蒲公英等清热解毒镇痛药。15剂继服,用法同前。

四诊:2021年8月20日,心情舒畅,精神饱满。诸症多有缓解,纳可,寐可,二便调。加麦芽25 g、炒神曲10 g,去石膏、鱼腥草、穿心莲等清热苦寒药。10剂继服,用法同前。患者服药数月余,未诉明显不适,嘱定期复诊,不适随诊。

● **按语**

中医辨病为"阴阳毒",证属脾虚热毒内蕴证。患者素体亏虚,气血不足,脾肾两虚,肢体筋脉失养,故见关节疼痛,脾虚气血生化乏源,不能达于四末,故见乏力,舌质淡,苔薄白,脉沉细皆为脾肾两虚之象。刘健教授根据临床多年经验认为应健脾补肾为主,清热解毒为辅治疗。所谓急则治其标,缓则治其本。本案患者为系统性红斑狼疮缓解期,初诊方先用炒白术、山药、茯苓健脾益气,再加制杜仲、巴戟天、仙茅补益肾精,紧随其后,扶正固本为主,加石膏、穿心莲、鱼腥草清热解毒治疗患者兼症,使标本同治,内外兼顾。又加威灵仙、独活、川芎祛风湿止痛。《医宗必读·水火阴阳论》云:"人之生死由乎气,气之为用,无所不生,一有不调,则无所不病。气有不调之处即病本所在之地,故治病要以气为首务。"患者浑身乏力为气血虚弱的表现。脾气健旺,气血化生有源,脏腑肌肉得以濡养,阴阳平衡疾病自除。二诊时考虑患者疼痛减轻,浑身乏力感仍在,加黄精、玉竹、黄芪补气滋阴健脾,黄芪味甘,性微温,归脾、肺经,补气之功最强,被誉为"补气圣药",方中以黄芪为君药,取其补气健脾生津的功效,且补而不滞,补而不易助热。

● 【案2】 **健脾益气、活血化瘀法治疗系统性红斑狼疮活动期**

曹某,男,27岁,2020年9月11日初诊。患者2019年4月因持续低热、颜面红疹就诊于某医院,诊断为系统性红斑狼疮,予泼尼松50 mg口服,每日1次,羟氯喹0.2 g口服、每日1次,骨化三醇0.25 μg口服,每日1次,体温降至正常后出院。后仍反复出现低热,最高体温38.5℃,多次就诊多家医院。半个月前患者爬山后出现双侧髋关节酸痛不适,久行、提重物、劳累后症状加重。纳寐可,二便正常。

主诉:髋关节疼痛半个月,劳累后症状加重。

刻下症:关节疼痛加重,易疲劳乏力,脘腹胀满,纳呆,便溏。

查体:体温36.5℃,脉搏70次/分,呼吸21次/分,血压128/84 mmHg。面部蝶形红斑。舌青紫,苔厚腻,脉沉细。

辅助检查:ESR 64 mm/h;IgA 17.71 g/L;CRP 9.46 mg/L;抗核抗体谱:ANA-D(+)(1∶3 200)、抗SSA60抗体(++)、抗SSA52抗体(++)、抗SSB抗体(++)、抗Sm抗体(+)、抗dsDNA(+)。抗R0-52抗体>400 RU/mL、抗SSB抗体>400 RU/mL、抗核糖体P蛋白抗体>400 RU/mL。

中医诊断:阴阳毒,瘀毒互阻证;西医诊断:系统性红斑狼疮活动期。

治法:健脾益气,活血化瘀。

处方:黄芪25 g,苍术10 g,茯苓15 g,陈皮10 g,法半夏9 g,桃仁15 g,红花15 g,鸡血藤20 g,川牛膝12 g,木瓜15 g,地龙10 g,豨莶草15 g,麦芽20 g,甘草6 g。14剂,每日1剂,水煎煮400 mL,分早晚两次饭后温服。

二诊:2020年9月21日,患者自诉服药后无不适症状,关节疼痛稍有减轻,疲劳乏力感仍在。上方加覆盆子15 g、菟丝子10 g、枸杞子10 g、骨碎补10 g,减法半夏、木瓜、川牛膝。食欲不振感仍未消失,不思饮食,加炒六神曲15 g、山楂15 g、合欢皮12 g、合欢花15 g,嘱其继服15剂,用法同前。随时观察临床表现,服完复诊。

三诊:2020年10月16日,疼痛感减轻明显,饮食正常,减活血药桃仁至10 g、红花至10 g、鸡血藤至12 g,去川牛膝、木瓜、地龙、豨莶草,15剂继服。

四诊:2020年11月初,自诉服药后无明显不适,初诊时大部分主诉已明显好转,心情舒畅,生活质量提高。二便正常,纳可,拟三诊方加党参10 g、白术12 g,巩固疗效。随后患者复诊时后随证加减。

根据病情调整药物,现病情稳定。疼痛基本缓解,夜寐安,纳食可,二便自调。舌红,苔白。

● 按语

患者为年轻男性,起病较急,病程短,病较新。易疲劳乏力伴有脘腹胀满,西医诊断为系统性红斑狼疮,中医诊断为阴阳毒,辨证属瘀毒互阻证。患者髋关节疼痛又伴有乏力、脘腹胀满、舌青紫,刘健教授考虑其脾胃气虚,引起乏力易疲劳,气血虚弱无力运行则瘀血互阻,脉沉细,用黄芪补气健脾,黄芪味甘,性温,入脾经,为补益脾气之要药,可用于脾气虚弱、倦怠乏力、食少便溏。《本草汇言》云:"黄芪,补肺健脾,实卫敛汗,驱风运毒之药也。"《日华子本草》记载:"助气壮筋骨,长肉补血。"再加桃仁、红花、鸡血藤活血化瘀。现代药理研究表明红花、鸡血藤等有轻度兴奋心脏、降低冠状动脉阻力、增加冠状动脉血流量和心肌营养性血流的作用,可扩张周围血管,抑制血小板聚集,作用比较广泛。所谓不通则痛,不荣则痛,红花等不仅可活血化瘀,还可镇静止痛。

【案3】 补气健脾、益肾活血法治疗狼疮性肾炎

刘某,男,43岁,2017年8月16日初诊。患者2017年5月无明显诱因出现胸闷、气短、乏力,运动耐量下降,平日步行易出现呼吸困难,无发热、咳嗽、咳痰、胸痛、咯血等。双下肢自下而上逐渐出现对称的可凹性水肿,无眼睑、颜面浮肿。夜间可平卧,同时出现尿量减少、茶色尿、尿中泡沫增多。伴多关节肿痛,累及双手、腕关节、肘关节、踝关节等,视觉模拟评分3～5分,无晨僵。考虑系统性红斑狼疮,2017年6月进行右肾穿刺活检,病理诊断考虑狼疮性肾炎Ⅳ-G(A/C)型,予服用甲泼尼龙、泼尼松治疗,出现体重增长30 kg。现为寻求中医治疗入住安徽省中医院风湿免疫科。

主诉:活动后气短、尿中泡沫增多2个月。

刻下症:胸闷气短乏力,下肢水肿,尿量减少,泡沫尿。

查体:体温36.8℃,脉搏78次/分,呼吸23次/分,血压130/85 mmHg。面部双颊可见对称性红色斑疹。舌淡白,苔白滑,脉沉细。

辅助检查:抗核抗体(＋),核均质型1∶1 000(＋),抗RNP/Sm抗体(＋),抗dsDNA(＋),抗IgG、C3d抗体(＋＋)。

中医诊断:阴阳毒,脾肾两虚证;西医诊断:狼疮性肾炎。

治法:补气健脾,益肾活血。

处方:党参18 g,白术15 g,黄芪15 g,茯苓18 g,薏苡仁20 g,枸杞子12 g,黄精10 g,补骨脂8 g,五味子10 g,菟丝子15 g,丹参10 g,鸡血藤12 g,桃仁8 g,红花8 g,川芎6 g。15剂,每日1剂,早晚分服。

二诊:2017年9月1日,患者自诉服药后无不适症状,水肿减轻,尿量正常,仍有泡沫尿出现。拟初诊方加猪苓10 g、冬瓜皮8 g、冬瓜子8 g,嘱其继服10剂,用法同前。随时观察临床表现,服完复诊。

三诊:2017年9月10日,自诉服药后水肿明显减轻。尿量正常,泡沫尿减少。多关节疼痛仍在,拟二诊方去冬瓜皮、冬瓜子,加独活10 g、羌活10 g、秦艽15 g,继续服用15剂,用法同前。

四诊:2017年9月25日,水肿大有好转,泡沫尿消失,拟三诊方去猪苓,关节疼痛感稍有减轻,三诊方加延胡索8 g、威灵仙9 g,每日1剂,分2次服用。继服10剂,用法同前。

五诊:2017年10月5日,自诉初诊时症状基本好转,下肢水肿基本消失,尿量正常,未见泡沫尿情况,关节疼痛大有好转。

现病情稳定,患者心情大有好转,生活质量明显提升。

嘱患者日常生活中注意防寒保暖,健康饮食。

● 按语

本案患者为系统性红斑狼疮引起的肾脏性损害,所谓久病及肾,久病入络,久病必虚。考虑患者双下肢水肿明显,先用茯苓、薏苡仁健脾祛湿。脾胃为后天之本,脾气健旺则气血运行顺畅,诸脏得到滋养。刘健教授考虑本病主要治疗原则为补气健脾、益肾活血,再加党参、黄芪,和茯苓、薏苡仁一起为君药,不仅起到补气健脾之功,还可利水渗湿消除水

肿。患者伴有多关节疼痛,所谓不通则痛,加丹参、鸡血藤、桃仁、红花活血化瘀以减轻患者不适。现代药理作用表明丹参、桃仁、红花等能够有效地扩张冠状动脉,改善心肌缺血、调节心率速度,有效扩张周围血管,提高体内的血液循环。刘健教授认为本病为本虚标实,肾虚为根本,再加枸杞子、菟丝子、补骨脂、五味子等补肾之药以治其本。二诊时患者水肿仍在,治拟加猪苓、冬瓜皮、冬瓜子利水渗湿。二诊时水肿情况有显著好转。四诊又加威灵仙、延胡索祛风湿止痛。现代药理研究表明威灵仙、延胡索具有抗炎、镇痛作用。

第十章

浊 瘀 痹

第一节 刘健教授治疗浊瘀痹经验初探

浊瘀痹以多个趾指关节卒然红肿疼痛,逐渐疼痛剧如虎咬,昼轻夜甚,反复发作,属于现代医学痛风性关节炎的范畴,是一种血中尿酸升高,单钠尿酸盐在血液、组织液达到饱和而析出并积于四肢、皮下等部位的代谢性疾病,与嘌呤的代谢紊乱密切相关,临床多以关节红肿疼痛为主要表现,具有发病率高、病情渐进、病程反复等特点。

一、历史沿革

我国古代就有痛风之名,见于朱丹溪《格致余论》,其云:"痛风者,大率因血受热已自沸腾,其后或涉水或立湿地……寒凉外搏,热血得寒,湿浊凝滞,所以作痛,夜则痛甚,行于阳也。"《景岳全书·脚气》认为,外是阴寒水湿,今湿邪袭人皮肉筋脉;内由平素肥甘过度,湿壅下焦;寒与湿邪相结郁而化热,停留肌肤……病变部位红肿潮热,久则骨蚀。《类证治裁》记载:"痛风,痛痹之一症也,……初因风寒湿郁痹阴分,久则化热致痛,至夜更剧。"张石顽在《张氏医通》中对痛风作了扼要的归纳:"按痛风一证,灵枢谓之贼风,素问谓之痹,金匮名曰历节,后世多名白虎历节,多由风寒湿气乘虚袭于经络,气血凝滞所致。"国医大师路志正认为痛风属于中医学"痹证"范畴,并首先提出将现代医学的痛风命名为"痛风痹"。国医大师朱良春认为湿浊内阻是痛风发病的主要原因,创立"浊瘀痹"新病名作为痛风的中医病名。

二、病因病机

刘健教授认为,浊瘀痹发病以脾虚为本,脾虚则运化失职,湿邪内生,合以邪热痰瘀之邪聚于关节,流注四肢,是为本虚标实之病;脾虚则正气不足,机体御邪能力下降,邪盛则正气愈虚,此之谓"邪之所凑,其气必虚""至虚之处,便是容邪之所"。

(一) 脾虚湿盛为本

《脾胃论》言:"百病皆由脾胃衰而生也。"脾脏为后天之本,生化气血,主运化,水谷精微倚其得以布散。《难经》曰:"脾裹血,温五脏。"脾气亏虚,失于健运,气血失于生化,筋脉失于濡养,痹证得生,《灵枢·阴阳二十五人》曰:"血气皆少……善痿厥足痹。"《素问·至真要大论》曰:"诸湿肿满,皆属于脾。"脾主运化水湿,脾旺则水湿得化,水液运转有司,脾失健旺,体内水液停滞,运转失调,湿邪内生,流注关节,合于他邪,筋脉不通,发为痹证。刘健教授认为"脾""湿""痹"三者关系密切,浊瘀痹的发病之本在于脾脏亏虚、内生湿邪。

(二)邪热痰瘀为标

脾脏亏虚,湿邪内生,湿蕴不化,聚湿成痰,痰湿互结,气机阻滞,《血证论》中有"运血者,即是气""守气者,即是血"之言,《中藏经》中有"气者,血之帅也""血者,气之母也"之言,故气滞,则血不行;血不行,则成瘀;又因脾气本虚,后天之本生化失职,机体气的推动功能减弱,痰湿瘀更易形成。痰、湿、瘀三者胶结,流注于关节内,日久化热,邪热内生,终使邪热痰瘀停驻于四肢,经脉不通,发为浊瘀痹。刘健教授认为现代人饮食无节,贪食厚味,脾胃二脏负担加重,邪热痰湿内生,蕴结于内,阻于中焦,伤滞脾胃,外则影响四肢血运,经脉瘀阻,不通则痛,见于浊瘀痹。

三、主要临床表现

(一)早期

血尿酸持续性增高,导致急性痛风性关节炎突然发作,绝大多数人是在睡梦中像被刀割般的疼痛所惊醒,首发部位常是脚第一跖趾关节,关节红肿、灼热发胀,不能盖被子,脚伸在外边,若有轻微的风吹过或稍有触碰,活动一下脚趾头,立马疼痛得像钻心一样,但在几日或数周内会自动消失,这种"来去如风"的现象,称为"自限性"。此期急性痛风性关节炎发作消失后可完全恢复正常,也不留后遗症,但可反复发作。间歇期内,看起来关节的炎症消除了,和正常人一样,实际上尿酸的结晶并没有消失,继续作怪,渐渐关节变得肿胀僵硬、屈伸不利。此期一般有皮下痛风石形成,尚无明显的肾脏病变证据。

(二)中期

痛风性关节炎反复急性发作,几次急性发作以后,由刚开始发病时的一个脚趾关节,逐渐波及指、趾、腕、踝、膝关节等全身关节,进而周围的软组织和骨质也遭到不同程度的破坏和发生功能障碍,尿酸结晶不断沉积,慢慢地形成了结石一样的痛风石,也可有尿酸性肾病及肾结石的产生,肾功能正常或表现为轻度下降。

(三)晚期

患者关节畸形及功能障碍日益严重,皮下痛风石增多,体积增大,易破溃流出白色尿酸盐结晶。尿酸盐不断沉积到肾脏里,形成肾损害、肾结石等,临床出现浮肿、少尿、蛋白尿、夜尿增多、高血压、贫血等症状,提示肾功能受到损害。病情进一步发展,则出现不易逆转的肾衰竭而危及生命。

（四）其他

本病严重可引起肾功能障碍、缺血性心脏病、肥胖症、高脂血症、糖尿病、高血压等。

四、治法治则

浊瘀痹根据疾病的发生发展可分为急性发作期和缓解期。急性发作期患者为关节红肿疼痛，晨僵，屈伸不利，局部灼热，以关节肿胀疼痛为主要临床表现；缓解期患者关节肿胀疼痛不明显，以关节活动受限或屈伸乏力为主要临床表现。故刘健教授认为，对于浊瘀痹，应做到急则治其标，缓则治其本。急性发作期以消肿止痛、改善关节疼痛为主要目的，缓解期则以健脾化湿、补养后天为主。

（一）清热解毒，化瘀通络

浊瘀痹急性发作期患者就诊多因关节疼痛，为疾病活动期，表现为关节红肿热痛明显，痛如刀割，行走受限，夜间痛甚，屈伸不利。《灵枢·本脏》云："有诸内者，必形诸外。"正气耗损，不能抗邪，或因饮食不节，内外合邪，加重经脉痹阻，气血不畅，郁闭于经络关节，继而化热，聚而为毒，常表现为关节短时间、突发性、剧烈的红肿热痛、屈伸不利，甚则皮肤颜色紫暗等，以热毒炽盛或湿热蕴毒为主。故《丹溪心法·痛风》中有"痛风而痛有常处，其痛处赤肿灼热，或浑身壮热""骨节疼痛，昼静夜剧，如虎啮之状"之言。血受热迫行，化为瘀血，血与毒相结，聚于患处，化为热毒。

刘健教授认为此为邪热内蕴、痰瘀互结之证，治疗当以清热解毒、活血化瘀通络为主，佐以健脾化湿祛痰为辅。常投蒲公英、白花蛇舌草，其相须为用以行清热解毒而消肿散结之效。蒲公英味苦，性寒，既清火解毒邪，又降泄通滞，为清热消肿之佳选；白花蛇舌草亦苦寒，具有解毒、清利湿热之功，对肿块灼热疼痛、局部红肿等热毒内盛者尤为适宜。又以桃仁、红花活血化瘀祛痰瘀。桃仁苦泄，善于祛瘀，主破血，活血通气；红花辛温通行，既可化瘀活血，又能通行经脉而止痛，善治血瘀疼痛者。二者相须为用，具有祛瘀血而生新血之妙用。陈皮、茯苓为健脾要药，既有理气健脾、燥湿化痰之功，又有益气健脾、增强正气之效，体现出刘健教授益气健脾、注意顾护后天正气的治痹思想。

（二）健脾化湿，祛痰散瘀

浊瘀痹缓解期患者关节疼痛不甚或无疼痛，但多有关节活动受限或屈伸乏力。刘健教授认为浊瘀痹缓解期以脾虚为主，脾虚则气血生化乏源，筋脉失于濡养，正气亏虚，脏腑功能失调，痰瘀内生。痰瘀既为病理产物，又为致病因素，由此循环往复，瘀血难去，新血不生，引起症状反复，同时导致痛风石的形成。

"脾旺则湿得化，正气足则邪不生。"刘健教授认为浊瘀痹缓解期的治疗应当以健脾为主，佐以活血化瘀之品，常用白术、陈皮、山药等健脾益气，以资后天，脾旺则痰湿得化，脏腑功能得以顺调；同时运用薏苡仁、茯苓、猪苓、玉米须等淡渗利湿之品，使痰、热、瘀之邪出之有路，与现代医学所述通过二便排泄尿酸颇为相合。又常辅以红花、桃仁、鸡血藤、丹参养血活血,寓有"瘀去则痰自消"之意。

(三) 养治结合,重视调护

浊瘀痹具有渐进性、反复性的特点,疾病缓解期也易因患者饮食不节、感受风寒等而进一步发展为疾病活动期。故对于患者平素饮食等生活习惯问题,刘健教授尤为重视,常嘱咐患者慎起居、避风寒,平素以清淡饮食为主,并应适时适地进行适当活动,避免剧烈运动。刘健教授提出,痛风性关节炎缓解期"三分靠治,七分在于养",多提倡"上古之人,其知道者,法于阴阳,和于术数"的生活习惯,对于浊瘀痹缓解期的稳定具有重要作用,颇具成效。

五、 临证用药

(一) 风寒湿阻

症状:肢体、关节疼痛,屈伸不利,或呈游走性疼痛,或呈关节剧痛,痛处不移,或肢体关节重着,肿胀疼痛,肌肤麻木,阴雨天加重,舌苔薄白,脉弦紧或濡缓。

治法:祛风散寒,除湿通络。

代表方:蠲痹汤加减。

常用药:防风15 g、羌活15 g、黄芪15 g、当归15 g、姜黄15 g、白芍15 g、薏苡仁12 g。

加减:肿痛较甚者,加鸡血藤、络石藤、雷公藤;关节屈伸不利者,加伸筋草、老鹳草、丝瓜络;寒甚者,加桂枝、干姜、附子。

(二) 湿热痹阻

症状:关节红肿热痛,痛不可触,遇热痛甚,得冷则舒,病势较急,伴发热、口渴、烦躁不安,汗出不解。舌质红,舌苔黄或黄腻,脉滑数。

治法:清热除湿,祛风通络。

代表方:白虎加桂枝汤加减。

常用药:知母15 g、石膏30 g、秦艽12 g、忍冬藤12 g、黄柏12 g、牛膝12 g、薏苡仁12 g、桂枝12 g。

加减:热甚者,加金银花、连翘;阴伤甚者,加石斛、麦冬、生地黄;肿痛甚者,加乳香、没药、败酱草;关节周围有红斑者,加生地黄、牡丹皮、赤芍;下肢痛甚者,加牛膝、木瓜、独活;上肢痛甚者,加羌活、姜黄、威灵仙;表证甚者,加桂枝、白芍。

(三) 痰瘀痹阻

症状:日久不愈,反复发作,关节疼痛时轻时重,关节肿大,甚至强直畸形、屈伸不利,皮下结节,破溃流浊。舌质紫暗或有或瘀点、瘀斑,舌苔白腻或厚腻,脉细涩。

治法:化痰祛瘀,通络止痛。

代表方:桃红饮合二陈汤加减。

常用药：陈皮、法半夏、桃仁、红花、川芎各 15 g，当归 20 g，赤芍 15 g，地龙、僵蚕、威灵仙各 10 g。

加减：关节疼痛甚，加乳香、没药、全蝎；肿痛甚，加土茯苓、滑石、防己；久病体虚者，加党参、黄芪。

（四）肝肾亏损

症状：久痹不愈，反复发作，或呈游走性疼痛，或呈酸楚重着，甚则关节变形，活动不利，痹着不仁，腰脊酸痛，神疲乏力，气短自汗，面色无华，舌淡，脉细或细弱。

治法：补益肝肾，通络止痛

代表方：独活寄生汤加减。

常用药：独活、桑寄生、杜仲、牛膝各 15 g，秦艽、防风、细辛、川芎、当归、赤芍各 12 g，黄芪 10 g，鸡血藤 10 g。

加减：冷痛甚者，加附片、干姜；腰膝酸痛甚者，加杜仲、鹿角霜、续断；关节重着、麻木者，加防己、薏苡仁、苍术；阴虚者，合二至丸加减，或以六味丸、左归丸加减；阴虚火旺者，加知母、黄柏，或以知柏地黄丸加减。

第二节　刘健教授治疗浊瘀痹临证医案

● **【案 1】　清热利湿、通络止痛法治疗痛风性关节炎**

蔡某，男，57 岁，2022 年 8 月 27 日初诊。患者于 8 年余前饮酒及高嘌呤饮食后夜间突发双侧跖趾关节红肿热痛，夜间痛醒，至当地医院就诊，予以药物静脉滴注后症状缓解，但上述症状时有反复，渐累及双踝关节，每发作即至当地医院行药物静脉滴注或口服治疗（具体不详），症状可缓解。10 日前患者再次于饮酒及高嘌呤饮食后，上述症状加重，予当地卫生院药物治疗后症状缓解不明显，遂就诊于安徽省中医院风湿免疫科门诊。

主诉：发作性多关节肿痛 8 年余，再发 10 日。

刻下症：双踝关节红肿热痛，右踝肿甚，双侧全足部肿胀疼痛，饮酒后可加重，行走不能，右内踝关节触及皮下硬结 2 cm×3.5 cm。伴口干口苦不适，视物模糊，纳一般，夜寐因痛欠安，夜尿频多涩痛，大便干结难下。

查体：体温 36.8℃，脉搏 100 次/分，呼吸 20 次/分，血压 119/84 mmHg。双膝关节，双踝、足背及双侧跖趾关节红肿、肤温高、触压痛（＋）。舌质紫红，苔微黄腻，脉弦滑。

辅助检查：尿酸 961 mmol/L，肌酐 258 mmol/L，尿素氮 7.35 mmol/L。

中医诊断：浊瘀痹，湿热蕴结证；西医诊断：痛风性关节炎。

治法：清热利湿，通络止痛。

处方：蒲公英 15 g，车前草 15 g，土茯苓 20 g，萆薢 15 g，黄柏 10 g，忍冬藤 15 g，薏苡仁 20 g，茯苓 15 g，苍术 15 g，法半夏 9 g，陈皮 10 g，桃仁 15 g，川牛膝 10 g，威灵仙 20 g，甘草 6 g。14 剂，水煎服，每日 1 剂，早晚温服（餐后服）。同时配合芙蓉膏、消瘀接骨散外敷。

二诊:2022年9月10日,患者双踝及双侧全足部肿胀疼痛症状明显缓解,肤温正常,压痛减缓,皮下硬结缩小至1 cm×2 cm,夜尿频数涩痛缓解,大便干结好转,夜寐仍欠安。遂拟初诊方加酸枣仁15 g。14剂,水煎服,每日1剂,早晚温服(餐后服)。

三诊:2022年9月25日,患者诉双踝及双侧全足部肿胀疼痛症状和压痛消失,皮下硬结消失,夜寐尚佳,但显腹胀纳少,食后胀甚,体倦乏力之象,舌淡,苔白,边有齿痕,脉濡细。此为痛风急性发作期已过,热势已消,渐转为脾虚湿蕴证,遂守缓以治其本,运以健脾化痰、渗湿通络之法。处方:党参20 g、白术20 g、茯苓20 g、薏苡仁15 g、山药15 g、陈皮10 g、法半夏15 g、苍术15 g、木瓜10 g、甘草6 g。14剂,水煎服,每日1剂,早晚温服(餐后服)。

四诊:2022年10月9日,患者诉腹胀纳少等之象缓解,临床症状均有好转,血中尿酸水平控制在360~420 μmol/L以内,嘱其低嘌呤、清淡饮食,以及戒酒、规范服药,定期复诊。

● **按语**

痛风性关节炎属中医学浊瘀痹范畴。可由饮食不节、形体肥胖、起居不慎引起,本病患者饮酒过量及肆用高嘌呤食物,饮食不节,湿浊内生,郁而化热,湿热毒生,毒邪内伏,外因引动,毒攻关节,发为本病。湿毒内伏为本病病机之关键。湿性重浊黏滞,易兼杂他邪而为病,常与热邪合为湿热之邪;湿性趋下,易袭阴位。故患者显双踝关节及双侧全足部肿胀疼痛,肤温升高之象。方用蒲公英、车前草、土茯苓和黄柏等,清热燥湿、泻火解毒,以除湿热之邪。《本草纲目》记载土茯苓健脾胃,祛湿热,利关节,强筋骨,脾胃健则正气足,湿热除则筋骨利。萆薢利湿去浊,通络止痛,利膀胱水道,导湿热从下而行。忍冬藤清热解毒,疏风通络,且现代药理学研究其有抗炎、调节免疫的作用。二者常与黄柏合用共治湿热之痹。茯苓、薏苡仁共用利水渗湿,舒筋除痹。筋骨之病,以治阳明之本,故湿痹拘挛皆可治之,祛邪扶正,标本兼顾。川牛膝逐瘀通经,利水通淋,引火下行,以降上炎之热。威灵仙走而不守,宣通十二经络,止痹痛。甘草缓急止痛,调和诸药。诸药合用共奏清热利湿、通络止痛之效。二诊时患者诉肿胀疼痛缓解,肤温正常,夜寐欠安,遂加宁心安神之酸枣仁,久服之,功能安五脏。三诊时患者热势已消,渐转为脾虚湿蕴之证,方用党参、白术和山药健脾益气,燥化水湿,补而不腻。陈皮、法半夏、茯苓和薏苡仁理气健脾,渗湿化痰。苍术祛风散寒。木瓜和胃化湿,舒筋活络。诸药合用,湿邪除,脉络通,脾土健,痹证除。痛风性关节炎急性发作期患者正虚于内,复加邪毒,须先用祛邪药物祛邪外出,后用补益扶正之品固本培元,祛邪与扶正结合方能药到病除。

● **【案2】 清热除湿、通络止痛法治疗痛风性关节炎**

李某,男,59岁,2021年3月12日初诊。患者约于10余年前无明显诱因出现左踝关节肿痛不适,就诊于外院,检查发现血尿酸升高,诊断为痛风性关节炎,予秋水仙碱、碳酸氢钠、别嘌醇等药物治疗后症状缓解。后2~3年发作一次,均以下肢大关节受累为主,每次发作时服用非甾体抗炎药等对症处理,症状可缓解,8年前始频繁发作,并出现双下肢大小关节受累,曾服用非布司他降尿酸治疗。13日前因受寒湿后未予重视而又过度劳累,2日后左侧足部出现疼痛,就诊于外院,予静脉输液及口服风湿骨痛胶囊2粒、一日2次,非布司他1粒、一日1次,效果不佳,遂就诊于安徽省中医院风湿免疫科门诊。

主诉：发作性四肢关节肿痛 10 余年，再发 13 日。

刻下症：双侧第 1～5 跖趾关节疼痛，呈灼热痛，左侧足部皮肤红肿疼痛，每于劳累和天气变化时疼痛加重，昼轻夜重，反复发作，肛周处黏腻瘙痒，大便稀溏，小便频涩赤痛。

查体：体温 36.5℃，脉搏 72 次/分，呼吸 18 次/分，血压 128/75 mmHg。双足第 3 近指间关节肿大，可见痛风石沉积，左膝关节压痛（＋），屈伸不利，左足肿胀、压痛（＋），局部肤温高。舌红，苔黄腻，脉濡。

辅助检查：尿酸 663.80 μmol/L，肌酐 209.00 μmol/L，尿素 10.50 mmol/L。

中医诊断：浊瘀痹，湿热痹阻证；西医诊断：痛风性关节炎。

治法：清热除湿，通络止痛。

处方：黄柏 10 g、泽泻 15 g、车前子 15 g、土茯苓 15 g、薏苡仁 15 g、茯苓 15 g、川牛膝 15 g、绵萆薢 15 g、炒苍术 10 g、桑枝 15 g、豨莶草 15 g、陈皮 10 g、苦参 15 g、甘草 6 g。14 剂，水煎服，每日 1 剂，早晚温服（餐后服）。同时配合芙蓉膏、消瘀接骨散外敷。

二诊：2021 年 3 月 26 日，患者诉跖趾关节及左侧足部仍稍有疼痛，肤温略高，肛周瘙痒减轻，小便黄，大便稀溏。拟初诊方减桑枝、豨莶草、苦参至 10 g，加威灵仙 15 g。

三诊：2021 年 4 月 9 日，患者诉跖趾关节及左侧足部疼痛缓解，肤温正常，肛周瘙痒消失，小便调，大便稀溏，伴有腰膝酸软，头昏耳鸣，纳少腹胀。舌质淡、边有齿痕，苔薄白，脉濡细无力。证为脾肾两虚证，治以补益脾肾。处方：黄芪 20 g、山药 15 g、白术 15 g、苍术 15 g、陈皮 15 g、厚朴 15 g、杜仲 15 g、桑寄生 15 g、枸杞子 15 g、甘草 6 g。14 剂，水煎服，每日 1 剂，早晚温服（餐后服）。

四诊：2021 年 4 月 23 日。患者诉腰膝酸软，头昏耳鸣缓解，二便调，临床症状均有好转，血中尿酸值降至正常。嘱其避风寒、慎起居、调情志、合理饮食、规范服药，定期复查。

● **按语**

素体脾胃虚弱，气血化生不足，筋骨关节失养，营卫失调，腠理疏松，卫外不固，恰逢患者感受风寒未予重视而又过度劳累，入里化热，脾失健运，水湿内生，湿邪郁久化热，痹阻筋骨、肌肉，致气血运行失畅，不通则痛。而又年近半百，肾气亏损，肾虚则肾精不足，骨髓生化无源，筋骨失养，加之脾之健运功能缺陷，皆可致关节、筋骨肌肉失养，致"不荣则痛"。初诊急性发作期治疗时秉着急则治其标（祛邪为主，扶正为辅）的原则，方用黄柏、泽泻、土茯苓清热除湿以消湿热之邪。车前子清热通淋，渗湿止泻，利小便以实大便，二便分消，水从小便而去，则大便实。茯苓、薏苡仁合用利水渗湿健脾，以杜生痰之源。川牛膝利水通淋，引火下行，以降上炎之热。绵萆薢利湿去浊，通络止痛，利膀胱水道，导湿热从下而行。患者病处灼热疼痛，方用桑枝、豨莶草通行善行，祛风湿，利关节，以除湿热痹证。为解肛周皮肤之瘙痒，药用凉血、解热毒，疗皮肤瘙痒之苦参。甘草缓急止痛，调和诸药。急性发作期湿热之邪渐消之际，患者腰膝酸软，头昏耳鸣，纳少腹胀，应以补益脾肾、固本扶正气为主。肾精充足，骨髓充盈，骨有所养，则骨壮有力。故用杜仲、桑寄生、枸杞子等补肝肾强筋骨之药，肾骨相生，滋骨髓生化之源，筋骨强健。黄芪、白术大补脾脏，《本草新编》记载："黄芪与白术同施，可以治脾胃之弱。"既补脾、肾之气，又涩精止泻，补而不腻。湿去则脾运有权，脾健则湿邪得化。苍术、厚朴相须为用，燥湿运脾，下气除满，使气行则湿化。

陈皮理气和胃,燥湿醒脾,协苍术、厚朴燥湿行气之力益彰。甘草入脾,既可益气补中而实在脾,令"脾强则有制湿之能",又调和诸药。诸药合用,补脾益肾,固本扶正,诸症皆消。

● **【案3】 养阴生津、活血通络法治疗痛风性关节炎**

张某,男,62岁,2022年6月20日初诊。患者1年前无明显诱因下出现右足第1跖趾关节红肿热痛,影响行走,未服药,2~3日后自行缓解。1年来偶有右足第1跖趾关节疼痛,偶有复查,尿酸波动在535.9~611.4 μmol/L,肌酐波动在146.06~170.00 μmol/L,未予重视。10日前连续服食海鲜食物,右足第1跖趾关节红肿热痛再发,并出现左足第1跖趾关节红肿热痛,疼痛不甚,起初未予重视,5日后疼痛加重,影响行走,于当地诊所治疗(具体不详),服用药物秋水仙碱片、非布司他,症状控制不佳,遂就诊于安徽省中医院风湿免疫科门诊。

主诉:反复右足肿痛1年,再发伴左足肿痛10余天。

刻下症:双足第1跖趾关节红肿热痛,状如针刺,昼重夜轻,活动痛增,影响行走,体倦乏力,口干口苦,烦闷不安,小便黄,大便干。舌质红,苔薄,脉细涩。

查体:体温36.4℃,脉搏82次/分,呼吸18次/分,血压130/74 mmHg。舌红津少,脉弦数。双足第1跖趾关节压痛(+),屈伸不利,肿胀,局部肤温高。

辅助检查:尿酸620 μmol/L,肌酐159.00 μmol/L,尿素氮10.35 mmol/L。

中医诊断:浊瘀痹,阴津亏损、脉络瘀阻证;西医诊断:痛风性关节炎。

治法:养阴生津,活血通络。

处方:玄参20 g、生地黄15 g、玉竹15 g、麦冬15 g、当归20 g、川芎10 g、丹参15 g、没药10 g、威灵仙10 g、独活10 g、甘草6 g。14剂,水煎服,每日1剂,早晚温服(餐后服)。

二诊:2022年7月4日,患者诉关节红肿热痛缓解,继服14剂,水煎服,每日1剂,早晚温服(餐后服)。

三诊:2022年7月18日,患者诉关节已无明显红肿热痛,临床症状均已正常,血中尿酸值降至正常,嘱其少食海鲜油腻之品,合理饮食,规范服药,定期复诊。

● **按语**

《灵枢·痈疽》曰:"津液和调,变化而赤为血。"《灵枢·邪客》曰:"营合者,泌其津液,注之于脉,化以为血,以荣四末,内注五脏六腑。"中医认为,津血同源于脾胃之水谷精微,相互滋生,相互转化,均具有滋润和濡养五脏六腑和筋脉关节的作用。本病患者因连续服食海鲜食物又未予重视,饮食不节,湿浊内生,郁而化热,热灼津伤,阴津亏损,津血同源,故血气亏虚,血液运行不畅引起关节痹涩,脉络瘀阻,血中尿酸盐结晶沉积而发为痛风性关节炎。方用玄参,甘寒质润,养阴生津,增液润燥。生地黄、麦冬养阴生津,清热凉血,玉竹甘苦而寒,助玄参滋阴增液,泄热降火。三药合而用之,大补阴津而清热,使肠道得润,大便自下,阴津上承,口干缓解,药少力专。当归其气轻而辛,行血活血。川芎辛散温通,活血行气。丹参活血散瘀又清心除烦。没药散瘀定痛,宣通脏腑,流通经络。宣通十二经络、通痹止痛之威灵仙合善治腰膝、腿足关节下部疼痛者之独活,共奏通络止痛之效。甘草补益脾气又调和诸药。诸药合用,阴液得补,筋脉得养,瘀血得消,络脉得通。

第十一章

肌 痹

第一节 刘健教授治疗肌痹经验初探

肌痹是一种因脾胃受损,或风寒湿、热毒等邪等邪浸淫肌肉,闭阻脉络,气滞血瘀,临床表现为一处或多处肌肉疼痛酸楚,麻木不仁渐至肌体痿软无力为主要表现的风湿痹证。肌痹相当于现代医学中的多发性肌炎和皮肌炎。多发性肌炎和皮肌炎是骨骼肌非化脓性炎性肌病,其临床特点是以肢带肌、颈肌及咽肌等肌组织出现炎症、变性改变,可累及多个系统和器官,亦可伴发肿瘤。

一、历史沿革

关于肌痹的经典描述源于《素问·痹论》,其曰:"以至阴遇此者为肌痹,以秋遇此者为皮痹……肌痹不已,复感于邪,内舍于脾,皮痹不已,复感于邪,内舍于肺。所谓痹者,各以其时,重感于风寒湿之气也。"《素问·逆调论》云:"人之肉苛者,虽近衣絮,尤尚苛也,是谓何疾?岐伯曰:荣气虚,卫气实也,荣气虚则不仁,卫气虚则不用,荣卫俱虚则不仁且不用,肉如故也,人身与志不相有。"肉苛即肌肉麻木不仁,是肌痹的常见表现,也有医家在此基础上提出以"肉苛"为疾病名称。《金匮要略》所描述的也与多发性肌炎/皮肌炎相类似:"阳毒之为病,面赤斑斑如锦纹,咽喉痛,唾脓血,五日可治,七日不可治……阴毒之为病,面目青,身痛如被杖,咽喉痛,五日可治,七日不可治。"《诸病源候论》云"面及身体皮肉变赤,与肉色不同,或如手大,或如钱大,亦不痒痛,谓之赤疵",此描述与疾病发作时出现的皮损非常接近。

二、病因病机

刘健教授认为肌痹的发生是由于外因感受六淫邪气,痹阻肌肉腠理,内因正气不足,气血亏虚,不能濡润荣养,最终导致病邪侵袭脉络,肌肉腠理不通不荣,发为肌痹。

(一)外邪闭阻肌腠

《素问·痹论》曰:"肌痹不已,复感于邪,内舍于脾。"本病早期以四肢近端肌肉酸痛、压痛和无力为特征;后期以肌肉萎缩无力为主,类同痿证。刘健教授认为素体阳盛或阴虚之体,热与湿合,或外感风寒湿邪,蕴久不愈,寒湿化为湿热,或外感风湿热邪入侵机体,循经入络,湿热熏蒸经络,气血运行不畅,湿热瘀阻,成痹成痿。大凡热邪多易灼伤肺脏,肺主皮毛,肺热叶焦,以致出现皮肤红斑、发热等。正气不足,卫外不固,六淫之邪侵袭人体,尤其是风寒湿三气杂至,闭阻气血,侵犯肌腠,脉络不通,风盛则善行,湿盛则漫肿,寒盛则痛,一身肌肤尽痛。血虚生风则可见皮疹。

(二) 热毒内侵脏腑

病因感受热毒之邪,或外邪从阳化热,或治之初误投辛热峻烈之品,导致热邪壅盛于内,更有热盛化毒,热毒相搏,病在气营则身热口渴,热盛动血则皮疹紫癜泛溢肌表,伤阴耗血,肌肤肉腠失于荣养则肢体不仁不用。

(三) 脾胃虚弱致痹

脾主肌肉,脾胃为气血生化之源,脾胃虚弱是肌痹发病内在的主要因素。刘健教授认为饮食不节,忧思过度,劳倦内伤,导致脾胃虚弱,不能正常化生水谷精微,充养四肢百骸,出现腠理疏松,复感外邪侵袭则发生肌肉疼痛,麻木不仁,脉络闭阻,发为肌痹。病久正虚,脾胃虚弱,运化失司,水饮、痰浊、瘀血互结,停于体内,则四肢肿胀无力,甚则肌肉萎缩。脾胃不和,则病及脏腑,诸症蜂起,变症丛生。肌痹虽病在肌肉腠理,但外引皮肤,内伤脏腑,不可孤立对待,起病多为邪实或虚实夹杂,久病则虚实交错,病情复杂,邪实与正虚互为因果,互相胶着,后期则营卫气血、脏腑经络均可受病。

三、主要临床表现

本病在成人发病隐匿,儿童发病较急。急性感染可为其前驱表现或发病的病因。早期症状为近端肌无力或皮疹,全身不适,发热,乏力,体重下降等。

(一) 肌肉

本病累及横纹肌,以肢体近端肌群无力为其临床特点,常呈对称性损害,早期可有肌肉肿胀、压痛,晚期出现肌萎缩。多数患者无远端肌受累。

1. 肌无力

几乎所有患者均出现不同程度的肌无力。肌无力可突然发生,并持续进展数周到数月以上。临床表现与受累肌肉的部位有关。肩带肌、上肢近端肌、骨盆带肌及大腿肌无力造成的抬举不能,活动障碍。喉部肌肉无力造成发音困难、声哑等。咽、食管上端横纹肌受累引起吞咽困难,饮水发生呛咳。食管下段和小肠蠕动减弱与扩张引起反酸、食管炎、咽下困难、上腹胀痛和吸收障碍等。胸腔肌和膈肌受累出现呼吸表浅、呼吸困难。

2. 肌痛

在疾病早期可有肌肉肿胀,约25%的患者出现疼痛或压痛。

（二）皮肤

本病除有肌肉症状外还有皮肤损害,多为微暗的红斑。皮损高出皮面,表面光滑或有鳞屑。皮损常可完全消退,但亦可残留带褐色的色素沉着、萎缩、瘢痕或白斑。皮肤钙化也可发生,特别在儿童中出现。普遍性钙质沉着尤其见于未经治疗或治疗不充分的患者。

皮肤损害的特点:①眶周水肿伴暗紫红皮疹,见于60%~80%患者。②戈特隆(Gottron)征,皮疹位于关节伸面,多见于肘、掌指、近侧指间关节处,也可出现在膝与内踝皮肤,表现为伴有鳞屑的红斑,皮肤萎缩、色素减退。③颈、上胸部"V"区,弥漫性红疹,在前额、颊部、耳前、颈三角区、肩部和背部亦可见皮疹。④底和指甲两侧呈暗紫色充血皮疹、手指溃疡、甲缘可见雷诺现象、网状青斑、多形性红斑等血管炎表现。慢性病例有时出现多发角化性小丘疹,斑点状色素沉着、毛细血管扩张、轻度皮肤萎缩和色素脱失,称为血管萎缩性异色病性。⑤部分患者双手外侧掌面皮肤出现角化、裂纹,皮肤粗糙脱屑,如同技术工人的手,称"技工手"。

（三）关节

关节痛见于约20%的患者,为非对称性,常累及手指关节,由于手的肌肉萎缩可引起手指屈曲畸形。

（四）系统损伤

1. 肺脏损害

约30%患者有肺间质改变。急性间质性肺炎、急性肺间质纤维化临床表现有发热、干咳、呼吸困难、发绀,可闻及肺部细湿啰音。部分患者为慢性过程,临床表现隐匿,缓慢出现进行性呼吸困难伴干咳。

2. 心脏损害

仅1/3患者病程中有心肌受累,心肌内有炎性细胞浸润,间质水肿和变性,局灶性坏死,心室肥厚,出现心律失常,充血性心力衰竭,亦可出现心包炎。心电图和超声心动图检测约30%出现异常,其中以ST段和T波异常最为常见,其次为心传导阻滞、心房颤动、期前收缩、少到中量的心包积液。

3. 肾脏损害

肾脏病变很少见,极少数爆发性起病者,因横纹肌溶解,可出现肌红蛋白尿、急性肾衰竭。少数多发性皮肌炎/皮肌炎患者可有局灶性增殖性肾小球肾炎,但大多数患者肾功能正常。

4. 消化道损害

10%~30%患者出现吞咽困难,食物反流,为食管上部及咽部肌肉受累所致。

四、治法治则

（一）湿热当清肺胃,兼顾肝经

肌痹湿热之邪多盛。余国珮言:"大凡热邪俱能伤肺。"肺职清肃之能,主一身之气,热邪伤肺，一身气机壅塞，肃降不能；肺合皮毛，肺热叶焦，发为肺痿，多为皮肌炎后期气阴皆伤之表现。张介宾云："诸痿者皆在阴分，亦总由真阴衰弱，精血亏损，故三气得以乘之。"胃为五脏六腑之海，与肺同主一身气机之通降，湿热犯胃，则气运失常，胃气上逆；热盛火炽，燥热内结，可见皮肌炎发作期口干、口渴、口苦、小便短赤、大便秘结等临床表现，甚至耗伤阴液，胃为水谷、气血之海，胃阴亏虚，故多发痿证。肝气热，筋膜干，发为筋痿，则四肢无力；湿热易循肝经上犯，病情缠绵，日久伤及阴分，肝阴亏虚，易致痿证；肝经湿热不解，乘于脾土，脾失健运，则湿热内蕴，相互影响。刘健教授在治疗本病湿热为盛时倡导清肺胃兼顾足厥阴肝经，常用地骨皮、知母、青蒿、蒲公英、白花蛇舌草等。知母清肺胃经实热与虚热，止虚劳之热，滋化源之阴；青蒿、地骨皮清透肺热，均入肝经，又善清除肝经湿热，对于血热者又有凉血之功；蒲公英、白花蛇舌草清热解毒，均入胃经，善清肾热又能利尿通淋，引胃热下行。

（二）洁净府，从小便去湿热

《张氏医通》曰："肌痹者，即着痹、湿痹也……四肢痿弱，皮肤麻木不仁。"湿气盛者为着痹，皮肌炎多属湿热为患，治当清热利湿除痹。张机《金匮要略》云："湿痹之候……当利其小便。"皮肌炎气阴两虚者，兼湿热之邪留滞经络关节，若用苦温燥湿之剂，不仅伤津耗气，而且有助热之弊；若用苦寒清热燥湿之剂，恐耗伐正气，有败胃之嫌，且黄芩、黄连均属味苦性燥之品，最能助燥伤阴。对于此种湿热，刘健教授常以甘苦寒淡之品为主，少佐苦辛为辅，甘能补益，苦寒能清热利湿，淡能渗泄水湿、畅通小便、通阳利窍，少佐苦辛能通能降。《黄帝内经》之"洁净府"即导在里之湿热下行从小便而去。朱丹溪曰："治湿不利小便，非其治也。"常用甘寒之车前草、木通、滑石，甘淡凉之薏苡仁，甘淡寒之泽泻，甘淡平之茯苓、猪苓，苦寒之萹蓄、瞿麦等。其中刘教授认为薏苡仁为阳明经药，临床几乎必用之，一者淡渗利湿、畅通小便，二者甘以益脾，虚则补其母也，三者渗湿除痹，正对皮肌炎湿、热、虚的病机特点。

（三）气阴双补，重调肺脾

肌痹乃湿热浸淫，外涉肌肉、皮肤，内达脏腑，痹阻经络，肺热叶焦或湿热困脾，肺、脾二脏首当其冲。后期气血运行不畅，气滞血瘀，肺脾受损，气血生化乏源，气血津液亏虚，筋脉肌肉失润发为痿证。热毒炽盛而伤阴或者素体阴虚湿热侵袭，日久肺阴亏虚，兼见肝肾阴虚，可见皮毛、肌肉枯萎，四肢无力，咽干口燥，舌红少苔，脉细数等表现。对此，刘教授常以甘平之剂为主，益气养阴，佐以甘苦寒，虚实两清，气阴双补重在调治脾、肺二脏。常用甘平之太子参、黄精、山药、甘草、党参，甘苦寒之玄参、生地黄等。其中太子参、黄精、山药均入肺、脾经，既益肺脾之气，又补肺脾之阴，太子参补中兼清，尤宜皮肌炎热邪伤肺、气阴两虚者；山药尚能补土生金，尤宜肺脾气阴俱虚者。党参补肺之气。甘草调和诸药兼补脾气。玄参滋肺脾之阴。生地黄清热生津治实热，又能凉血滋阴泻伏热。

（四）活血化瘀，不忘理气通滞

湿热阻滞经络、关节，痹阻不通，气机不畅，血运失常，可致气滞血瘀；或脾虚生湿，湿聚气运失常,瘀滞不通;或阴虚血热,灼伤脉络,迫血妄行,血溢脉外,留而为瘀;或阴虚内热,煎灼津液,血稠涩而为瘀;或后期气虚血液运行失常,血瘀阻滞,进一步气滞不通等。刘健教授认为气滞血瘀的病因、病机贯通皮肌炎的整个发病过程,治疗上时时不忘行气化瘀,气行则血行,气行则湿化,常用陈皮、厚朴、丹参、桃仁、红花等。陈皮辛能行、苦能燥、温能通,能补能泻,能升能降,对气滞痰阻之症颇具奇功;厚朴其力不但下行,又能上升外达,能散则气行,能泄则血行,能消痰湿胀满,少用则具通阳之功;丹参集凉血、活血、养血于一身,正对皮肌炎血热、血瘀、血虚等错综复杂之病机特点;桃仁、红花入心肝二经,善入血分,行血中瘀滞,善通久病络脉中瘀血。

五、临证用药

刘健教授临床运用中医药之优势治疗皮肌炎,整体审查,尤重病因、病机的分析,抓住正气不足之内在基础,热毒湿瘀致病之标,擅长从脏腑角度辨治本病,扶正固本,祛邪外出,屡获良效。

(一) 热毒炽盛

症状:肌肉疼痛不可触,或肌肉肿痛,肌肉无力,可伴紫红色皮疹,或有发热恶寒、关节酸痛,或高热口渴、心烦,或口苦咽干,大便干,小便黄赤。舌红苔黄,脉洪大或滑数。

治法:清热解毒,凉血通络。

代表方:犀角地黄汤合黄连解毒汤加减。

常用药:生地黄 25 g、水牛角 15 g、玄参 15 g、黄连 15 g、黄柏 15 g、牡丹皮 15 g、赤芍 25 g、白花蛇舌草 15 g、土茯苓 15 g、连翘 15 g。

(二) 脾虚湿热

症状:肌肉疼痛肿胀,四肢困重无力,身热不扬,头重如裹,或身有红斑,食少纳呆,胸脘痞闷,或腹胀便溏。舌红苔腻,脉滑数。

治法:祛湿清热,健脾益气。

代表方:升阳益胃汤合当归拈痛汤加减。

常用药:生黄芪 30 g、生白术 15 g、生薏苡仁 15 g、柴胡 15 g、升麻 15 g、当归 15 g、羌活 15 g、苦参 15 g、黄芩 10 g、泽泻 15 g、茯苓 15 g。

(三) 寒湿痹阻

症状:肌肉酸胀疼痛,麻木不仁,四肢无力,遇寒则肢端发凉变色疼痛,伴有畏寒身重,关节疼痛。舌淡苔白腻,或舌有齿痕,脉沉细或濡缓。

治法:散寒除湿,解肌通络。

代表方:防己黄芪汤合乌头汤加减。

常用药:黄芪 25 g、防己 10 g、防风 10 g、羌活 15 g、独活 15 g、制川乌 6 g、当归 15 g、川芎 15 g、薏苡仁 15 g、桂枝 10 g。

(四) 脾肾两虚

症状：肌肉萎缩麻木，松弛无力，四肢怠惰，手足不遂，面色萎黄或㿠白，畏寒肢冷，吞咽不利，脘腹胀闷。舌淡苔白，脉沉或弱。

治法：温补脾肾，益气养血通络。

代表方：补中益气汤合真武汤加减。

常用药：制附子 10 g、肉桂 5 g、白术 15 g、茯苓 15 g、黄芪 15 g、菟丝子 15 g、当归 15 g、白芍 15 g、熟地黄 15 g、淫羊藿 10 g。

(五) 肝肾阴虚

症状：病久不愈，身倦神疲，肢软无力，头晕，腰酸，肌肉萎缩，皮肤不荣，手足麻木，午后发热。舌红少苔，脉细数或虚数。

治法：滋补肝肾，舒筋通络。

代表方：一贯煎合知柏地黄丸加减。

常用药：北沙参 15 g、麦冬 15 g、熟地黄 15 g、川楝子 15 g、川芎 15 g、枸杞子 15 g、当归 15 g、黄柏 15 g、牡丹皮 10 g、龟甲 10 g。

第二节 刘健教授治疗肌痹临证医案

●【案 1】 健脾化湿、清热活血法治疗皮肌炎

梁某，女，47 岁，2019 年 7 月 8 日初诊。自诉于 2009 年 3 月无明显诱因开始出现颜面部红色皮疹，轻度瘙痒，至当地医院就诊，考虑过敏未予治疗。以后皮疹逐渐加重，蔓延至颈部、后背、腹部、双上肢伸侧，伴四肢近端、肩周、颈周肌肉酸痛无力，抬头、举臂、下蹲起立困难，进食有哽咽感。2009 年 7 月至当地医院就诊查谷草转氨酶、乳酸脱氢酶、磷酸肌酸激酶均升高，肌电图示肌源性损害，诊断为皮肌炎。用药为泼尼松、甲氨蝶呤、叶酸等，为求中医治疗特来安徽省中医院。

主诉：反复肌肉疼痛无力、皮疹 10 余年。

刻下症：四肢近端、肩周、颈周肌肉酸痛无力，病程中伴口干、口苦，眼干，脱发，偶有心慌、胸闷，无发热、咳嗽、咳痰、口腔溃疡、光敏等症，纳可，夜寐可，二便调。

查体：面部皮肤弹性减退，颜色潮红，颈部、后背、腹部、双上肢伸侧可见皮疹分布，皮下硬结，压痛（一），舌质红，舌苔黄腻，脉滑。

辅助检查：2019 年 7 月 8 日，肌酸激酶 801 U/L，ANA 1∶100，RF 10 U/mL，ESR 15 mm/h，CRP 1.9 mg/L。

中医诊断：肌痹，脾虚湿热证；西医诊断：皮肌炎。

治法：健脾化湿，清热活血。

处方：法半夏 9 g、茯苓 15 g、白术 10 g、山药 15 g、薏苡仁 15 g、陈皮 10 g、泽泻 15 g、蒲

公英15 g、白花蛇舌草15 g、黄芩10 g、丹参15 g、桃仁10 g、红花10 g、豨莶草15 g、厚朴15 g、地肤子15 g、白鲜皮15 g、蝉蜕8 g。25剂,每日1剂,早晚分服。老鹳草软膏外敷皮下硬结处,每日1次。

二诊:2019年8月2日,患者全身疲劳乏力好转,眶周水肿好转,颜面部皮肤紧绷、变硬稍好转,肿胀感、瘙痒好转,仰卧时抬头仍有困难。予上方减法半夏,并加葛根30 g、茯苓皮15 g,25剂继服。左臀部皮下硬结破溃处定期至换药室换药。

三诊:2019年8月27日,患者诸症缓解,抬头轻度受限,复查:肌酸激酶127 U/L,继予上方服用。

相继就诊半年后,患者自诉服药后无任何不适,未见明显四肢近端、肩周、颈周肌肉酸痛无力,颈部、后背、腹部、双上肢伸侧皮疹消退,皮下硬结减少,寐安,纳可,二便自调。舌质红,舌苔白,脉弦。

● **按语**

皮肌炎,尤其是病程长、早期未积极诊治的患者,前来就诊时多表现为累及全身四肢、肩周等多关节,受累关节无力、疼痛明显,并伴有累及全身皮肤的皮疹,诸如眼眶周围水肿性紫色红斑称"向阳疹",颈前、胸部"V"形区、肩背部水肿型紫色红斑称"披肩征",掌指关节和指间关节伸面紫红色丘疹称Gottron征。病程长者多可见皮疹消退后的色素沉着,皮肤颜色较深,或累及消化系统等。

关于肌痹的论述源于《素问·痹论》,即"以至阴遇此者为肌痹,以秋遇此者为皮痹……肌痹不已,复感于邪,内舍于脾,皮痹不已,复感于邪,内舍于肺。所谓痹者,各以其时,重感于风寒湿之气也"。《素问·生气通天论》曰:"因于湿首如裹,湿热不攘,大筋软短,小筋弛长,软短为拘,弛长为痿。"《素问·至真要大论》云:"诸湿肿满,皆属于脾。"故在治疗肌痹时常重视脾脏的调补,一为扶正以祛邪外出,二为防止湿邪伤脾之脏,三为防止疾病进一步内传,深入其他脏腑。脾气充盛,脾胃健运,则邪去正扶,疾病向愈。故在整个治疗过程中,刘健教授一直注重运用益气健脾药,如薏苡仁、茯苓、陈皮、白术、山药等,《素问·太阴阳明论》云:"四肢皆禀气于胃,而不得至经,必因于脾,乃得禀也。"表明四肢功能的正常与否,与脾脏运化水谷精微功能密切相关。若脾失健运,清阳不升,四肢萎弱不用等。故刘健教授在治疗肌痹中"治脾"贯穿全部处方。患者病程较长,湿热邪气侵犯,且湿邪日久,郁而化热,两者相互影响,加重湿热之证,方中运用黄芩、薏苡仁等清热除湿之药,患者病程日久,脾胃虚弱,气血生化乏源,运行不畅,终致瘀血阻络,皮疹泛发,方中运用红花、桃仁、丹参等活血化瘀之品。诸药相合,共奏健脾祛湿、清热活血之功。在临床应用时可随证加减,若皮疹明显,加紫草、徐长卿;若血瘀较甚,加三棱、莪术;若见神疲乏力、气血亏虚时,加太子参、当归、黄芪;若疼痛明显,加细辛、延胡索;若肌无力重,加威灵仙、五加皮等。

● **【案2】 清热解毒、凉血祛瘀法治疗皮肌炎**

李某,女,24岁,2020年1月10日初诊。患者诉3年前,无明显诱因出现全身肌肉无力伴有疼痛,面部红色皮疹,并逐渐加重。遂至当地某三级医院就诊,经过相关检查,诊为皮肌炎。予以甲氨蝶呤7.5 mg、每周1次,泼尼松10 mg、每日1次治疗,服药1个月后,自觉疗效欠佳。现为求中医治疗,遂来安徽省中医院就诊。

主诉:四肢肌肉疼痛乏力3年,加重伴面部红斑。

刻下症:现四肢乏力伴疼痛,双下肢明显,上下楼梯困难,下肢肌肉酸痛,蹲起无力,面部眶周红色水肿样皮疹,伴瘙痒,口干欲饮,纳可,寐差,小便调,大便干。

查体:面部、眶周皮肤弹性减退,颜色潮红,未见皮下硬结,压痛(-),舌暗红,苔黄厚腻,边有齿痕,脉滑数。

辅助检查:2020年1月3日,肌酸激酶773 U/L,ANA 1∶320,RF 9 U/mL,ESR 19 mm/h,CRP 9.1 mg/L。

中医诊断:肌痹,热毒炽盛证;西医诊断:皮肌炎。

治法:清热解毒,凉血祛瘀。

处方:蒲公英20 g、白花蛇舌草30 g、紫花地丁20 g、山药30 g、薏苡仁30 g、黄芩10 g、生黄芪30 g、苦参10 g、生地黄15 g、玄参15 g、牡丹皮15 g、赤芍15 g、茯苓15 g、白术15 g、鸡血藤30 g、珍珠母15 g、炒酸枣仁20 g、大黄10 g、炙甘草10 g。15剂,水煎服,每日1剂,早晚分服。配合应用黄芩清热除痹胶囊口服,3粒,每日3次;白芍总苷片口服,2粒,每日2次。

二诊:服上方半月余,面部皮疹减轻,皮色变暗,下肢肌肉酸痛减轻,蹲起稍困难,口干仍有,纳可,寐可,二便调。舌淡红,苔黄厚腻,脉沉滑。上方大黄减至5 g,珍珠母减至10 g,去炒酸枣仁,加豨莶草15 g、土茯苓30 g、紫草10 g。15剂,用法同前。

三诊:服上方1月余,面颊部散在皮疹范围缩减,未见明显新生,四肢乏力稍减,时有气短,面色潮红,皮肤偶瘙痒,纳眠可,大便不成形,小便调。舌质暗红,苔薄白,脉沉细。处方:生地黄10 g、玄参10 g、青蒿15 g、山药20 g、薏苡仁30 g、炒白术20 g、茯苓15 g、黄芪15 g、白鲜皮15 g、地肤子15 g、丹参15 g、鸡血藤20 g、车前子15 g、炙甘草10 g。15剂,服法同前。

四诊:服上方半月余,周身未见明显皮疹,双腿肌肉轻微酸痛,无力,纳少,寐安,二便调。舌质暗红,苔白厚腻,脉弦细。上方加佛手10 g、炒枳壳10 g、陈皮15 g、炒白芍20 g、白扁豆10 g、木瓜20 g、麦芽25 g、炒神曲10 g。15剂,用法同前。

五诊:服上方2月余,患者诸症好转,未见明显面部皮疹,未诉明显不适,复查:肌酸激酶103 U/L,ESR 10 mm/h,CRP 1.1 mg/L,继予上方15剂口服,服法同前。并嘱定期复诊,不适随诊。

● 按语

该患者病程3年余,风寒湿邪郁久化热成毒,浸淫肌表,皮疹泛发,故初诊用生地黄、玄参、赤芍、牡丹皮等凉血与活血散瘀并用,使其凉血散斑。方中以蒲公英、白花蛇舌草、紫花地丁等清热解毒之品,使稽留于营血中的热毒清解,血宁毒清。以苦参、黄芩之品加强清化湿热之功,又碍其苦寒之品易戕伐脾胃,故用茯苓、白术、山药、薏苡仁等健脾养胃之品。以酸枣仁、珍珠母安神,改善睡眠。此外用大黄,既能助其荡涤通便,又能凉血逐瘀解毒。《药品化义》云:"大黄气味重浊,直降下行,走而不守……专攻心腹胀满,胸胃蓄热,积聚痰实,便结瘀血……用此开导阳邪,宣通涩滞,奏功独胜。"并以炙甘草调和诸药,又能助茯苓、白术等健脾之功。二诊患者睡眠质量及大便干结等症状较初诊时改善故去酸枣仁,珍珠母减至10 g,大黄减至5 g,加用土茯苓、豨莶草解毒除湿,加用紫草凉血解毒,透疹消斑。三诊患者面部皮疹缩减,但面部潮红,时有气短,辨证为气阴两虚证。故调整用方,方中生地黄、玄参、青蒿滋阴清热,山药、薏苡仁、炒白术、茯苓健脾化湿和胃,黄芪大补肺脾之气,白鲜皮、地肤子、车前子清热利湿,丹参、鸡血藤活血化瘀。炙甘草调和诸药兼有补气之功。四诊患者皮疹基本消退,综合患者纳少、苔白厚腻等症,上方加用佛手、陈皮、炒枳壳燥湿健脾,理气宽中,加炒白芍养血柔肝,白扁豆健脾化湿,木瓜、麦芽、炒神曲健脾消食。五诊患者症状基本好转。

● **【案3】 补脾益肾、通络止痛法治疗感冒后皮肌炎**

任某,女,77岁,2019年3月27日初诊。患者诉3年前复因感冒发热、咽痛后双下肢乏力伴肌痛、压痛,并伴眶周红斑,查血清肌酶谱升高,在安徽省中医院诊断为皮肌炎,予激素及中药、抗生素等治疗1个月好转出院。出院后,服药物治疗半年余,患者渐恢复健康,自行停药。近半个月来,又因感冒出现以前症状,遂来安徽省中医院门诊就诊。

主诉:双下肢乏力伴疼痛反复发作3年,加重1个月。

刻下症:颜面、眼睑红斑,乏力,肌肉疼痛,以大腿为甚,下蹲困难,无发热咳嗽,平卧位抬头不能,吞咽困难,关节疼痛,自觉畏热喜凉,纳少,眠差,二便正常。

查体:面部、眶周皮肤弹性减退,颜色潮红,双下肢网状青斑,未见皮下硬结,压痛(±),舌淡红暗,苔薄白,脉沉细。

辅助检查:肌酸激酶941 U/L,ANA(-),抗中性粒细胞胞质抗体(±),ESR 19 mm/h,CRP 3.1 mg/L,血常规示WBC 10.3×10^9/L。

中医诊断:肌痹,脾肾两虚证;西医诊断:皮肌炎。

治法:补脾益肾,通络止痛。

方药:黄芪15 g、党参20 g、炒白术20 g、山药30 g、威灵仙20 g、桑寄生25 g、熟地黄20 g、山茱萸30 g、茯苓15 g、薏苡仁20 g、续断15 g、鸡血藤20 g、丹参15 g、延胡索15 g、炒麦芽15 g、神曲10 g、砂仁10 g、甘草6 g。15剂,水煎服,每日1剂,早晚分服。配合应用复方芪薏胶囊口服,3粒,每日3次;甲泼尼龙片口服,8 mg,每日2次。

二诊:2019年4月12日,患者服药半月余,现双下肢无力较前明显好转,行走距离较长,周身肌肉疼痛缓解,未见明显吞咽困难,现皮疹颜色变淡,无发热、关节疼痛,畏热喜凉,口干明显,纳少,眠差,二便正常。舌红暗,苔薄白,脉沉细。上方党参减至10 g,加麦冬15 g、知母10 g、天花粉15 g、酸枣仁25 g。15剂,用法同前。

三诊:2019年4月27日,患者现已能进行一般活动,未见明显口干,纳可,睡眠改善,二便调。上方去知母、天花粉,酸枣仁减至15 g,加补骨脂15 g。15剂,用法同前。甲泼尼龙口服4 mg,每日2次。

四诊:2019年5月12日,患者行动自如,状如常人,欣喜来报,并要求继续巩固治疗。予上方加女贞子、墨旱莲各15 g,牡丹皮10 g。10剂,用法同前。

五诊:2019年5月22日,患者无明显不适,生活如常,复查肌酸激酶79 U/L,ANA(-),抗中性粒细胞胞质抗体(±),ESR 10 mm/h,CRP 1.1 mg/L,血常规示WBC 6.3×

10^9/L,并嘱患者慎起居、避风寒,予上方继服 10 剂,用法同前。

● **按语**

患者为老年女性,慢性起病,双下肢无力,行走不能,四肢肌肉疼痛,伴有眶周、颜面红斑,西医诊断为皮肌炎,中医诊断为肌痹,辨证属脾肾两虚证。患者初诊时颜面、眶周红斑,无发热,但畏热喜凉,刘健教授考虑病本寒湿,然久蕴"邪欲化热",故治以温补脾肾,并佐以通络止痛之法治之。方中炒白术,味甘、苦,性温,入脾、胃经,健脾益气,兼以燥湿,长于补脾阳,《本草通玄》曰:"补脾胃之药,更无出其右者。"山药善于益气健脾、补肺肾阴,《本草纲目》谓其:"益肾气,健脾胃……润皮毛。"与熟地黄、山茱萸配伍使用,共奏补脾肺肾之阴。山药配伍炒白术为君,共奏补脾阳、滋脾阴之功。黄芪性微温,味甘,归脾肺经,补气之功最强,被誉为"补气圣药",方中以黄芪为臣药,取其补气健脾生津的功效,且补而不滞,补而不易助热。《景岳全书》谓之味甘气平,气味俱轻,升多降少,阳中微阴。生者微凉可治痈疽,蜜炙性温,能补虚损。并予威灵仙、桑寄生、断续、山茱萸、熟地黄以补肾中阴阳,固本培元,使一身之根得以通达;方中以丹参、鸡血藤予以活血化瘀,辅以延胡索行气活血通络止痛。并以砂仁、薏苡仁、神曲、炒麦芽等四药合用,健运脾气,醒脾开胃。《本草纲目》云砂仁:"补肺醒脾,养胃益肾,理元气,通滞气,散寒饮胀痞,噎膈呕吐,止女子崩中,除咽喉口齿浮热,化铜铁骨鲠。"诸药合用,共奏健脾益肾、通络止痛之功。

第十二章

皮 痹

第一节 刘健教授治疗皮痹经验初探

皮痹是一种以局限性或弥漫性肤冷肢麻、浮肿、甚者肌肤僵硬、萎缩为主要表现的风湿痹证,相当于现代医学的硬皮病,是以局限性或弥漫性皮肤增厚和纤维化为特征,累及心、肺、肾、消化道等内脏器官的结缔组织病。各年龄均可发病,但以20~50岁为发病高峰。硬皮病女性发病率为男性的3~4倍,其病变特点是胶原增生、炎症细胞浸润、血管堵塞、缺血性萎缩及免疫异常。

一、历史沿革

有关皮痹的病名最早见于《素问·痹论》,即"以秋遇此者为皮痹",后至隋代巢元方《诸病源候论》亦遵此说,其曰:"秋遇痹者为皮痹,则皮肤无所知""风寒痹症之状,或皮肤顽厚,或肌肉酸痛。"明确指出皮痹病的皮肤病变特点。隋代以后各医家虽有不同诠释,但多无出其右。明清时期,以病变部位作为皮痹病命名由来的观念颇为盛行,如清代董西园曰:"痹之为病随所着而命名。"《证治准绳·杂病》则直言"以所遇之时、所客之处而命其名",可以算是对皮痹命名原因的系统总结。宋代吴彦夔在《传信适用方》中形象地描述"四肢坚如石,以物击似钟磬,日渐瘦恶",更接近于硬皮病的临床表现。

二、病因病机

(一) 正气亏虚是皮痹的发病基础

《灵枢·百病始生》曰:"风雨寒热不得虚,邪不能独伤人。"强调正气充沛是抵御外邪的关键,若先天禀赋不足或后天失养,致使脾胃亏虚、生化乏源,或久病不愈、思虑过度、劳倦伤脾、房劳耗竭,以致气血耗伤、正气亏虚、不能濡养皮肤、变生皮痹。刘健教授在认同古人因虚致痹观点的基础上,提出了新的见解,认为本病病位在表,病本当责肺、脾、肾三脏亏虚,致卫外不固。《黄帝内经素问注证发微》亦曰:"肺气衰则三气入皮,故名之曰皮

205

痹。"认为肺气亏虚可导致外邪犯表、经脉不畅，发为皮痹。清代叶桂《临证指南医案》同样指出："痹者……皆有气血亏损。"可见皮痹的发病基础当责于正气亏虚。

（二）外邪侵袭是皮痹的致病因素

华佗所著《中藏经》言："痹者闭也，五脏六腑感于邪气，乱于真气，闭而不仁，故曰痹。"邪气闭阻，可致肌肤不仁，由此可见皮痹的发生应与外邪有关。后世医家亦多宗其说，如宋代《圣济总录》曰："此风寒湿三气，所以杂至合而为痹。浅则客于肌肤。"刘健教授秉持"扬弃"原则加以继承，认为除此之外，燥邪对皮痹的影响亦不可小觑。燥性干涩，易伤津液，若四时相感，时令气运太过，燥邪为患，燥性则干，耗竭津液，或内舍于肺，损及皮毛，肌腠失于濡养，则皮痹始生。

（三）营卫失调是皮痹的病机关键

《素问·逆调论》曰："荣气虚则不仁，卫气虚则不用，荣卫俱虚则不仁且不用。"指出荣卫虚弱，失于调和，则皮肤麻木不仁，萎废不用，进而发为皮痹。刘健教授强调肌肤不仁是因荣气亏虚，卫气过盛，使荣卫不和，外邪入侵，气血不畅所致。营卫同源于水谷之气，是构成人体生命活动的基本物质，两者发挥着滋润濡养脏腑九窍、温煦防御机体的作用，故营卫周行出入正常，则五脏六腑功能调和，形体百骸机转顺利，气机畅达无碍，皮肤腠理致密，机体抵御外邪能力增强。清代《类证治裁》明确指出："诸痹……良由营卫先虚，腠理不密……久而成痹。"可见营卫失调、气机不畅是皮痹的病机关键。

（四）气机不畅、皮脉瘀滞是皮痹的病理结局

《素问·举痛论》曰："余知百病皆生于气也。"气机畅达，则气血津液输布正常；气机不畅，致使气化过程受阻，气血津液运行障碍，进而形成痰浊血瘀，阻滞于皮肤而成"标实"之象。《素问·五脏生成》曰："血凝于肤者为痹。"指出痹证是因血液运行不畅，停滞于肌表而成。刘健教授认为邪气侵袭，痹阻经络，导致气血运行不畅是痹病产生的重要原因。叶桂亦遵此说，曰："痹者……风寒湿三气得以乘虚外袭，留滞于内以致痰湿、浊血流注凝涩而得之。"强调风寒湿邪乘虚外袭，机体气化功能受阻，气血津液疏布不畅，瘀久演变为痰湿、血瘀，困阻经络，导致痹病发生。邪阻正气，气机不畅、气血失调，迁延日久则发为皮痹。

三、主要临床表现

（一）局限性硬皮病

按皮损形态及分布又可分为滴状硬皮病、片状硬皮病、带状硬皮病及泛发性硬皮病。
1. 斑片状损害
初起为圆形、长圆形或不规则形，淡红或紫红色水肿性发硬片块损害。数周或数月后逐渐扩大，直径可达1～10 cm或更大，色转淡呈淡黄或象牙色，周围常绕淡紫或淡红色晕。

表面干燥平滑,呈蜡样光泽,触之有皮革样硬度,有时伴毛细血管扩张。经过缓慢,数年后硬度减轻,渐出现白色或淡褐色萎缩性瘢痕。可发生于任何部位,但以躯干为多见。在局限性硬皮病中此症状最为常见,约占60%。

2. 带状损害

常沿肢体或肋间呈带状分布,但头皮或面额部亦常发生,经过与片状损害相似,但皮损有明显凹陷,有时皮损下的肌肉,甚至骨骼可有脱钙、疏松、吸收变细。多见于儿童。

3. 点滴状损害

多发生于颈、胸、肩、背等处,损害为绿豆至黄豆大集簇性或线状排列的质硬小斑点。表面光滑发亮,呈珍珠母或象牙色,周围有色素沉着,时间较久,可发生萎缩。此型比较少见。

(二)系统性硬皮病

按受累范围、程度、进展速度及预后等,又可分为肢端型硬皮病及弥漫型硬皮病。肢端型和弥漫型的主要不同点在于肢端型开始于手、足、面部等处,受累范围相对局限,进展速度较缓,预后较好。

1. 皮肤

(1)水肿期:皮肤紧张变厚,皱纹消失,肤色苍白或淡黄,皮温偏低,呈非凹陷性水肿。肢端型水肿常先从手、足和面部开始,向上肢、颈、肩等处蔓延。在弥漫型中,则往往由躯干部先发病,然后向周围扩展。

(2)硬化期:皮肤变硬,表面有蜡样光泽,不能用手指捏起。根据受累皮肤部位不同,可产生手指伸屈受限、面部表情固定、张口及闭眼困难、胸部紧束感等症状。患处皮肤色素沉着,可杂有色素减退斑,毛发稀少,同时有皮肤瘙痒或感觉异常。

(3)萎缩期:皮肤萎缩变薄如羊皮纸样,甚至皮下组织及肌肉亦发生萎缩及硬化,紧贴于骨骼,形成木板样硬片。指端及关节处易发生顽固性溃疡,并有患区少汗和毛发脱落现象。少数病例可出现毛细血管扩张。

2. 肌肉

受累并不少见,症状包括肌无力、弥漫性疼痛。有些病例可似多发性肌炎的临床表现,肌肉受累明显者可发作肌萎缩。

3. 骨和关节

先有关节的红肿痛者约占12%,在病程中发展成关节改变的占46%,表现自轻度活动受阻至关节强直,以致挛缩畸形。手的改变最为常见,手指可完全僵硬,或变短和变形。指端骨的吸收可呈截切状表现。

4. 系统损害

硬皮病是因血管和结缔组织硬化、小血管增生、管腔堵塞引起的自身免疫病,因此它可造成全身性的损害,除皮肤、关节损害外,内脏损害主要见以下几方面。

(1)消化系统:舌的活动可因系带挛缩受限,齿因根尖吸收变疏松,食管受累相当常见,表现为吞咽困难,多伴有呕吐、胸骨后或上腹部饱胀或灼痛感(因反流性食管炎所致)。胃肠道受累可有食欲不振、腹痛、腹胀、腹泻与便秘交替等。

(2) 心血管系统：约61%的患者有不同程度的心脏受累。心肌炎、心包炎或心内膜炎均有发生。临床表现为气急、胸闷、心绞痛及心律失常，严重者可致左心衰竭或全心衰竭（亦可因肺部损害导致肺源性心脏病引起右心衰竭），甚至发生心源性猝死。

(3) 呼吸系统：主要表现为胸膜炎、胸腔积液、肺动脉高压、肺间质纤维化及限制性肺病等。患者常见咳嗽、气短、运动后呼吸困难等症状。

(4) 泌尿系统：肾脏损害较为普遍，是硬皮病的主要死亡原因之一。早期的肾损害表现为轻度的蛋白尿或镜下血尿，逐渐发展可以引起肾功能不全。部分患者可出现急性肾衰竭、少尿或无尿（临床上称硬皮病肾危象），或急骤进展的恶性高血压，可有头痛、视物模糊、恶心、呕吐等表现。

(5) 神经精神系统：少数病例有多神经炎（包括脑神经）惊厥、癫痫样发作、性格改变等。

四、治法治则

刘健教授认为皮痹的主要病机为脾气亏虚、邪毒阻络，证属本虚标实。其证候虚实寒热错综复杂，且常可累及心、肺、肾、胃、肠等脏腑。治疗宜扶正祛邪，标本兼治。扶正治本以健脾益气养血活血为先，祛邪治标宜活血化瘀、温经通络、软坚散结、散寒除湿等。尚应根据整个病程不同证候表现，灵活变通为用。健脾益气、活血散瘀、软坚散结等治疗大法适用于皮痹的整个病程。晚期出现脏腑损害时，则难以治疗。刘健教授治疗皮痹均不离"健脾养血、辛润通络"大法。

(一) 皮痹以治脾为先，兼顾肝肺肾三脏

脾主四肢，脾气健运则四肢皮肤润泽。《黄帝内经》认为"脾主身之肌肉"，且《素问·太阴阳明论》亦云："脾病……今脾病不能为胃行津液，四肢不得禀水谷气，气日以衰，脉道不利，筋骨肌肉，皆无气以生，故不用焉。"四肢皆禀气于脾，脾气健运则气血运行通畅，气行则血行，可避免瘀血内生，四肢皮肤方得以阳气的温养及润泽。培土可以生金，脾气健运则宗气足，有助于肺宣布津液于玄府和腠理。营卫者出于中焦脾胃，中焦脾胃健运则中焦气血化生充足。

《难经·二十二难》曰："血主濡之。"气血旺盛可以润养滋润肌肤，避免皮肤局部硬化及萎缩。脾气虚为主者重用黄芪、山药、茯苓、苍术、白术；脾虚有湿、脾胃不和、胃脘胀满者，可酌情加姜半夏、陈皮、茯苓等以健脾祛湿化痰；阴虚者可选用太子参、石斛等益气养阴药；养血通络者常用四物汤去生地黄、加丹参、鸡血藤、赤芍、白芍等治之。

(二) 皮痹久病入络，治疗应擅辛润通络之品

刘健教授认为皮痹常伴顽痰死血，久病入络，因此辛润通络法亦当贯穿疾病治疗始终。叶桂认为，"初为气结在经，久则血伤入络""佐以辛香，是络病大旨"。通络之法诸多，可分为疏风通络法、辛润养血通络法、虫蚁搜剔法。风药质润，一方面可疏风通络，另一方面可开玄府，起泄越卫气，祛风湿以止痒的作用，常用药物有蝉蜕、防风、僵蚕、羌活、秦艽

等。此外,叶桂治疗络病之辛润通络法,常选用桃仁、当归、莪术、赤芍、旋覆花、延胡索、香附等。刘健教授认为诊治皮痹需用藤枝类药物疏通经脉气血,故忍冬藤、络石藤、鸡血藤、桑枝、桂枝等药物也为其喜用之品。且皮痹为病程较长,以硬肿为主要表现,"邪留经络,须以搜剔动药""借虫蚁搜剔以攻邪结",故对于肌肤硬肿、肌肤颜色发暗者,刘健教授擅用地龙、蜂房等虫类药物化痰软坚、搜风剔络,辛润相合则疏而不燥、润而不滋,故皮肤润泽,硬肿得以软化。

五、临证用药

(一) 气血瘀滞

症状:关节疼痛,屈伸障碍,少腹胀痛,月经不调,面色晦暗,心烦易怒,胸闷不舒,皮损紫红色暗,硬肿刺痛,皮肤硬化萎缩,指端青紫肿胀。舌质紫暗或瘀斑,苔薄白或少苔,脉弦涩。

治法:活血化瘀,温阳通络。

代表方:阳和汤加减。

常用药:党参15 g、黄芪15 g、鸡血藤30 g、熟地黄30 g、丹参15 g、鹿角胶12 g、当归12 g、桂枝9 g、红花9 g、赤芍9 g、陈皮9 g、香附9 g、甘草6 g、炮姜炭6 g。

(二) 脾肾阳虚

症状:畏寒肢冷,腰膝酸软,性欲减退,纳食不佳,口不渴,大便溏,眼睑、面部及手肿胀发紧,局部皮肤硬化,指端苍白或青紫,疼痛阵发。舌暗淡嫩,苔灰滞,脉沉细。

治法:温补脾肾,开腠散寒。

代表方:补脾运化汤加减。

常用药:肉桂9 g、淫羊藿9 g、桂枝9 g、山药12 g、白术12 g、茯苓12 g、当归12 g、丹参12 g、赤芍12 g、黄芪15 g、党参15 g、路路通9 g、陈皮6 g、制川乌6 g、炙甘草6 g。

(三) 热毒瘀络

症状:口干口苦,胃纳不振,大便秘结,小便短赤,周身烦热,皮肤暗红,光亮,萎缩,硬肿疼痛,皮损高于皮面,关节疼痛,指端坏疽,皮肤溃烂。舌质红,苔薄黄,脉弦数。

治法:清热解毒,化瘀通络。

代表方:解毒活血汤加减。

常用药:金银花9 g、鸡血藤30 g、泽兰24 g、丹参20 g、玄参20 g、何首乌15 g、夏枯草15 g、延胡索12 g、郁金12 g、乳香6 g、没药6 g。

(四) 寒侵肌肤

症状:形寒怕冷,身痛肌痛,面色㿠白,肢端苍白,皮肤局限性或弥漫性发硬,皮肤光亮肿胀,皮纹消失,毛发脱落,无汗或多汗,关节活动障碍。舌淡红,苔薄白,脉沉细弱。

治法：解肌散寒，宣肺通络。

代表方：荆防解表汤加减。

常用药：荆芥9g、防风9g、前胡9g、羌活9g、独活9g、枳壳9g、川芎9g、当归9g、甘草6g、桔梗6g、生姜6g、薄荷6g、乌梢蛇12g、茯苓12g、黄芪15g、地龙15g、全蝎3g。

第二节　刘健教授治疗皮痹临证医案

【案1】　益气健脾、温阳通络法治疗硬皮病

石某，女，34岁，2019年3月13日初诊。患者自诉3年前无明显诱因出现双上肢、颜面皮肤僵硬、紧绷感，并自行前往当地医院就诊，诊断为硬皮病，予以激素、白芍等口服治疗，后症状反复发作，近1周上症加重伴乏力、双手雷诺现象，为求中医系统治疗，遂前来安徽省中医院就诊。

主诉：双上肢、颜面皮肤僵硬、紧绷感3年余，加重1周。

刻下症：双上肢、颜面皮肤僵硬、紧绷感，乏力，双手雷诺现象，怕冷，轻微咳嗽，少量黄痰，胃纳一般，二便调。

查体：面具脸，硬指，双上肢、颜面皮肤僵硬，不能提捏，言语低微。舌淡白，苔薄白，脉沉细。

辅助检查：胸部X线片未见明显异常。ANA 1∶320，抗硬皮病70抗体（抗Scl-70抗体）（++），斑点型（++），血常规示血小板389×10^9/L，尿常规示尿蛋白（±）。

中医诊断：皮痹，阳虚寒凝证；西医诊断：硬皮病。

治法：益气健脾，温阳通络。

处方：党参20g、黄芪30g、升麻10g、白术10g、当归10g、丹参15g、柴胡10g、鹿角霜15g、白芥子9g、地骨皮10g、桑白皮10g、陈皮15g、炙甘草10g。15剂，每日1剂，水煎服。

二诊：2019年3月28日，颜面、双上肢、手指皮肤僵硬未见明显改善，乏力缓解，未见咳嗽、咳痰，纳可，寐可，二便调。予上方加巴戟天10g、淫羊藿10g、细辛3g。15剂，服法同前。

三诊：2019年4月12日，颜面、双上肢、手指皮肤僵硬较前稍改善，纳可，寐可，二便调。继予上方加地龙10g、桂枝10g。15剂，服法同前。

四诊：2019年4月27日，颜面僵硬感较前缓解，双上肢、手指皮肤僵硬明显改善。继予上方去细辛、地骨皮、柴胡、巴戟天，加白芷10g、徐长卿10g、女贞子15g，丹参加至25g。15剂，服法同前。

五诊：2019年5月12日，颜面僵硬感明显缓解，双上肢、手指皮肤未见明显僵硬，活动如常。继予上方加车前子10g。15剂，服法同前。

六诊：2019年5月27日，颜面、双上肢、手指皮肤未见明显僵硬，活动如常，复查胸部X线片未见明显异常。ANA 1∶100，抗Scl-70抗体（±），斑点型（+），血常规示血小板

291×10^9/L,尿常规未见明显异常。继予上方减量 30 剂口服,服法同前。并嘱患者自购"补中益气丸"口服。随访患者 1 年余,未见明显异常不适,并间断口服"补中益气丸"。

● **按语**

硬皮病的发病原因及发病机制至今并未完全阐释清楚,目前认为与环境因素、遗传因素、性别、免疫异常等相关。硬皮病最常见的首发症状为雷诺现象[表现为发作性的一个或多个指(趾)端颜色相继出现苍白、发绀及潮红变化],约 90%的患者都会出现,同时可有不规则发热(发热时体温波动的范围极不规则,持续时间也不一定,体温曲线毫无规律)、关节肿痛、食欲减退、体重下降等症状。刘健教授认为硬皮病是一种以局限性或弥漫性皮肤增厚和纤维化为特征的全身性自身免疫病,皮肤症状改变(僵硬、雷诺现象等)是重要特征。刘健教授强调"有诸内者,必行诸外",故皮肤等外在病变必定与脏腑相关。同时也强调"五脏-五华""肺主皮毛",但更强调脾胃为"后天之本,气血生化之源",皮肤接受脾胃所化生的气血津液滋养之后得以荣润。

● **【案 2】 刘健教授运用治疗硬皮病合并间质性肺炎**

患者,女,44 岁,2019 年 4 月 15 日初诊。患者 10 余年前无明显诱因下出现双手指端、颈部皮肤硬化,双手雷诺现象,并出现咳嗽、胸闷,活动时气促明显,无发热恶寒、胸痛咯血。遂诊断为系统性硬化症、间质性肺炎,并予泼尼松片 2 mg、每日 1 次,甲氨蝶呤 10 mg、每周 1 次,乙酰半胱氨酸泡腾片,叶酸片等治疗后症状缓解,间断口服药物。此后胸闷、气促、咳嗽症状时有反复,近 2 日胸闷等症状加重,并在当地医院查肺功能提示轻-中度混合性通气功能障碍、弥散功能重度减退。为求中医药系统治疗,遂来安徽省中医院风湿免疫科就诊。

主诉:双手指端、颈部皮肤僵硬 10 年余,加重伴胸闷 2 日。

刻下症:双手指端、颈部皮肤硬化,双手雷诺现象,咳嗽、胸闷,活动时气促明显,无发热恶寒、胸痛咯血,少量白黏痰,胃纳一般,寐差,二便调。

查体:面部多处毛细血管扩张,皮肤紧绷硬化,蜡样光泽,双手皮肤紧绷,皮温下降,双肺呼吸音粗糙,双下肺可闻及湿啰音,未闻及哮鸣音。舌淡白,苔薄白微腻,脉沉滑。

辅助检查:肺部 CT 提示间质性肺炎。ANA 1∶160,抗 Scl-70 抗体(+),斑点型(++),血常规示血小板 350×10^9/L,尿常规未见明显异常。

中医诊断:皮痹,痰浊蕴肺证;西医诊断:硬皮病,间质性肺炎。

治法:健脾补肺,化痰通络。

处方:党参 20 g、茯苓 15 g、姜半夏 10 g、白术 15 g、薏苡仁 30 g、细辛 3 g、干姜 10 g、白芥子 10 g、莱菔子 10 g、紫苏子 10 g、陈皮 15 g、鱼腥草 15 g、芦根 10 g、桂枝 10 g、地龙 10 g、酸枣仁 15 g、甘草 10 g。20 剂,每日 1 剂,水煎服。另予泼尼松片 5 mg,每日 1 次;甲氨蝶呤 10 mg,每周 1 次;乙酰半胱氨酸泡腾片 0.6 g,每 2 次;叶酸片 10 mg,每周 1 次。

二诊:2019 年 5 月 5 日,患者双手指端、颈部皮肤硬化仍有,双手雷诺现象较前改善,咳嗽、胸闷,活动时未见明显气促,无发热恶寒、胸痛咯血,少量痰白易咳出,胃纳可,寐改善,二便调。予上方加瓜蒌 20 g,20 剂,服法同前。西药同前。

三诊:2019年5月25日,患者双手指端好转,颈部皮肤硬化较前改善,双手雷诺现象少发,活动时未见明显气促,无发热恶寒、胸痛咯血、咳嗽、咳痰,胃纳可,寐可,二便调。予上方去酸枣仁、细辛、莱菔子、紫苏子,加淫羊藿10 g、威灵仙10 g。20剂,服法同前。西药同前。

四诊:2019年6月14日,患者双手指端、颈部皮肤硬化好转,未见明显双手雷诺现象,活动后未见明显气促异常,无发热恶寒、胸痛咯血、咳嗽、咳痰,胃纳可,寐可,二便调。继予上方30剂口服,服法同前。

五诊:2019年7月14日,患者双手指端、颈部皮肤未见明显硬化,未见明显双手雷诺现象,活动后未见明显气促异常,行动如常,无发热恶寒、胸痛咯血、咳嗽、咳痰,胃纳可,寐可,二便调。继予上方加女贞子15 g、墨旱莲15 g,去鱼腥草、地龙、桂枝,30剂,服法同前。另予泼尼松片2 mg,每日1次;甲氨蝶呤7.5 mg,每周1次;乙酰半胱氨酸泡腾片0.6 g,每日1次;叶酸片10 mg,每周1次。

六诊:2019年8月15日,患者双手指端、颈部皮肤如常,未见明显双手雷诺现象,活动后未见明显气促异常,行动如常,无发热恶寒、胸痛咯血、咳嗽、咳痰,胃纳可,寐可,二便调。继予上方加炒麦芽15、神曲10 g。30剂,服法同前。西药同前。

七诊:2019年9月12日,患者状如常人,行动如常,无明显不适,胃纳可,寐可,二便调。继予上方减量,30剂,服法同前。并嘱患者日后将甲氨蝶呤片、叶酸片,改半个月服用一次,并逐渐停药,泼尼松小剂量维持。此后,随访1年余,患者未见明显不适。

● **按语**

刘健教授认为,本案患者病程日久,咳嗽迁延,且长期使用激素、免疫抑制剂,继发感染,乃劳伤正气,肺卫不固,感受外邪,郁闭肺气,上逆作咳,肺气失宣,行水不畅,运生痰浊,郁而化热,壅滞肺络,致肺气不畅,胸闷气急,咯吐白黏痰。本病反复迁延,痰浊难去,刘健教授主张以健脾、化痰为贯穿治疗。故在方中选用党参、茯苓、陈皮、姜半夏、白术、薏苡仁健运脾气,使痰生无所,并通调周身气血津液;白芥子、莱菔子、紫苏子降气化痰,白芥子更能涤荡皮里膜外之痰;细辛、干姜、桂枝药温通经脉,调畅气血,顺通壅塞之凝结;鱼腥草、芦根清泻肺中之邪;地龙走窜四末,疏通壅塞之痰,并助细辛、干姜温通之力;酸枣仁安神助眠;甘草调和诸药。全方共奏健脾补肺、化痰通络之力。二诊时,加瓜蒌,予以化痰、开胸散结,《神农本草经》言其治胸痹,味甘性润,甘能补肺,润能降气。胸有痰者,以肺受火逼,失降下之令,今得甘缓润下之助,则痰自降,宜其为治嗽之要药也。又洗涤胸膈中垢腻,治消渴之神药也。三诊时,更添淫羊藿、威灵仙助阳散寒之力。刘健教授认为患者长期口服激素,必将有阴虚之象,所以在五诊方中加女贞子、墨旱莲,滋而不腻,补而不滞,并于后期方中添炒麦芽、神曲健脾醒胃,更契合刘健教授"从脾治痹"之思想。

第十三章

狐 惑 病

第一节 刘健教授治疗狐惑病经验初探

狐惑病是以反复发作的口腔和阴部溃疡、眼部炎症或皮肤损害为主要表现的风湿痹证。狐惑病相当于白塞综合征,为自身免疫性疾病,可累及多系统多器官。在中国,本病患病人数约有100万,患病概率为14/10 000,多于中年发病,有一定病死率。本病既能累及血管、胃肠、神经系统等人体重要部位,又因反复发作,需经常就医,给患者带来了身体、心理及经济的多重压力。

一、历史沿革

《金匮要略》中有具体描述:"狐惑之为病……蚀于喉为惑,蚀于阴为狐。""目赤如鸠眼",恰构成本病三联征。同时《金匮要略》还记载了内服甘草泻心汤、苦参汤外洗、雄黄外熏等治疗方法,开中医治疗本病之先河。隋代巢元方在《诸病源候论》中指出本病"皆湿毒之气所为也"。唐代《备急千金要方》也持此论。清代魏念庭指出:"狐惑者,阴虚血热之病也。"对其病因病机作了初步探讨。从总体上看,历代医家对于狐惑病的认识基本趋向一致。

二、病因病机

通过临床实践,刘健教授认为本病的发病与湿邪密切相关,平素脾胃虚弱,先天不足,或病后脾胃功能虚弱,运化水湿无力,导致津液停聚。加上湿为阴邪,重浊黏滞,侵入人体则易深入脏腑,隐匿经隧,循经上蚀下注,侵入血管,形成本病。另外,湿邪亦郁而化热,湿热之邪易与毒瘀互结,阻滞经脉,加之患者长期服用激素类药物,易产生阴虚燥热之状,若上扰则口舌糜烂生疮,双目红赤。湿性趋下,若下注则阴部溃烂,多脏器受累,以成此证。

(一) 湿毒内蕴是发病缘由

由于感受湿热毒气,或恣食膏粱厚味、不洁之物,致使湿浊内蕴,日久化热,或热病、毒痢、斑疹等温热病后,余毒未尽,与湿浊相合,湿热邪毒壅蒸不得透泄,循经络上蚀口眼,下注外阴而致溃疡。毒火熏蒸、扰乱心神,又见神情恍惚、坐卧不安。

(二) 肝肾阴虚致病情加重

若汗、吐、下太过,或下痢日久、伤津耗液;或为情志所伤,肝郁化火伤阴;或热病后养息不当,阴液难复;或房劳过度、肾有所亏,以致肝肾阴亏,阴精不足则津液亏损,难以上润下濡。虚火内灼,上冲肝窍,下出肾窍,而致本病病情加重。

(三) 虚瘀错杂为疾病末终

脾土本虚,长期服用苦寒药,以致中阳受损,健运失司,水湿内聚,积久蕴为湿毒,阴湿内盛,流注经络、体窍,发为痈疡,本病作矣。湿热胶结,阻滞经脉气血,则瘀血内生或加重,瘀血又进一步阻遏气机,使气机不畅,气不化津反而成湿,或气机不畅,郁而化热。终致湿热毒瘀胶结不解,深入经络,攻于脏腑,气血逆乱,邪循经脉流注,以致上下俱见蚀烂溃疡。

刘健教授认为本病究其成因,当责之于心、肝、脾、肾四脏。机体受外淫湿火热毒侵扰,致脏腑功能失调;或由于脏腑本身气血阴阳相乘,毒邪浊气便循经走窜,随心火上炎,可见声音嘶哑,咽喉溃烂;下注肝肾二经则见阴部溃疡。本病的病情演变颇为复杂,病之初期和急性活动期多呈现热毒壅盛的实证,中、晚期则多为本虚标实或虚实夹杂之候,由于久病体虚,穷及脾肾,阳损及阴,阴损及阳,最终阴阳俱衰,而成难治之病。

三、主要临床表现

本病主要临床表现为口腔溃疡、阴部溃疡和葡萄膜炎(三联征),可有皮肤损害(四联征),也可侵犯其他系统的器官。

(一) 口腔溃疡

口腔溃疡多边缘清楚、疼痛、位于唇、齿龈、舌或颊黏膜上。口腔溃疡呈圆形或卵圆形,表面有白色或黄色假膜。常为多发,一般1~2周后愈合,但反复发作。有些患者口腔溃疡持久不愈,影响食欲。几乎所有患者都出现口腔溃疡。

(二) 阴部溃疡

多发生在阴囊、龟头、女性阴唇、阴道壁,甚至子宫颈、尿道。阴部溃疡形态与口腔溃疡相似,但反复性不似口腔溃疡强。查体可见外阴溃疡或溃疡愈合后的瘢痕。

(三) 眼部炎症

早期表现为结膜炎、虹膜睫状体炎,后期可有前房积脓,葡萄膜炎,结膜、角膜和视网膜出血。眼部症状很少为本病首发症状。多在口腔溃疡初次出现数年后发生。表现为眼及眶周疼痛、畏光,或瞳孔变形,一侧或双侧视力受影响。

（四）皮肤症状

多为结节性红斑及多形红斑、毛囊炎、痤疮样皮疹及皮肤过敏。

（五）关节症状

50%~60%患者诉关节痛,可发生急性或慢性滑膜炎,但关节红肿及骨破坏者少见。四肢大关节尤其是膝关节最常受累。

（六）其他

1. 中枢神经系统

中枢神经系统受损者占10%~18%。可以有头痛、颈项强直、脑膜炎、癫痫、软瘫、感觉及运动障碍、小脑共济失调、脑神经受损及各种精神症状。

2. 静脉及动脉炎

几乎不同部位的大、中、小动静脉皆可受累,但多见者为下肢的栓塞静脉炎,静脉曲张也不少见。常发生上下腔静脉梗阻。动脉受累主要为动脉闭塞及动脉瘤,而导致指端坏死、无脉症、动脉瘤破裂出血等。

3. 胃肠道

多见于回盲部肠溃疡,溃疡也可出现在其他部位。可有腹痛、腹泻、出血、穿孔、肠瘘、肠狭窄等。

四、治法治则

针对本病的病机特点,常常需要多种方法综合辨证治疗,刘健教授认为应以"标本兼治,攻补兼施"为治疗原则,以解毒、化瘀、补气为治疗大法,概括为"解""化""补"三字。并根据病期的不同,侧重点有所不同。

（一）健脾益气养阴以补虚

刘健教授认为狐惑病病情缠绵,反复不愈,久之则耗气伤阴,且久病者溃疡复发常与劳倦有关。患者就诊时常有气阴两虚之证候,如神倦乏力、胸闷气短、口干咽干、五心烦热、食欲不振、低热不退等。常选用山药、白术、太子参、西洋参、南沙参、玉竹、麦冬、石斛、功劳叶、仙鹤草等性味平和之品,补脾的同时养肺胃经之气阴。

（二）祛湿清热以解毒邪

《医原记略》言:"湿之为病最多,人多不觉湿来,但知避风避寒,而不知避湿者,因其害最缓最隐而难觉查也。"刘健教授认为狐惑病患者湿热之邪以内湿为多,其形成往往与长期的不良生活习惯有关,而脾胃、肝胆功能正常与否在狐惑病的发病与复发过程中起着至关重要的作用。例如,过食肥甘与辛辣厚味,内伤脾胃,生湿化热。湿热之邪侵扰心神则"默默欲眠,目不得闭",湿热中阻则"恶闻食臭",湿热上蒸则"蚀于喉",湿热下注则"蚀于阴",蚀于上部则咽喉溃烂,故"声嘶",蚀于下部则津不上乘,故"咽干"。故治疗本病多着眼中焦,调脾胃、除湿热、解毒邪,以消除致病根由。

(三) 活血化瘀以除根

虽然《金匮要略》记载狐惑病的临床症状,以目赤、咽喉及前后二阴的腐蚀症状为特征,没有明显的瘀血见证。刘健教授根据临床观察,狐惑病患者常见口腔和生殖器部位溃疡或皮肤红斑色暗,舌暗或有瘀斑,苔薄,脉涩等瘀血的征象。例如,明代医家赵献可言:"湿热久停,蒸腐气血而成瘀浊。"狐惑病患者在急性期多表现为湿热蕴结,湿热不除,与气血相搏,阻碍气化生机,使湿浊、热郁瘀滞脉络则成瘀。血液和微血管的异常变化是狐惑病发病的重要病理因素,这些变化和中医所认为的瘀血证候一致。从狐惑病的发病过程而言,瘀血既是"湿""热""毒"邪内侵后的产物,本身也是进一步的致病因素,瘀血产生以后必然会导致脏腑功能的失调,进而影响疾病的发展,瘀血的存在可能是狐惑病日久难愈、反复发作的重要原因。临床治疗狐惑病时,在辨证论治的基础上,根据不同的情况选用不同的活血化瘀治法,消除与瘀血并存的其他病理因素,则可以提高和维持疗效,减少疾病的反复发作。

五、临证用药

(一) 湿热火毒

症状:口腔、外阴溃疡,溃破处颜色鲜红,灼热疼痛,甚至糜烂腐臭,两目红肿疼痛、视物不清,伴发热、口苦咽干、心烦易怒、坐卧不安、口臭便秘、小溲黄赤。舌质红,舌边溃破,苔黄腻,脉滑数或弦数。

治法:清热除湿,泻火解毒。

代表方:龙胆泻肝汤加减。

常用药:龙胆草12 g、大青叶20 g、蒲公英20 g、黄芩15 g、黄连6 g、黄柏12 g、生地黄15 g、牡丹皮9 g、玄参15 g、金银花9 g、炙甘草9 g。

(二) 阴虚火旺

症状:病情缠绵,口腔、外阴溃疡反复发作,疮面暗红,溃烂疼痛,目睛干涩畏光,视物不清,同时见有午后低热,手足心热,烦躁不安,头晕耳鸣,失眠多梦,腰膝酸软,面部潮红,小便短赤,大便燥结,舌质红少津,或见裂纹。舌苔薄白,或少苔,光剥苔,脉弦细数。

治法:滋养肝肾,清热泻火。

代表方:大补阴丸加减。

常用药:黄连3 g、知母9 g、石斛20 g、龟甲15 g、生地黄15 g、熟地黄15 g、山茱萸9 g、茯苓20 g、牡丹皮9 g、北沙参15 g、白花蛇舌草20 g、板蓝根15 g、炙甘草6 g。

(三) 脾肾阳虚

症状:病程迁延日久,口腔、外阴溃疡此愈彼发,久难愈合,或屡愈屡发。患处呈淡红色,疮面平塌凹陷,痛势不甚,绵绵不绝,两眼干涩而痛,兼见头昏头重,倦怠乏力,面色苍白,饮食纳少,腰膝冷痛,畏寒面浮,下肢浮肿,大便溏薄,小便清长。苔薄质淡,边有齿痕,脉沉细无力。

治法:温肾健脾,益气除湿。

代表方:温肾健脾方加减。

常用药:附子6 g、肉桂5 g、党参20 g、炙黄芪20 g、干姜3 g、白术12 g、茯苓15 g、当归12 g、升麻3 g、忍冬藤20 g、炙甘草6 g。

(四)脾虚瘀结

症状:溃疡迁延难愈,纳差消瘦,面色晦暗无华,口唇发绀,表情淡漠,上腹隐痛,无呕吐,手足凉,大便偏干。舌质紫暗,苔白腻,脉涩。

治法:健脾益气,活血除瘀。

代表方:桂枝茯苓丸加减。

常用药:吴茱萸6 g、党参9 g、生姜6 g、桂枝6 g、白芍15 g、茯苓15 g、桃仁9 g、牡丹皮12 g、佛手9 g、白芷9 g、鸡内金3 g、炙甘草6 g。

第二节　刘健教授治疗狐惑病临证医案

● **【案1】　益气滋阴、泻火解毒法治疗白塞综合征**

黄某,女,68岁,2022年9月14日初诊。患者于10年前无明确诱因出现反复口腔、外阴溃疡,溃疡处疼痛明显,伴咽喉部疼痛不适,至当地医院考虑为白塞综合征并予以相关处理,好转后出院。1年前患者口腔黏膜及舌面多发散在绿豆大小溃疡面,当地中医院治疗(具体不详),症状仍反复。近10日来患者症状明显加重,口腔内及舌面多处散在绿豆样大小溃疡面,外阴溃疡,遂至安徽省中医院治疗。

主诉:反复口腔、外阴溃疡10年,加重10日。

刻下症:口腔多发溃疡,外阴溃疡,口干口苦,眼干眼痒,易疲劳乏力,心慌、胸闷,偶有呼吸不畅,偶有头晕发作,胃脘不适,时有反酸等症状,伴口干、口苦,偶有心慌、胸闷,无咳嗽、咳痰等症,纳差,夜寐欠佳,二便调。

查体:舌面、舌缘上腭散在绿豆大小溃疡面,外阴有两处溃疡,颜色鲜红,未结痂。舌质淡红,舌苔薄,脉细。

辅助检查:2022年9月14日,ANA(一),血常规示白细胞$3.28×10^9$/L,红细胞$3.66×10^{12}$/L,ESR 20 mm/h。

中医诊断:狐惑病,气阴两虚证;西医诊断:白塞综合征。

治法:益气滋阴,泻火解毒。

处方:太子参15 g、山药20 g、麦冬10 g、女贞子15 g、墨旱莲15 g、牡丹皮10 g、茯苓10 g、陈皮15 g、丹参15 g、薏苡仁15 g、泽泻10 g、苍术10 g、黄柏10 g、淡竹叶10、炒麦芽

15 g、神曲 10 g、酸枣仁 20 g、甘草 15 g。10 剂，每日 1 剂，早晚分服。另予沙利度胺片 50 mg，口服，1 次/晚。

二诊：2022 年 9 月 24 日，患者复诊，口腔、会阴部溃疡范围缩小，未见明显新发溃疡，饮食尚可，睡眠稍好转。予上方太子参减至 10 g，甘草加至 25 g，加煅龙骨 20 g、煅牡蛎 20 g、蒲公英 20 g。10 剂继服，用法同前。西药同前。

三诊：2022 年 10 月 5 日，患者诸症缓解，未见明显新发溃疡，溃疡面已近愈合，纳可，寐可。予上方女贞子、墨旱莲、丹参、煅龙骨、煅牡蛎减至 10 g，蒲公英减至 15 g，去泽泻、牡丹皮、淡竹叶。15 剂继服，用法同前。西药同前。

四诊：2022 年 10 月 19 日，患者未见明显不适，特来寻求巩固治疗。予上方减量继服，并嘱患者停服沙利度胺片，忌食生冷刺激，畅情志，随访无明显不适。

● **按语**

本案患者为老年女性，《素问·阴阳应象大论》曰："年四十，而阴气自半也。"因年老体虚、房事不节等因素影响，耗损精血，真阴耗伤。阴液不足，一者"阴虚生内热"，产生虚火上炎之象；二者易致经络涩滞，生湿成毒而下注。故在治疗本案中以益气滋阴为主，并辅以健脾利湿泻火解毒之品。方中太子参、山药益气健脾，补后天之亏耗，充盈机体；麦冬、女贞子、墨旱莲等诸药滋阴而不壅滞。近代"女贞子-墨旱莲"药理研究显示，其中含有槲皮素、山奈酚、木犀草素，具有抗肿瘤、抗氧化、抗血小板聚集、抗炎及调节免疫保护神经等多种药理作用。牡丹皮、泽泻、苍术、黄柏等清利下焦湿毒之邪。苍术性芳烈燥散，可升可降，走而不收；黄柏味苦，性寒，去其蚀阴之病，保全正气。《景岳全书》曰苍术："与黄柏同煎，最逐下焦湿热痿痹。"苍术苦温香燥，配以黄柏，既直清下焦湿热，又可压制苍术温燥之性，一温一寒，寒可制温，清热燥湿，标本同治，诸症自除。茯苓、陈皮、薏苡仁等健运脾脏，淡渗利湿。淡竹叶，《本草再新》云其清心火，利小便，除烦止渴，更助前药邪毒从小便而出。丹参活血散瘀兼能清心火。炒麦芽、神曲健运脾气，消食畅中。酸枣仁安神助眠，研究显示酸枣仁总皂苷能够通过回调海马组织内源性差异代谢物，并调控相关氨基酸代谢通路，从而改善失眠。甘草清热解毒并调和诸药。

● **【案 2】** 健脾化湿、清热活血解毒法治疗白塞综合征合并溃疡性结肠炎

王某，女，36 岁，2020 年 7 月 8 日初诊。曾因腹痛、血便于外院查肠镜提示结肠处多发溃疡，黏膜多处出血，当时诊断为溃疡性结肠炎。并按溃疡性结肠炎治疗后，病情未见明显缓解。患者时有腹痛，排脓血便，口腔溃疡，会阴部溃疡，头痛，发热，体温最高为 39.6℃。为求中医治疗特来安徽省中医院就诊。

主诉：反复腹痛、便血 2 月余，加重伴口腔、外阴溃疡 1 周。

刻下症：腹痛，排脓血便，3 次/日，口腔溃疡，会阴部溃疡，头痛，发热，体温 38.3℃，伴口干、口苦，偶有心慌、胸闷，无咳嗽、咳痰等症，纳差，夜寐欠佳，小便正常，脓血便。

查体：舌面、舌缘上腭散在绿豆大小溃疡面，会阴部新生一处约 1.1 cm×0.7 cm 溃疡面，颜色鲜红，未结痂。舌质红，舌苔黄腻，脉弦细。

辅助检查：2020 年 7 月 8 日，ANA 1∶100，ESR 28 mm/h，CRP 5 mg/L。

中医诊断:狐惑病、肠痈,脾虚湿热证;西医诊断:白塞综合征,溃疡性结肠炎。

治法:健脾化湿,清热活血解毒。

处方:薏苡仁25 g、法半夏10 g、茯苓15 g、炒白术10 g、白芷10 g、陈皮10 g、冬瓜仁15 g、白花蛇舌草25 g、白头翁15 g、桃仁10 g、红花10 g、大黄9 g、厚朴10 g、赤芍15 g、炒麦芽15 g、神曲10 g、甘草10 g。10剂,每日1剂,早晚分服。

二诊:2020年7月19日,口腔、会阴部溃疡少有新发,服药过程中发热一次,体温37.6℃,饮食尚可,脓血便次数明显减少,日2次。予上方法半夏减至6 g,大黄减至5 g,白头翁加至20 g,并加败酱草20 g,10剂继服,用法同前。

三诊:2020年7月30日,诸症缓解,未见明显新发溃疡,溃疡面已有愈合,大便不成形,未见脓血便。予上方去白花蛇舌草、白头翁、白芷、赤芍、大黄、厚朴,炒白术加至25 g,甘草改炙甘草10 g,加党参10 g、山药20 g、苍术10 g,15剂继服。

四诊:2020年8月14日,诸症明显好转,无明显不适,继予上方健脾助运,15剂口服,服法同前。

五诊:2020年8月30日,患者欣喜且未见明显不适,特来寻求巩固治疗。复查:ESR 10 mm/h,CRP 1.1 mg/L。予上方减量继服1个月,并嘱患者忌食生冷,畅情志,择期复查肠镜。随访无明显不适。

● **按语**

根据患者症状、舌苔脉象,故诊断为狐惑病、肠痈,脾虚湿热证。方中炒白术、茯苓、薏苡仁、法半夏、陈皮等健脾化湿,使脾健运而畅运三焦,湿无定根而邪气自除;白花蛇舌草、白头翁、白芷清热解毒,排脓外出。《本经逢原》云白头翁:"主温疟狂猖,寒热症瘕积聚,瘿气,逐血,止腹痛,疗金疮。"方中配以红花、桃仁、赤芍活血化瘀,使瘀于肠中之血,随大黄、厚朴之品分泻而出,且大黄能助桃仁、红花等共奏荡涤瘀血之功。《本草新编》谓大黄:"其性甚速,走而不守,善荡涤积滞,调中化食,通利水谷,推陈致新,导瘀血,滚痰涎,破症结,散坚聚。"并辅以炒麦芽、神曲健脾开胃,助运脾脏。甘草调和诸药,亦助白花蛇舌草等清热解毒。诸药配伍共奏健脾化湿、清热活血解毒之功。刘健教授治疗主要采用健脾、清热、活血为主,治疗过程中注意并嘱患者适度调节工作节律,调整情绪,均衡饮食,避免和减少诱发因素的刺激,治疗中应重视免疫治疗,使病愈后不易复发。

● **【案3】 滋补肝肾、清热除湿法治疗白塞综合征伴皮肤毛囊炎**

患者,男,56岁,2019年11月初诊。患者3年前阴囊开始出现溃疡面,继而反复出现口腔溃疡,双眼发红伴发肩背部毛囊炎,曾在当地市人民医院皮肤科诊断为白塞综合征,长期内服泼尼松及多种维生素,外涂莫匹罗星软膏,皮损未见明显好转,时有复发。近1周来,患者上述症状加重,遂来安徽省中医院就诊。

主诉:反复阴囊溃疡、结膜炎3年,加重伴口腔溃疡1周。

刻下症:阴囊部溃疡,口腔溃疡,结膜充血,肩背部毛囊炎,体温37.3℃,伴口干、口苦、乏力,腰酸膝软,心烦纳差,失眠盗汗,无咳嗽、咳痰等症,纳差,夜寐欠佳,小便正常,大便不成形,3~4次/日。

查体：双眼结膜充血，咽充血发红，口唇、舌、咽喉溃疡，阴囊散在小溃疡，肩背部可见化脓性毛囊炎，舌质淡红，苔薄有裂纹，脉数弦滑。

辅助检查：2019年11月3日，ANA 1∶320，CRP 19 mg/L，血常规示 PLT 328×10⁹/L。

中医诊断：狐惑病，肝肾阴虚兼湿热蕴结证；西医诊断：白塞综合征，皮肤毛囊炎。

治法：滋补肝肾，清热除湿。

处方：生地黄15 g，女贞子20 g，麦冬10 g，熟地黄15 g，山药15 g，墨旱莲20 g，地骨皮15 g，夏枯草15 g，苦参10 g，黄柏10 g，苍术15 g，白花蛇舌草20 g，野菊花10 g，茯苓15 g，泽泻10 g，丹参10 g，甘草10 g。14剂，每日1剂，早晚分服。

二诊：2019年11月17日，患者未见新生口腔溃疡面，阴囊部溃疡好转，阴囊潮湿较之前明显好转，眼结膜充血好转，肩背部未见新生毛囊炎，大便不成形，频次较之前减少。予上方夏枯草减至10 g，白花蛇舌草减至10 g，地骨皮减至10 g，去野菊花，山药加至25 g，并加薏苡仁20 g，车前草10 g。继服14剂，服法同前。

三诊：2019年12月1日，患者精神明显好转，大便已成形，口腔还有一处溃疡，阴囊部溃疡愈合结痂，眼结膜未见明显红肿，肩背部毛囊炎范围缩小、结痂，睡眠时有不佳。予上方去夏枯草、地骨皮、苍术、苦参、黄柏，将白花蛇舌草减至10 g，加酸枣仁20 g，首乌藤15 g，珍珠母10 g。续服14剂，服法同前。

四诊：2019年12月15日，患者口腔溃疡已基本愈合，睡眠亦有改善，无明显不适。遂将上方各药减量，继服10剂，服法同前。

五诊：2019年12月25日，患者未见明显有溃疡，肩背部皮肤毛囊未见，纳可，寐可，二便调。复查：ANA 1∶320，CRP 2.3 mg/L，血常规示血小板 301×10⁹/L，予上方继服10剂，服法同前。并嘱患者忌食生冷刺激之品，劳逸结合。此后随访，患者未再新生溃疡，特来道谢。

● **按语**

本案患者为长期反复发作，病程过久，耗伤机体阴液，肝阴亏虚，头目缺少濡养，加之机体湿毒稽留日久，上泛于目，故见目赤红；肾阴亏耗，则盗汗，腰膝酸软，五心发热等；且患者长期口服糖皮质激素类药物，刘健教授认为长期激素治疗会致使患者机体呈现阴虚火旺之"假阳性"现象，防阳盛化火伤阴；患者大便不成形且次数频，阴囊潮湿，应是湿邪稽留日久，流注于下焦。故辨证为肝肾阴虚兼湿热蕴结证。本方中运用生地黄、熟地黄、墨旱莲、女贞子等滋补肝肾之品，使上犯之虚火得以归元。运用夏枯草、苦参、黄柏、苍术、白花蛇舌草等清解热毒之邪，患者眼结膜红肿，故加夏枯草、野菊花二药清肝明目解毒，《本草通玄》有云："夏枯草，补养厥阴血脉，又能疏通结气。目痛、瘰疬皆系肝症，故建神功。"现代药理学研究，夏枯草具有抗菌消炎、抗病毒、降血压、调节免疫、抗氧化、保肝、抗抑郁、心肌保护等药理作用。黄柏、苍术仿二妙散清下焦湿热之意，并以白花蛇舌草、苦参增强其解毒燥湿之力。近代发现苦参的化学成分主要为氧化苦参碱、苦参碱及黄酮类化合物，具有抗菌、抗病毒、抗氧化、抗炎、免疫调节、保护心脏等作用。方中用茯苓、泽泻二药辅以祛湿健脾，丹参活血凉血，甘草调和诸药并兼以解毒。全方共奏滋补肝肾、祛湿解毒之效。

第十四章

气 痹

第一节 刘健教授治疗气痹经验初探

气痹是既有关节痛、肌痛的一般痹证表现，又有情绪及精神症状的风湿痹证。本病为痹证中的一个特殊类型，对这一类型的痹证，相当于纤维肌痛综合征。特征是弥漫性疼痛和睡眠障碍，常伴有多种非特异性症状；典型的症状是患者身体的某些特定部位有显著的压痛，无特异的实验室或病理学所见能帮助诊断。纤维肌痛综合征的原因不明，但患者可有躯体或精神创伤史。纤维肌痛综合征有各种各样的症状和体征，目前尚无本病的诊断标准，故很难治疗。

一、历史沿革

《中藏经·论气痹》云："气痹者，愁忧思喜怒过多，则气结于上，久而不消，则伤肺，肺伤则生气渐衰，则邪气愈胜。留于上，则胸腹痹而不能食；注于下，则腰脚重而不能行；攻于左，则左不遂；冲于右，则右不仁；贯于舌，则不能言；遗于肠中，则不能溺。壅而不散则痛，流而不聚则麻。"首次论述了情志不舒、气机郁滞而致的痹证。

二、病因病机

本病病机为素体正气不足或思虑劳倦，肝郁脾虚，复感外邪，闭阻经络关节肌腠，气血运行受阻，不通则痛。日久脾虚生痰，肝郁化火，变生"痹证"与"郁证"相兼证候。

（一）寒湿痹阻

素体阳气不足，风寒湿邪乘虚而入，风寒不化，寒湿留着于筋脉骨节肌肉，经脉受阻，经气不利，正如《伤寒论》指出："少阴病，身体痛，手足寒，骨节痛，脉沉者，附子汤主之。"然而本病不同于普通痹证，其病机更着重寒与湿，以痛痹、着痹多见，而行痹少见。正如清代陈念祖《时方妙用·痹》云："深究其源，自当以寒与湿为主，盖以风为阳邪，寒与湿为阴邪，阴主闭，闭则郁滞而为痛，是痹不外寒与湿。而寒与湿亦必之假风以为帅，寒曰风寒，湿曰风湿,此三气杂合之说也。"可见,三气之中更强调寒湿。

(二) 肝郁脾虚

抑郁、暴怒伤肝,忧思、劳倦伤脾。肝藏血,主筋,为罢极之本,肝主疏泄,调畅气机,肝气不疏,气机郁滞,血行不畅,经络不能通行,遂生痹痛;肝失疏泄,气机不畅,则郁郁寡欢,情志抑郁。脾主运化,为气血生化之源,又主肌肉四肢,脾气不足,生化乏源,故周身困倦,四肢无力。正如《素问·本病论》云:"人或恚怒,气逆上而不下,即伤肝也。"《灵枢·本神》云:"愁忧者,气闭塞而不行。"本病亦可肝郁化火,形成肝阳上亢,或木乘脾土,气滞血瘀等证型转变。

(三) 肝肾两虚

先天禀赋不足,肝肾亏虚,或房劳过度,久病大病,耗伤阴精,肝肾既虚,外邪入侵,且正虚乏力,不能祛邪外出,病程迁延,不易痊愈。

总之,本病由于禀赋素虚,气血不足,营卫不和,或肝脾肾三脏虚弱,以致风寒湿乘虚而入,留于肌腠关节,阻于经络,气血运行不畅,出现痹证表现。又因邪阻气机,升降失常,气机逆乱,脏腑功能失调出现气机抑郁的郁证表现。故临证所见病情缠绵,虽无关节畸变和脏腑实质损害之大碍,却因患者身心俱病,难奏速效。

三、主要临床表现

纤维肌痛综合征多见于女性,最常见的发病年龄为 25～45 岁。其临床表现多种多样,但主要有下述症状。

(一) 主要症状

全身广泛性疼痛和广泛存在的压痛点是所有纤维肌痛综合征患者都具有的症状。疼痛遍布全身各处,尤以中轴骨骼(颈、胸椎、下背部)及肩胛带、骨盆带等处常见。其他常见部位依次为膝、手、肘、踝、足、上背、中背、腕、臀部、大腿和小腿。大部分患者将这种疼痛描写为刺痛,痛得令人心烦意乱。患者常自诉关节痛,但细问则答称关节、肌肉甚至皮肤都痛。另一个所有患者都具有的症状为广泛存在的压痛点,这些压痛点存在于肌腱、肌肉及其他组织中,往往呈对称性分布。在压痛点部位,患者与正常人对按压的反应不同,但在其他部位则无区别。以测痛计测量,低于正常人的压力,即可引出压痛。

(二) 特征性症状

这一组症状包括睡眠障碍、疲劳及晨僵。约 90% 的患者有睡眠障碍,表现为失眠、易醒、多梦、精神不振。50%～90% 的患者有疲劳感,约一半患者疲劳症状较严重,晨僵见于 76%～91% 的患者,其严重程度与睡眠及疾病活动性有关。

(三) 常见症状

最常见的是麻木和肿胀。患者常诉关节、关节周围肿胀，但无客观体征。其次为头痛、肠激惹综合征。头痛可分偏头痛或非偏头痛性头痛，后者是一种在枕区或整个头部的压迫性钝痛。心理异常包括抑郁和焦虑。此外，患者劳动能力下降，约 1/3 的患者需改换工种，少部分人不能坚持日常工作。以上症状常因天气潮冷、精神紧张、过度劳累而加重。

(四) 混合症状

原发性纤维肌痛综合征很少见，大部分纤维肌痛综合征患者都同时患有某种风湿病。这时临床症状即为两者症状的交织与重叠。

四、治法治则

本病多见于青壮年女性，有明显的神经精神症状，如头痛、失眠、心烦焦虑等，因此在发病及临床表现中都有明显的心理障碍。刘健教授据此认为"肝脾同治、身心调养"是其治疗大法。

(一) 重视从肝论治

本病患者都存在不同程度的情志异常。"肝主谋虑"，忧思郁怒以致肝失条达，肝气郁结，气机不畅，血行受阻，筋脉郁滞，可见周身疼痛的症状。刘健教授在临证治疗时，非常重视从肝论治。当以疏肝解郁为法，肝气一疏，气行血畅，筋脉郁滞等症状随之解除。选方喜用逍遥散、柴胡疏肝散之类，用药喜用"柴胡、香附、青皮、橘皮"等疏肝之品。《素问·宣明五气》曰："五脏所主……肝主筋。"《素问·阴阳应象大论》中亦有"东方生风，风生木，木生酸，酸生肝，肝生筋……在体为筋，在藏为肝""筋痹不已，复感于邪，内舍于肝，而为肝痹"之言。每论肝，刘健教授必论其"疏泄"之功。肝为风木之脏，喜条达而恶抑郁。《内经博议》也云："以木为德，故其体柔和而升，以象应春，以条达为性……其性疏泄而不能屈抑。"肝之疏泄顺畅，脏腑升降出入有序，气机舒畅，气血流通，情志调畅，气和志达，血气和平。

刘健教授认为"调畅肝气，养阴柔肝"需要贯穿本病治疗的始终。在临床治疗过程中，如有实证，当以祛邪为主，根据外感邪气的不同，使用祛风、散寒、除湿、清热、活血通络等方法；如有虚证，则以扶正为主，可以使用益气养血、温补脾肾、养阴柔肝等方法；虚实夹杂，则以"祛邪不伤正，扶正不碍邪"为治则，遣药组方，灵活机敏。但无论虚实，治疗全程均应适当地配合疏肝理气、柔肝舒筋之法。

(二) 注重调理脾胃

脾胃是后天之本，气血生化之源，气机升降的枢纽，人以胃气为本，在本病治疗中，也非常重视调理脾胃。胃气主降，受纳腐熟水谷以输送于脾，脾气主升，运化水谷精微以灌溉四旁。肝的疏泄之功是脾胃维持正常消化运动的必要条件。"木之性主乎疏泄，食气入胃,全赖肝木之气以疏泄之,则水谷乃化,设肝不能疏泄水谷,渗泄中满之证在所难免。"本病患者若肝失疏泄,必使克犯脾胃,同时出现嗳气脘痞、腹胀便溏、恶心呕吐、纳差食减等症状。

在本病治疗过程中,患者思虑过度,"思则心有所存,神有所归,正气留而不行,故气结矣",导致气结于中焦,脾胃升降失司,气血生化无源。脾为气血生化之源,神赖气血的奉养,神明失养,可见心悸、失眠、健忘、抑郁等诸多的症状。治疗方面,"持中央以通达四旁",刘健教授常用香砂六君子汤、补中益气汤、二陈汤等,药物常用橘皮、木香、枳壳、厚朴、紫苏梗等理气健脾之品,亦用生黄芪、白术、茯苓等健脾益气之品,也佐以炒谷芽、炒麦芽、神曲、炒山楂、鸡内金等健脾消食之品。

(三) 重视身心同治

刘健教授在临证治疗时,重视整体观念,"天人相应""形神合一",把人作为一个整体,不能孤立地治疗疾病,要从患者饮食起居、心理状态等多方面予以关注及指导。对于本病的治疗,刘健教授尤其重视身心同治。喜、怒、忧、思、悲、恐、惊,七情失常,直接损伤脏腑,导致气机紊乱,可直接致病。此所谓,"故悲哀愁忧则心动,心动则五脏六腑皆摇"。临证使用一些安神定志的药物,同时会特别关注患者情绪心理状态,对患者加以鼓励,鼓励患者进行适当锻炼,特别会推荐患者练习传统功法,如八段锦、太极拳等,以平衡气血阴阳、养神宁心。

五、临证用药

(一) 寒湿痹阻

症状:周身关节肌肉冷痛、重着,如坐冷水中,遇冷加重,得热稍舒,脊背僵硬压痛,四肢不温,心情郁郁寡欢,失眠或早醒,纳呆,大便黏滞不爽。舌暗淡,苔白腻,脉弦缓。

治法:散寒化湿,通络止痛,解郁安神。

代表方:附子汤加减。

常用药:炮附子 10 g、独活 10 g、茯神 20 g、防风 10 g、天麻 10 g、黄芪 15 g、白术 20 g、川芎 10 g、当归 10 g、柏子仁 15 g、丹参 20 g、香附 10 g、石菖蒲 10 g、甘草 6 g。

(二) 肝郁脾虚

症状:关节胀痛或刺痛,肌肉僵硬乏力,脊背刺痛不舒,胁肋胀痛,纳呆,便溏或腹痛,焦虑失眠,情绪抑郁或狂躁易怒,头痛,女子经少,痛经或有瘀块。舌质暗淡,苔白腻,脉弦细或弦数。

治法:疏肝健脾,通络止痛。

代表方:逍遥散加减。

常用药:柴胡 10 g、当归 10 g、白芍 15 g、茯神 20 g、白术 20 g、生地黄 10 g、佛手 10 g、川芎 10 g、煅龙骨 30 g、煅牡蛎 30 g、甘草 6 g。

(三) 心脾两虚

症状：筋肉骨节疼痛或麻木，或有蚁行感，肢体倦怠，心悸，失眠多梦，头晕耳鸣，食少消瘦，少气懒言。舌淡红，苔薄白，脉沉细弱。

治法：培补心脾，强筋壮骨。

代表方：养心荣筋丸加减。

常用药：肉苁蓉15 g，菟丝子15 g，熟地黄10 g，天麻10 g，牛膝15 g，木瓜15 g，五味子10 g，鹿角霜20 g，桑寄生10 g，酸枣仁30 g，茯苓20 g，当归15 g。

第二节 刘健教授治疗气痹临证医案

【案1】 疏肝调脾、活血止痛法治疗纤维肌痛综合征

陈某，女，41岁，2021年3月2日初诊。患者于2020年初无明显诱因间断出现全身关节、肌肉疼痛，以下颈部、腰背部、臀部疼痛为重，疼痛呈刺痛，伴情志抑郁、不思饮食，偶有腹痛。既往曾服用非甾体抗炎药，行针灸、推拿治疗，症状改善不明显。近1个月来，全身疼痛加重。

主诉：多关节疼痛1年余，加重1个月。

刻下症：颈部、腰骶、四肢关节肌肉疼痛，呈酸痛或刺痛，伴心情低落，倦怠乏力，纳差腹胀，大便稀溏，小便正常。

查体：体温36.3℃，脉搏84次/分，呼吸20次/分，血压118/80 mmHg。颈肩、四肢近端肌肉压痛(±)，四肢肌力正常。舌红，舌两边鼓胀有齿痕，苔薄黄，脉弦涩。

辅助检查：血常规、肝功能、肾功能、ESR、CRP、RF、抗核抗体谱、抗链球菌溶血素O、关节X线均未见异常。

中医诊断：气痹，肝郁脾虚证；西医诊断：纤维肌痛综合征。

治法：疏肝调脾，活血止痛。

处方：香附15 g，郁金15 g，柴胡15 g，砂仁6 g，白芍12 g，白术12 g，茯苓12 g，当归12 g，牡丹皮10 g，炒栀子10 g，远志10 g，甘草10 g，薄荷9 g，大枣15 g。14剂，水煎服，每日1剂，早晚分服。

二诊：2021年3月16日，患者身痛减轻、情绪较前明显改善，倦怠乏力、纳差腹胀诸症好转，大便稍稀，舌淡红、有齿痕，苔薄白，脉弦细。原方去郁金、香附、炒栀子、远志、甘草，加党参15 g，薏苡仁15 g，山药15 g，枳壳10 g，麦芽10 g，鸡血藤10 g，继服14剂。

三诊：2021年3月30日，患者身痛基本消失，倦怠乏力、纳差腹胀、大便正常。原方再进7剂以巩固疗效。随访至今，未见复发。

按语

肝之疏泄可影响脾胃气血生化从而影响全身，肝失疏泄，脾失运化，气血生化乏源，身

体各处肢体经脉、肌肉筋骨失养而出现疼痛。肝喜条达而恶抑郁,肝的疏泄功能有调畅情志的作用,纤维肌痛综合征伴随的精神症状如焦虑、忧郁、失眠等与肝密切相关。本案患者为中年女性,出现了肝脾功能的异常,刘健教授从肝脾入手、肝脾同调。刘健教授以香附为君药治疗本病,《本草纲目》中记载:"香附,止心腹、肢体、头目、齿耳诸痛,兼通'十二经气分,生则上行胸膈,外达皮肤,熟则下走肝肾,外彻腰足,……乃气病之总司。"香附能理气调血,通痹止痛,是治疗本病之良药。患者二诊时疼痛减轻、情绪调节尚可,然此时脾虚证候仍然明显,因此处方以扶正为主,兼以疏肝,防止疏泄过度而耗气伤血。脾为后天之本,气血生化之源,为人的精神意识提供物质基础,气血亏虚,心神失养,导致的疲乏、失眠、情绪低落等症状与脾息息相关,故刘健教授治以健脾益气为主,兼以调补气血,体现了痹证"本虚标实"的病因病机及"从脾论治"的固本培元新安思想。

● **【案 2】 益气补血、健脾养心法治疗纤维肌痛综合征**

尤某,女,52 岁,2022 年 5 月 6 日初诊。患者自诉半年前无明显诱因出现肩痛,抬举尚可,后渐出现颈部、腰部疼痛,有压痛点,呈对称性,伴乏力、心烦胸闷,活动后加重。于当地医院行推拿治疗,效果不佳。患者 3 日前上述症状加重,自行服用布洛芬治疗,疼痛改善不明显。

主诉:关节、肌肉疼痛半年,加重 3 日。

刻下症:颈部、肩部、腰部疼痛,呈酸痛,伴面色萎黄,倦怠乏力,心慌胸闷,腹胀,纳寐差,大便溏。

查体:体温 36.2℃,脉搏 86 次/分,呼吸 21 次/分,血压 120/80 mmHg。颈部、肩部、腰部肌肉压痛(±),四肢肌力正常。舌色淡、舌胖大边有齿印,苔厚腻,脉沉细。

辅助检查:血常规、尿常规、大便常规、肝功能、肾功能、自身抗体全套未见明显异常,心脏彩超示二尖瓣轻度反流。

中医诊断:气痹,心脾两虚证;西医诊断:纤维肌痛综合征。

治法:益气补血,健脾养心。

处方:黄芪 15 g,党参 15 g,茯苓 12 g,白术 12 g,酸枣仁 12 g,龙眼肉 12 g,当归 12 g,鸡血藤 12 g,丹参 10 g,薏苡仁 15 g,木香 10 g,大枣 12 g,甘草 6 g。14 剂,水煎服,每日 1 剂,早晚分服。

二诊:2022 年 5 月 20 日,患者身痛较前明显缓解,面色稍黄,乏力、心烦胸闷较前好转,胃口、睡眠尚可,大便稍稀,舌红,苔厚,脉弦细。患者诉服药后情绪起伏大,容易烦躁,原方基础上去黄芪、白术、木香、大枣,加合欢皮 12 g,郁金 12 g,柴胡 10 g,浮小麦 15 g,14 剂继服。

三诊:2022 年 6 月 3 日,患者情绪改善明显,身痛基本改善,面色淡红,乏力较前明显改善,偶有心慌胸闷,纳可,寐稍差,大便正常,舌淡红,苔薄,脉弦。予二诊方去茯苓、郁金、木香、酸枣仁、龙眼肉,加茯神 10 g,山药 10 g,白扁豆 10 g,莲子肉 10 g,佛手 12 g,绿梅花 12 g,7 剂继服。

四诊:2022 年 6 月 10 日,患者身体全无,情绪稳定,纳寐可,二便调。复查血常规、肝功能、肾功能、尿常规、大便常规未见明显异常。

●**按语**

本案患者为中年女性,辨证为心脾两虚证,以气虚为主,心气不足,运血无力不能推动血液运行,使脉道不利,血流不畅,局部瘀血阻滞不通则痛;局部脉道不利,致使血液不能循行于外周肢体,肢体筋脉失荣而使疼痛范围更加广泛,造成全身弥漫性疼痛。同时本案患者脾气亏虚,脾脏运化功能的减弱,精微不布,水湿内停,故纳差腹胀,便溏;脾主四肢肌肉,脾气不足,肢体失养,故肢体倦怠;气血亏虚,中气不足,故面色萎黄;脾运化水液失职,痰饮水湿内生,湿邪阻滞经络关节,阳气不得布散全身而发为痹。治宜益气补血,健脾养心,以补益为主,兼以疏肝,心为火,脾为土,心为脾之母,因此前期补益以心为主,后期以脾为主,以脾运化之气血津液濡养心,有"反哺"之意。脾藏意,与记忆、思考等认知思维活动有关。思伤脾,则可表现为认知功能障碍,因此治疗气痹要治疗心理病。刘健教授认为气痹多合并郁证,即"双心治疗",刘健教授每次诊治该患者时均注重对患者进行心理疏导,以及在诊疗过程中加用调理肝气之品,肝从木,"木之性主于疏泄"。刘健教授注重理气不伤阴,在辨证论治基础上常加合欢皮、佛手、绿梅花等疏肝解郁之品,用药可事半功倍。

●**【案3】 补气健脾、通络止痛法治疗纤维肌痛综合征**

耿某,女,67岁,2018年9月28日初诊。患者4年前无明显诱因出现全身肌肉疼痛,以颈项、肩背部僵痛为主伴低热,不能转侧,半个月后出现臀部肌肉疼痛,甚则影响行走。就诊于当地医院,多次检查,除ESR较高外无其他明显异常,未予明确诊断,经塞来昔布片治疗后症状缓解,病情反复,其间多次理疗效果不佳,7日前症状加重,遂于安徽省中医院风湿免疫科门诊寻求中医治疗。

主诉:反复全身肌肉疼痛4年余,加重7日。

刻下症:周身肌肉疼痛,颈背、肩胛及臀部近端肌肉疼痛为主,肩关节抬举受限,行走困难,腹痛喜温喜按,畏寒肢冷,大便清稀,小便短少。

查体:体温36.8℃,脉搏72次/分,呼吸19次/分,血压125/70 mmHg。轻度贫血面容,颈背、肩胛及臀部肌肉压痛(+),皮温正常,肩关节抬举困难,行走受限,四肢肌肉无明显萎缩,肌力正常,舌淡胖,局部瘀斑瘀点,脉沉迟而涩。

辅助检查:血红蛋白73 g/L,ESR 80 mm/h,CRP 128.19 mg/L,肌酶、RF、促甲状腺激素、抗核抗体、抗链球菌溶血素O及肌电图等未见异常。颈椎、肩关节、髋关节MRI检查显示滑囊炎。

中医诊断:气痹,脾阳亏虚,瘀血内阻证;西医诊断:纤维肌痛综合征。

治法:补气健脾,通络止痛。

处方:附子20 g、干姜15 g、党参15 g、白术15 g、茯苓10 g、当归15 g、鸡血藤15 g、丹参15 g、羌活15 g、威灵仙15 g、甘草6 g。14剂,水煎服,每日1剂,早晚温服(餐后服)。

二诊:2018年10月12日,患者诉颈、肩及臀部肌肉疼痛和腹痛减轻,畏寒怕冷、肩关节抬举和行走仍有受限,大便清稀,小便短少,舌淡胖暗紫,脉沉迟而涩,14剂继服。

三诊:2018年10月26日,患者诉颈、肩及臀部肌肉疼痛和腹痛较前减轻,畏寒怕冷好转,肩关节抬举和行走受限好转,脘腹胀满,大便稀溏,小便短少,舌淡胖,有齿痕,苔白腻,脉沉迟无力。拟初诊方去当归、鸡血藤、丹参,将附子、干姜、羌活、威灵仙减至 10 g,党参增至 20 g,加山药 15 g、莲子 10 g、砂仁 10 g,14 剂继服。

四诊:2018 年 11 月 9 日,患者诉颈、肩及臀部肌肉疼痛和腹痛较三诊时有所减轻,无畏寒怕冷,肩关节抬举和行走受限接近正常,脘腹胀满基本好转,大便时干时时稀,小便调,舌淡,苔白腻,脉虚缓。拟三诊方去附子、干姜,14 剂继服。

五诊:2018 年 11 月 23 日,患者诉已无颈、肩及臀部肌肉疼痛和腹痛,肩关节抬举和行走自如,全身症状基本缓解,血常规、ESR、CRP 复检正常。随访 2 个月,未见病情反复发作。

● 按语

《医理真传》曰:"人身一团血肉之躯,阴也,全赖一团真气运于其中而立命……阳者,阴之主也,阳气流通,阴气无滞……阳气不足,百病丛生……人身所恃以立命者,其惟阳气乎? 阳气无伤,百病自然不作,阳气若伤,群阴即起。"本病患者为老年女性,素体脾气阳虚,阳虚则寒,温煦推动功能失常,血得温则行,遇寒则凝,寒性凝滞收引,致运行不畅而成瘀血,故有"阳虚血必凝"之说。故治以温阳散寒、活血化瘀。初诊方用大辛大热之附子,中温脾阳以散寒。干姜辛热,长于温脾胃之阳,祛脾胃之寒,助附子温阳祛寒。阳衰则气滞于血,气旺则阳足。《素问·脏气法时论》曰:"脾欲缓,急食甘以缓之。"故用甘平之党参、甘温之白术、甘平之茯苓,补脾益气,补虚以助阳。白术、茯苓又奏燥湿运脾,渗湿止泻之效。苦泄温通甘补之鸡血藤祛瘀血,生新血,舒筋活络。丹参活血祛瘀生新,活血而不伤正。当归辛散温通,具有温散寒滞、活血止痛之功。善除头项肩背之痛见长之羌活合宣通十二经络、舒筋活络止痹痛之威灵仙通络止痛。甘草一是益气健脾,二是缓急止痛,三是调和诸药。

第十五章

白 疕

第一节　刘健教授治疗白疕经验初探

白疕是一种以皮肤损害为主要临床表现的疾病,相当于现代医学中银屑病的范畴。银屑病关节炎是一种与银屑病相关的炎性关节病,具有银屑病皮疹并导致关节和周围组织炎症,部分患者可有骶髂关节炎或脊柱炎,病程迁延、反复,晚期可出现关节残毁。

一、历史沿革

银屑病关节炎具有银屑病和关节炎两种症状,因此在中医学上银屑病关节炎当属"白疕"与"痹证"的范畴。《诸病源候论》提出:"风湿邪气,客于腠理,复值寒湿与气血相搏所生。若其风毒气多,湿气少,则风沉入深,为干癣也。"《外台秘要》云:"病源干癣但有匡郭……皆是风湿邪气客于腠理,复值寒湿与血气相搏所生。"明代《医学入门》认为:"疥癣皆血分热燥,以致风毒克于皮肤,浮浅者为疥,深沉者为癣。"《洞天奥旨·白壳疮》载:"白壳疮,……皆因毛窍受风湿之邪,而皮肤无气血之润,毒乃附之而生癣矣。"

二、病因病机

刘健教授认为,白疕为本虚标实之候,脾虚湿盛是本病致病的关键因素。脾虚湿盛,外感六淫,合而为病,湿性黏滞,易留滞肌肤腠理,阻滞气机,使气血不能外达,肌肤失之濡养而发为皮损之症;脾虚失于运化,气血化生不足,风邪外束,气血失和,阻于肌表,阳气闭郁,蕴而化热,热盛生风化燥,阻于肌表而生;病久则气血耗伤,血虚生风,肌肤失养;或由营卫失和,气血运行受阻,以致瘀阻肌表复感风、寒、湿三邪而发病。

(一) 风热入血

素体阴虚阳盛,复感风寒之邪,郁久化热,或风热侵袭,上痹咽喉,入于血分,蒸灼津液,阴虚血燥,皮表失润。加之邪热灼伤皮络,发为白疕。风寒湿热侵袭筋骨关节,痹阻经脉,发为痹证。正如《外科大成》曰:"由风邪客于皮肤,血燥不能荣养所致。"

(二) 湿热浸淫

嗜食辛辣炙煿之物,鱼腥酒酪,酿湿积热,湿热熏蒸皮络,皮络受伤,脉络瘀阻,发为白疕。湿热流注关节发为痹证。《医宗金鉴·外科心法要诀》云:"此证总由风湿热邪,侵袭皮肤,郁久风盛,则化为虫,是以瘙痒之无休也。"

(三) 肝郁血瘀

情志不遂,郁怒伤肝,肝气郁结,气滞血瘀,瘀伤皮络。正如《圣济总录》曰:"其病得之风湿客于腠理,搏于气血,气血痞涩。"此外,肝气郁结,郁久化火,火热伤阴,阴虚血燥,既不能充润肌表,又不能通利关节筋骨,发为本病。

(四) 肝肾亏虚

素体肝肾阴虚,复感风热,湿热毒邪,留恋日久,肝肾之阴受劫,阴虚津亏,则外不能滋养皮络,内不能滋润骨节,发为本病。正如《素问·痹论》云:"五脏皆有合,病久而不去者,内舍于其合也。故骨痹不已,复感于邪,内舍于肾。"

三、主要临床表现

(一) 关节病变

1. 单关节炎或少关节炎型

此型最常见,占70%,通常只累及1~3个关节,以手、足远或近指(趾)间关节为主,膝、踝、髋、腕关节亦可受累,分布不对称。因伴发远端和近端指(趾)间关节滑膜炎和腱鞘炎,受损指(趾)可呈现典型的腊肠指(趾)炎,常伴有指(趾)甲病变。

2. 远指间关节型

此型仅占5%~10%,病变累及远指间关节,为典型的银屑病关节炎,通常与银屑病指甲病变相关。

3. 残毁性关节型

此型约占5%,虽少见,但最严重,是银屑病关节炎关节致残的主要原因,也是本病的特征性表现。易侵犯跖骨、掌骨或指骨,可出现严重的骨溶解。指节常有"套叠"现象及示指短缩畸形,可出现"望远镜手"。病变关节可发生强直。

4. 对称性多关节炎型

此型约占15%,病变以近指(趾)间关节为主,可累及远指(趾)间关节及大关节如腕关节、肘关节、膝关节和踝关节等。有的患者呈对称性分布。

5. 脊柱病型

此型约占5%,年龄大的男性多见,以脊柱和骶髂关节病变为主(常为单侧),下背痛或胸壁痛等症状可缺如或很轻。

(1) 脊柱炎:多为不对称的脊椎旁骨化,本型中以韧带骨赘为表现的脊柱炎发生率高达40%。

(2) 骶髂关节炎:本型中约 1/3 患者可出现骶髂关节炎,常为单侧,可不伴脊柱炎独立存在,一般无症状。

(二) 皮肤表现

银屑病变好发于头皮及四肢伸侧,尤其好发于肘、膝部位,呈散在或泛发分布。要特别注意隐藏部位的皮损,如头发、会阴、臀、脐等,表现为丘疹或斑块,圆形或不规则形,表面有丰富的银白色鳞屑,去除鳞屑后为发亮的薄膜,去除薄膜可见点状出血[奥斯皮茨征 (Auspitz Sign)],该特征对银屑病具有诊断意义。

(三) 指(趾)甲表现

约 80% 的关节炎患者有指(趾)甲病变,尤其是远指间关节受累者,而无关节炎的银屑病患者指甲病变仅占 20%。指甲损害主要表现为特征性的顶针样凹陷,其他还有甲板增厚、浑浊和失去光泽,油滴样变色,甲面发白,表面常高低不平,有横沟及纵嵴,常有甲下角质增生,严重时可见甲剥离,有时形成匙形甲。

(四) 其他

1. 全身症状

少数有发热、体重减轻和贫血等。

2. 系统性损害

30% 患者有眼部病变,如结膜炎、葡萄膜炎、虹膜炎和干燥性角膜炎等;<4% 患者出现主动脉瓣关闭不全,常见于疾病晚期,另有心脏肥大和传导阻滞等;肺部可见上肺纤维化;胃肠道可有炎性肠病,罕见淀粉样变。

3. 附着点炎

足跟痛是附着点炎的表现,特别是在跟腱和跖腱膜附着部位的附着点炎。

四、治法治则

根据本病的发生发展,刘健教授认为本病可分为初期、中期和后期。初期多为感受风、寒、湿三邪,以风邪为盛,内阻经脉,而致气血瘀滞,治疗以祛风散寒除湿、行气活血、通络止痛;中期多为病情活动期,多为湿热之邪充斥内外,治疗以清热利湿、凉血解毒、通络止痛为原则。后期多为病程日久,气血、肝肾亏虚,久病入络成瘀,治疗以补益肝肾、通络止痛为原则,活血化瘀之法贯穿始终。

(一) 疏风散寒,健脾化湿

《诸病源候论》云:"风湿邪气,客于腠理,复值寒湿与血气相搏所生。若其风毒气多,湿气少,故风沉入深,故无汗,为干癣也。"说明白疕的发生是由于感受风湿之邪,同时又感受寒湿之邪,风、寒、湿三气相合与气血相搏而致气血瘀滞,故而发为本病。脾主运化,素体脾胃虚弱,或饮食不节损伤及脾,脾虚不运则湿浊之邪留滞经络;水湿不化,湿浊凝聚而生痰,流于四肢关节而引起关节疼痛、肿胀等;湿为阴邪,重浊趋下,亦可见跟腱和跖腱膜附着部位的炎症;湿性黏滞,故白疕病程长,难以治愈,易反复发作。治疗上可兼顾脾胃,健脾利湿。故刘健教授认为本病初期的治疗需针对风、寒、湿三邪,临床上常使用荆芥、苍术、防风、羌活、独活、白芷等疏风散寒,"治风先治血,血行风自灭",加入川芎、当归、红花等,可使气血旺盛,祛邪外出。结合脾虚湿盛的特点,使用白术、茯苓、山药、薏苡仁等健脾化湿。针对现代人饮食失节,多食肥甘厚味,加入少许神曲、鸡内金、山楂等健脾消积,有助于脾胃运化。

(二) 疏风清热,凉血解毒

《济生方》中有"肺毒热邪……生疮癣""皮肤无燥不起屑,而底盘嫩红,刮之血丝缕缕,为血中瘀热,热又生内风,加重风燥而起屑"之言,表明血热是白疕皮损的主要因素之一。同时,外感风湿热邪,滞留于肢体、经络、关节,痹阻气血经脉,而发为热痹。故刘健教授认为本病中期的治疗应注重风热、湿热与血热。针对风热,临床上常使用薄荷、蝉蜕、桑叶、土茯苓、赤芍、当归等,养其血,祛其风;针对湿热,常选用黄芩、黄柏等清热燥湿,注重薏苡仁、杏仁、茯苓的使用,注重宣上、畅中、渗下,以分消湿邪,使湿去而热不独存;针对血热,选用生地黄、赤芍、生甘草、牡丹皮、丹参、玄参、紫草等清热凉血泻火,热盛者常使用大剂量的清热解毒药,如蒲公英、白花蛇舌草、金银花、连翘、水牛角等。

(三) 补益肝肾,活血化瘀

白疕日久,迁延不愈,耗伤正气,损害肝肾之阴,肝肾两虚,津枯血结,气滞则血停,瘀血内生,阻于肌肤关节。肾主骨,为元阴元阳封藏之所。督脉阳气不足,温煦失司,筋骨失养,则发为腰背僵痛,屈伸不利,夜晚阳入于阴,疼痛尤甚。督脉统归于肾,肾阳旺则督脉温煦力强。肝藏血,其华在甲,肝肾不足,爪甲失于濡养,导致银屑病甲营养不良,出现趾炎、指甲顶针样改变等典型症状。故刘健教授认为,本病晚期应补益肝肾,兼活血化瘀。临床上常选用杜仲、牛膝、桑寄生、狗脊、续断等强脊壮督、补肝肾,又可强筋骨、利关节。同时选用桃仁、红花、当归、三七等活血化瘀。

五、临证用药

(一) 风寒阻络

症状:多见于儿童或初发病例,皮损红斑不显,鳞屑色白而厚,皮损多散见于头皮或四肢,冬季易加重或复发,夏季多减轻或消退,关节疼痛游走不定,遇风冷则加重,得热则舒。舌质淡红,舌苔薄白,脉弦紧。

治法:祛风散寒,活血通络。

代表方:黄芪桂枝五物汤合身痛逐瘀汤加减。

常用药:生黄芪20 g、桂枝12 g、秦艽15 g、羌活15 g、当归15 g、桃仁10 g、红花10 g、乳香 10 g、乌梢蛇 15 g、川牛膝 20 g、地肤子 12 g、炙甘草 6 g。

加减：上肢关节肌肉疼痛较重加羌活、秦艽；下肢关节肌肉疼痛较重加独活、威灵仙；皮疹较重加牡丹皮、赤芍；寒证较重者可加附片。

(二) 风热血燥

症状：皮损遍及躯干四肢，且不断有新的皮损出现，皮损基底部皮色鲜红，鳞屑增厚，瘙痒，夏季加重，常有低热，关节红肿发热，疼痛较为固定，得热痛增，大便干结，小便黄赤，舌质红，舌苔黄，脉弦细而数。

治法：散风清热，凉血润燥。

代表方：消风散合解毒养阴汤加减。

常用药：金银花 20 g、蒲公英 20 g、生地黄 30 g、牡丹皮 20 g、赤芍 20 g、丹参 20 g、蝉蜕 10 g、石斛 15 g、苦参 12 g、知母 15 g、生石膏 30 g、地肤子 20 g。

加减：热重者，加紫草、天花粉；夹毒者，选加土茯苓、大青叶、白花蛇舌草；夹瘀者，加桃仁、红花、川芎；燥甚者，加火麻仁、天冬。

(三) 湿热蕴结

症状：皮损多发于掌关节屈侧和皮肤皱褶处，皮损发红，表皮湿烂或起脓疱，低热，关节红肿，灼热疼痛，下肢浮肿或有关节积液，阴雨天症状加重，神疲乏力，纳呆，下肢酸胀沉重。舌质暗红，舌苔黄腻，脉滑数。

治法：清热利湿，祛风活血。

代表方：四妙散合身痛逐瘀汤加减。

常用药：苍术 10 g、黄柏 12 g、薏苡仁 20 g、秦艽 15 g、羌活 15 g、白鲜皮 20 g、苦参 12 g、土茯苓 30 g、猪苓 15 g、桃仁 10 g、红花 10 g、乳香 10 g、川牛膝 20 g。

加减：关节明显灼痛肿甚，加滑石、川芎、牡丹皮；日晡潮热难退，加蒲公英、板蓝根、苦参；全身乏力，纳呆，下肢沉重明显者，加黄芪、茯苓、络石藤。

(四) 热毒炽盛

症状：全身皮肤鲜红或呈暗红色，或有表皮剥脱，或有密集小脓点，皮肤发热，体温增高或有高热，口渴喜冷饮，便干，尿黄赤，四肢大小关节疼痛剧烈，不敢屈伸，舌质红绛，舌苔少，脉洪大而数。

治法：清热解毒，凉血活血。

代表方：解毒清营汤加减。

常用药：金银花 30 g、连翘 20 g、蒲公英 20 g、板蓝根 20 g、生地黄 20 g、牡丹皮 20 g、知母 15 g、生石膏 60 g、石斛 15 g、赤芍 20 g、丹参 20 g、水牛角粉 30 g。

加减：高热持续不退者，加用紫花地丁、白花蛇舌草，也可同时增服紫雪丹、羚羊角粉；口干渴大便秘者，可加大黄、芒硝。

(五) 肝肾亏虚

症状：病程长年迁延不愈,皮损红斑色淡,大多融合成片,鳞屑不厚,关节疼痛、强直变形,腰酸肢软,头晕耳鸣。舌质暗红,舌苔白,脉沉缓,两尺脉弱。男子多有遗精、阳痿,妇女月经量少色淡或经期错后。

治法：补益肝肾,祛风活血。

代表方：大补元煎合身痛逐瘀汤加减。

常用药：生地黄 20 g、熟地黄 20 g、当归 15 g、杜仲 12 g、山茱萸 12 g、枸杞子 15 g、秦艽 15 g、桃仁 10 g、红花 10 g、制乳香 10 g、羌活 12 g、川芎 12 g。

加减：如皮损加重或不断有新的皮损出现,则应去独活、川芎辛燥药味,加牡丹皮、水牛角粉以清热凉血;如关节疼痛加重甚或关节红肿者,去生地黄,加金银花、连翘以清热化湿,活血通络;皮损重伴关节积液,可加用白术、泽泻以祛湿利水消肿。

第二节　刘健教授治疗白疕临证医案

●【案1】　养血润燥、祛风止痒法治疗银屑病关节炎伴腰椎间盘突出

徐某,男,34岁,2021年9月12日初诊。患者4年前无明显诱因出现腰背僵硬疼痛,活动受限,晚夜间及晨起时症状明显,自诉完善相关检查后未见异常,后未再诊治。3年前因长期进食辛辣刺激食物后出现右手大鱼际处点状红色皮疹,轻微瘙痒,至当地诊所就诊,予药膏(具体不详)治疗后稍好转。2年前皮疹范围逐渐扩大(大者约 5 cm×3 cm),呈椭圆形,渐致头部、颜面部、四肢、前胸、腹部、后背广泛散在,时有瘙痒,伴脱白色皮屑,就诊于外院,予外用药治疗后瘙痒缓解,仍有皮疹。半个月前,患者下腰部疼痛僵硬不适再发加重,皮疹瘙痒难耐,遂就诊于安徽省中医院风湿免疫科门诊。

主诉：反复多关节疼痛4年余,伴皮疹3年,加重15日。

刻下症：下腰部疼痛僵硬不适,双手第3掌指关节、左足第4跖趾关节、左足第1跖趾关节肿痛,伴随全身散在皮疹,色淡红或暗淡,上覆鳞屑,部分融合成片,瘙痒难耐,咽干口渴,咳嗽不甚,视物模糊,二便调,夜寐尚可。

查体：体温 36.8 ℃,脉搏 79 次/分,呼吸 18 次/分,血压 135/72 mmHg。额部、前胸、腹部、颈部、后背广泛散在暗红色色素沉积,上覆银白色鳞屑,腰椎椎体及棘突旁压痛(＋),双侧"4"字试验(＋),腰椎左右侧弯稍受限。腕关节、指间关节、踝关节、跖趾关节压痛(＋)。舌质淡红,苔少,脉细数。

辅助检查：ESR 76 mm/h,CRP 39 mg/L,HLA-B27(－),RF(－),腰椎 CT 示 L_3～L_4 椎间盘膨出、L_4～L_5 椎间盘膨出、L_5～S_1 椎间盘膨出并轻度突出。

中医诊断：白疕,血虚风燥证;**西医诊断**：银屑病关节炎伴腰椎间盘突出。

治法：养血润燥,祛风止痒。

处方：熟地黄 15 g、当归 15 g、白芍 15 g、鸡血藤 10 g、阿胶 10 g、北沙参 20 g、麦冬 15 g、

玉竹 10 g、冬桑叶 10 g、天花粉 10 g、白扁豆 10 g、山药 15 g、蒺藜 10 g、独活 15 g、乌梢蛇 10 g、生甘草 6 g。14 剂,水煎服,每日 1 剂,早晚温服(餐后服)。

二诊:2021 年 9 月 26 日,患者诉关节和腰部肿痛减轻,全身皮疹范围稍小,色红,脱屑减少,仍痒甚,咽干口渴,视物模糊,伴肤温升高,大便干结,舌红,苔少,脉数。拟前方加牡丹皮 10 g、火麻仁 10 g。14 剂,水煎服,每日 1 剂,早晚温服(餐后服)。

三诊:2021 年 10 月 10 日,患者诉关节和腰部不肿,疼痛较前减轻,肤温正常,无新起皮疹,瘙痒减轻,脱屑较前减少,咽干口渴、视物模糊和大便干结得到缓解,但夜寐一般。遂拟二诊方去牡丹皮、乌梢蛇,加首乌藤 10 g。14 剂,水煎服,每日 1 剂,早晚温服(餐后服)。

四诊:2021 年 10 月 24 日,患者诉关节和腰部不痛,脱屑进一步减少、时痒,夜寐尚可,伴面色无华,体倦乏力,食少纳呆,小便调,大便溏薄,舌淡苔白腻,脉濡细。诊断为脾虚湿盛证,治以益气健脾、渗湿止泻。处方:人参 15 g、白术 15 g、茯苓 15 g、山药 10 g、莲子 10 g、白扁豆 12 g、砂仁 10 g、甘草 6 g。14 剂,水煎服,每日 1 剂,早晚温服(餐后服),以巩固疗效。

五诊:2021 年 11 月 7 日,患者诉临床症状均有好转,ESR、CRP 复查正常,嘱其多食濡润之品,慎起居,调情志,规范服药。

● **按语**

本病患者病程长久而又治疗不当,病久血虚,津枯燥化,肌腠失养,又逢天之燥气,内有血虚,外受秋燥,乃得此证。正如清代《外科证治全书》指出:"白疕,因岁金太过,至秋燥金用事,乃得此证。"故初诊时症见全身散在皮疹,色淡红或暗淡,上覆鳞屑,部分融合成片,瘙痒难耐,而又血虚筋骨失于濡润,不荣而痛,治以养血润燥、祛风止痒。熟地黄甘温味厚,质润滋腻,为滋阴补血之要药,当归补血和血,与熟地黄相伍,既增补血之力,又有活血之功,以防营血之滞。白芍养血调经,缓急止痛,与熟地黄、当归配用滋阴补血之力更著。阿胶滋阴补血、润燥。鸡血藤活血补血,舒筋活络,《饮片新参》曰其:"去瘀血,生新血,流利经脉。"血旺则百骸资之以养,则燥化得之濡润。逢伤于天之燥气,故北沙参、麦冬同用,滋养肺胃之阴,甘寒生津以润燥。桑叶质轻寒润以入肺,清肺润燥。玉竹味甘多脂,质柔而润,养阴润燥,生津止渴,体润而不滋腻,养阴而不恋邪天花粉润肺生津液,解烦渴治咳。胃液既耗,脾运化功能也受到影响,故用白扁豆健脾益胃而助运化,同时白扁豆还可以明目以消视物模糊。方药合用,肺胃之阴得复,燥热之气得消,清不过寒,润不呆滞。山药味甘,性平,平补肺脾气阴,不温不燥,补而不腻。蒺藜活血祛风,明目。独活祛风通痹止痛,尤专下半身疼痛。《临证指南医案》中有"邪留经络,须以搜剔动药""藉虫蚁血中搜剔以攻通邪结"之言。乌梢蛇祛风通络,为祛肌肉皮肤风邪之良品。甘草调和诸药又缓急止痛。诸药合用,益气健脾,渗湿止泻,固本培元以巩固疗效。

● **【案 2】 清热利湿通络、凉血活血化瘀法治疗银屑病关节炎**

江某,男,57 岁,2021 年 8 月 19 日初诊。8 年前无明显诱因出现双膝关节肿痛,就诊于当地医院,考虑为关节炎,予药物(具体不详)静脉滴注,未见明显改善,遂于外院住院治疗,考虑为风湿性关节炎,予药物(具体不详)静脉滴注,未见明显好转,后上述症状逐渐加重,伴随全身散在皮疹,上覆银白色鳞屑,部分融合成片,予阿达木单抗注射液皮下注射,好转后出院,后规律注射阿达木单抗(共注射8次)后皮疹消退,双膝关节疼痛好转。7日前,患者与他人争吵后,自觉上述症状加重,现为求进一步诊治,遂就诊于安徽省中医院风湿免疫科门诊。

主诉:反复多关节疼痛伴全身鳞屑样皮疹8年,加重7日。

刻下症:双手掌指关节、双膝关节、左足第1跖趾关节肿痛,右侧胁肋部疼痛,肤温升高,头皮,双手指皮肤、双侧肘关节、阴囊周围、双下肢可见散在点状暗红色皮疹,上覆银白色鳞屑,鳞屑硬厚成层,伴有瘙痒,烦躁,口干不欲饮,小便黄,大便赤,夜寐尚可。

查体:体温36.7℃,脉搏69次/分,呼吸19次/分,血压125/83 mmHg。颈肩关节、肘关节、腕关节、指间关节、膝关节、踝关节、跖趾关节压痛(＋),双髋关节压痛(±),双侧"4"字试验(±)。头皮,双手指皮肤、双侧肘关节、阴囊周围、双下肢可见散在点状暗红色皮疹,伴有银白色鳞屑。舌质紫暗,或有瘀斑瘀点,苔黄腻,脉弦涩。

辅助检查:ESR 40 mm/h,CRP 15 mg/L,HLA-B27(－),RF(－)。

中医诊断:白疕,湿热血瘀证;西医诊断:银屑病关节炎。

治法:清热利湿通络,凉血活血化瘀。

处方:蒲公英20 g,连翘15 g,黄柏15 g,茯苓20 g,薏苡仁20 g,泽泻10 g,威灵仙15 g,牡丹皮15 g,鸡血藤15 g,丹参15 g,郁金15 g,合欢皮10 g,甘草6 g。14剂,水煎服,每日1剂,早晚分服(餐后服)。嘱患者清淡饮食,忌食辛辣刺激之物,调畅情志,同时配合芙蓉膏、消瘀接骨散外敷。

二诊:2021年9月2日,患者诉全身多关节和胁肋部红肿热痛缓解,全身银屑样皮疹与之前相比消退,颜色变淡呈淡红色,烦躁好转,但瘙痒难耐,口苦,头痛目赤,二便调,夜寐尚可,舌暗红,苔黄,脉涩。拟前方加龙胆草10 g。14剂,水煎服,每日1剂,早晚分服(餐后服)。嘱患者清淡饮食,忌食辛辣刺激之物,同时配合芙蓉膏、消瘀接骨散外敷。

三诊:2021年9月16日,患者诉关节症状明显改善,无肿热,全身散在状皮疹消失,无新发皮疹,无瘙痒,现腰膝酸软,体倦乏力,食少纳呆,脘腹胀满,小便次数增多,大便稀溏,夜寐尚可,舌质淡嫩,脉沉细。辨证为脾肾亏虚,治以补脾益肾。处方:黄芪15 g、党参20 g、白术15 g、砂仁10 g、山药20 g、茯苓15 g、薏苡仁15 g、威灵仙15 g、麦芽15 g、杜仲20 g、桑寄生15 g、牛膝15 g、山茱萸15 g、甘草6 g。14剂,水煎服,每日1剂,早晚分服(餐后服)。停用芙蓉膏、消瘀接骨散。

四诊:2021年9月30日,患者诉已无关节红肿热痛,全身症状得到缓解,ESR、CRP复查正常,二便调,夜寐尚可,嘱患者清淡饮食,忌食辛辣刺激之物,慎起居,调情志,规范服药。

● 按语

本案患者平素脾气暴躁,易与他人争吵,情志不畅,邪去不留,郁而化热,湿热蕴结,搏结于关节,则症见关节疼痛,局部灼热。湿热熏蒸于皮肤,湿性黏滞,失于濡养,故见皮疹,一处即止,一处又生。蒲公英、连翘清热解毒,消肿散结,且现代药理学研究发现蒲公英有抗菌消炎、消肿止痛的作用。黄柏清热燥湿。茯苓、薏苡仁健脾渗湿，以杜生痰之源。泽泻利水渗湿泄热，使湿热从小便而化。威灵仙宣通十二经络，舒筋活络止痹痛。牡丹皮苦寒清热，辛行苦泄，入血分，清热凉血，活血化瘀之佳品。郁金清心凉血，行气解郁，活血。《神农本草经疏》曰："此药能降气，气降即是火降，而其性又入血分，故能降下火气，则血不妄行。"合欢皮活血解郁，主安五脏和心志，令人欢乐无忧。鸡血藤、丹参活血祛瘀以除营血之滞。甘草缓急止痛又调和诸药。